Bücherei des Frauenarztes

Beihefte der
Zeitschrift für Geburtshilfe und Perinatologie

Herausgegeben von
H. Jung, F. Kubli, K. H. Wulf

Band 7

Die primäre Reanimation des Neugeborenen

Grundlagen · Praxis

Von Willy Stoll

64 Abbildungen, 13 Tabellen

Ferdinand Enke Verlag Stuttgart 1975

Priv.-Doz. Dr. Willy Stoll
Chefarzt der Frauenklinik
des Kantonsspitals
CH-5000 Aarau

ISBN 3 432 01881 9

Alle Rechte, insbesondere das Recht der Vervielfältigung und Verbreitung sowie der Übersetzung, vorbehalten. Kein Teil des Werkes darf in irgendeiner Form (durch Photokopie, Mikrofilm oder ein anderes Verfahren) ohne schriftliche Genehmigung des Verlages reproduziert oder unter Verwendung elektronischer Systeme verarbeitet, vervielfältigt oder verbreitet werden.

© 1975 Ferdinand Enke, Publisher, 7000 Stuttgart 1, Hasenbergsteige 3, POB. 1304 – Printed in Germany

Satz: Rothfuchs, Dettenhausen
Druck: Offsetdruckerei Karl Grammlich KG, Pliezhausen

Geleitwort

Der Zusammenhang zwischen frühkindlicher Hirnschädigung und Adaptationsstörungen des Neugeborenen ist eine vielfach belegte Tatsache. Leider klafft zwischen diesen Forschungsergebnissen und deren allgemeiner klinischer Anwendung vielerorts auch heute noch eine große Lücke, d.h. die Reanimation des asphyktischen Neugeborenen erfolgt oft ungenügend.

Eine bessere Kenntnis der Physiologie und Physiopathologie des Nasciturus, sowie die exakte physiko-chemische Erfassung seines Zustandes haben die Wiederbelebung des beeinträchtigten Neugeborenen grundlegend geändert. Nicht nur das Pinard'sche Hörrohr hat in der modernen Geburtshilfe seine praktische Bedeutung weitgehend eingebüßt, auch die Schultze'schen Schwingungen und der väterliche Klaps des Geburtshelfers sollten endgültig der Vergangenheit angehören.

Die rasche Verdrängung der Empirie in der Geburtshilfe durch eine Reihe moderner apparativer und biochemischer Meßmethoden hat jedoch manchen Geburtshelfer verunsichert. Es ist deshalb wertvoll und zu begrüßen, daß PD Dr. W. Stoll, ehemaliger Oberarzt an der Zürcher Universitäts-Frauenklinik mit dem vorliegenden Buch ein leicht lesbares und didaktisch vortrefflich illustriertes Compendium über die primäre Reanimation des Neugeborenen geschaffen hat.

Die Verantwortung für einen möglichst komplikationslosen Übergang in das extrauterine Leben gehört zum Pflichtenkreis des Geburtshelfers. Die Verantwortung kann jedoch nur der übernehmen, der über eine ausreichende Sachkenntnis auf diesem Gebiet verfügt. Stoll, der von der Anaesthesie herkommt, legt deshalb vorerst Physiologie und Physiopathologie der Anpassung an das extrauterine Leben dar. Darauf basierend beschreibt er auf Grund jahrelanger persönlicher Erfahrung ein neonatales Reanimationsmodell. Das vorgeschlagene Modell hat sich an der Zürcher Frauenklinik seit Jahren bestens bewährt, ist einfach und kann deshalb auf jeder geburtshilflichen Abteilung angewendet werden.

Die Besprechung organisatorischer Fragen führt schließlich zur Darstellung des Überganges von der Geburtshilfe in das Fachgebiet der Neonatologie. Die Überzeugung, daß nur der überlappende, nahtlose Übergang des beeinträchtigten Neugeborenen vom Geburtshelfer zum Neonatologen optimale Resultate ergibt, führte dazu, daß an der Zürcher Frauenklinik seit 1971 bei allen Risikogeburten ein Neonatologe anwesend ist. Dieser kennt dadurch den Verlauf der Anpassung an das extrauterine Leben bestens und kann eine evtl. notwendige sekundäre Reanimation ohne Verzögerung durchführen. Risikogeburten sollten deshalb nur an einer geburtshilflichen Klinik durchgeführt werden, die durch diese enge Zusammenarbeit zwischen Geburtshelfer und Neonatologen über eine umfassende Betreuung des beeinträchtigten Neugeborenen verfügt.

Es ist zu wünschen, daß das Buch von Stoll, das vor allem für den praktisch tätigen Geburtshelfer geschrieben ist, einen großen Leserkreis findet.

Zürich, im Herbst 1974 W.E. Schreiner

Vorwort

Dieses Buch entstand im Bestreben, Richtlinien zur Betreuung des Neugeborenen unmittelbar post partum zu propagieren. Die Schrift wendet sich daher vor allem an Geburtshelfer und Hebammen. Aus der Erfahrung heraus, daß Störungen der Adaptation des Neugeborenen an das extrauterine Leben allzuleicht unterschätzt werden und die Technik der primären Maßnahmen nur zu oft nicht perfekt ist, erfolgen die Darstellungen der pathophysiologischen Zusammenhänge und der klinischen Folgerungen möglichst praxisnahe.

Meinem ehemaligen Chef, Herrn Prof. W.E. Schreiner, Direktor der Universitäts-Frauenklinik Zürich, bin ich sehr zu Dank verpflichtet für sein stimulierendes Interesse an dieser Arbeit und seine stete Unterstützung. Mein Dank gilt auch Herrn Prof. G. Duc, Leiter der Abteilung für Neonatologie am Kantonsspital Zürich. Seine Anregungen und seine wohlwollende Kritik waren mir eine große Hilfe. Von der kollegialen Teamarbeit zwischen Geburtshelfer und Neonatologen im Gebärsaal der Universitäts-Frauenklinik Zürich sind wertvolle Impulse ausgegangen.

Ein Großteil der fotografischen Aufnahmen verdanke ich dem hervorragenden Können von Fräulein M. Welti. Weitere Fotografien entstammen der Kamera von Herrn H. Nafzger. Wertvolle Hilfe bei der Ausführung des Manuskriptes leistete Frau B. Bussien.

Aarau, im Herbst 1974   Willy Stoll

Inhalt

Geleitwort	V
Vorwort	VII

I	Einleitung	1
	Literatur zu Kapitel I	2
II	Physiologische und pathophysiologische Grundlagen	3

A. Die intrauterine Gefährdung des Feten ... 3

   1. Ursachen der fetalen Hypoxie ... 3
   a) Plazentare Ursachen ... 3
   b) Präplazentare Ursachen ... 5
      Pathologische Uteruskontraktionen ... 5
      Störungen der mütterlichen Zirkulation ... 7
      Störungen der mütterlichen Atmung ... 9
      Zum Einfluß von Sedativa und Analgetika ... 12
   c) Postplazentare Ursachen ... 14

   2. Ablauf der fetalen Hypoxie ... 15
   a) Chronische Hypoxie und Mangelversorgung des Feten ... 15
   b) Akute und subakute Hypoxie ... 17
      Metabolische Veränderungen ... 17
      Zirkulatorische Veränderungen ... 20
      Veränderungen des Sauerstofftransportsystems ... 22

B. Die feto-neonatale Adaptation und ihre Störungen ... 23

   1. Atmung ... 24
   a) Fetale Lunge ... 24
   b) Die ersten Atemzüge des Neugeborenen ... 28

   2. Kreislauf ... 33
   a) Fetaler Kreislauf ... 33
   b) Neugeborenenkreislauf ... 36
   c) Abnabelung ... 37

   3. Säure-Basenhaushalt ... 39

   4. Thermoregulation ... 40
   a) Fetale und neonatale Wärmeproduktion ... 41
   b) Wärmeverlust bei der Geburt ... 41
   c) Regulationsmechanismen bei Kältebelastung ... 43

C. Zusammenfassung ... 45

Literatur zu Kapitel II ... 48

III Maßnahmen zur Behandlung des hypoxisch gefährdeten Feten unter der
   Geburt 57

   1. Verbesserung der plazentaren Zirkulation 57
   a) Ausschluß ungünstiger hämodynamischer Faktoren durch Lage-
      wechsel 57
   b) Unterdrückung der pathologischen Wehentätigkeit 59
   c) Pharmakologische Verbesserung der plazentaren Zirkulation 60

   2. Mütterliche Sauerstoffatmung 62

   3. Ergänzung der Kohlehydratreserven 64

   4. Pufferinfusionen 65
   a) Natriumbikarbonatinfusionen 66
   b) Trispufferinfusionen 72

   5. Weitere Substanzen zur Vermeidung der intrauterinen
      Gefährdung 79

   6. Zusammenfassende Betrachtungen 80

   Literatur zu Kapitel III 81

IV Die Praxis der primären Reanimation 85

   A. Allgemeines 85
   1. Allgemeiner Arbeitsplan 85
   2. Vorbereitung 86

   B. Zustandsdiagnostik 87
   1. Apgar-Schema 87
   a) Die klinischen Zeichen 87
   b) Praktisches Vorgehen 93
   c) Bedeutung der Apgar-Ziffer 95
   2. Ergänzende Parameter zur Zustandsdiagnostik 98
   a) pH-Messung 98
   b) Hämatokrit 99
   c) Glukosebestimmung 100
   d) Temperatur 101
   e) Ergänzende klinische Untersuchungen 101
   3. Der Begriff „Asphyxie" 101

   C. Schutz vor Auskühlung 103
   1. Allgemeine Gesichtspunkte 103
   2. Praktisches Vorgehen 104

   D. Behandlung der ungenügenden Lungenventilation 105

1. Freilegen der Atemwege 105
   a) Absaugen des Mundes, des Pharynx und der Nase 105
   b) Absaugen des Magens 106
   c) Absaugegeräte 107
2. Freihalten der Atemwege 108
3. Beatmung mit Maske und Beutel 109
   a) Indikation und Technik 109
   b) Entfaltungsinsufflation 110
4. Mundbeatmung 112
5. Intubation 113
   a) Indikation, Vorbereitung, Instrumentarium 113
   b) Technik 115
   c) Endotracheales Absaugen 117
   d) Beatmung über den endotrachealen Tubus 117

E. Korrektur des gestörten Säure-Basengleichgewichts 119
   1. Indikation zum Nabelvenenkatheterismus 119
   2. Anatomie der Vena umbilicalis 121
   3. Instrumentarium und Technik 123
   4. Wahl und Dosierung des Puffers 126
   5. Pufferinjektion in die Nabelschnurvene 128
   6. Zur Anwendung weiterer Medikamente und zur Schock-
      bekämpfung 129

F. Weitere Überwachung und Verlegung des primär reanimierten Neugeborenen 130

G. Besondere Fälle 134
   1. Herzstillstand 134
   2. Pneumothorax 138
   3. Mißbildungen 139
   4. Morbus haemolyticus 141

H. Unsere Reanimationseinheit 142

I. Zusammenfassung und abschließende Bemerkungen 145

Literatur zu Kapitel IV 148

Sachregister 154

I. Einleitung

Unter der primären Reanimation des Neugeborenen verstehen wir die unmittelbar nach der Geburt zu treffenden Maßnahmen zur Vermeidung und zur Bekämpfung von Störungen der kindlichen Adaptation an das extrauterine Leben. Aus didaktischen und organisatorischen Gründen trennen wir diese Sofortmaßnahmen von der anschließenden intensiven Überwachung und Behandlung jener Kinder, die schwerere Grade der Beeinträchtigung aufweisen und deren weitere Adaptation erschwert verläuft. Wir bezeichnen diese Phase in der Betreuung des deprimierten Neugeborenen auch als sekundäre Reanimation.

Als Notfalltherapie, die ohne Verzug einzusetzen hat, muß die primäre Reanimation vom geburtshilflich tätigen Arzt beherrscht werden. Die Kenntnis der wesentlichen Grundlagen und der wichtigsten therapeutischen Maßnahmen gehört aber auch zum Pflichtenkreis jeder Hebamme. Die ersten Lebensminuten eines Neugeborenen sind von überragender Bedeutung. Störungen der Ventilation und des Stoffwechsels können innerhalb von Minuten zur Gefahr dauernder zerebraler Schädigung führen. Die Verhütung solcher Schäden ist das wichtigste Anliegen der perinatalen Medizin.

So wie die Verhältnisse in unserem Lande aber auch anderswo liegen, erfolgt die überwiegende Mehrzahl der Geburten außerhalb modern ausgerüsteter Kliniken und Spitäler (2, 4). Es ist denn auch die Forderung erhoben worden, Frauen mit Risikoschwangerschaften in Zentren zu hospitalisieren, die die Möglichkeit der biochemischen und biophysikalischen Überwachung des Feten und der unmittelbaren Behandlung des kranken Neugeborenen besitzen (1, 3, 4). Auch bei Erfüllung dieser Forderung bleiben zahlreiche nicht voraussehbare Notfallsituationen, die von den zuständigen Ärzten gemeistert werden müssen. Für eine Beeinflußung der postpartualen kindlichen Mortalität und Morbidität ist es daher nötig, die Prinzipien der primären Reanimation auf breiter Basis zu propagieren und einzuführen.

Neonatologische Spezialabteilungen sind an einzelnen Orten eingerichtet worden, andere werden entstehen. Der Einsatz der Möglichkeiten einer solchen Abteilung wird aber nur wirklich sinnvoll sein, wenn in der Behandlung eines kranken Neugeborenen die ersten Minuten post partum im Sinne einer korrekten primären Reanimation genützt wurden. Auch eine perfekte Transportorganisation kann die versäumte oder falsche Behandlung während der ersten Lebensminuten nicht wettmachen (1).

Die enge und kollegiale Zusammenarbeit zwischen Geburtshelfer und Neonatologen ist für eine umfassende Betreuung des beeinträchtigten Neugeborenen eine wichtige Voraussetzung. Die Chancen für ein Kind werden nur dann optimal sein, wenn der Übergang von der geburtshilflichen Klinik in die Obhut des Neonatologen fließend ist. Neben einer zweckmäßigen Organisation braucht es dazu guten Willen. An der Universitäts-Frauenklinik Zürich erfolgt die primäre Reanimation im Gebärsaal durch den Geburtshelfer bei Anwesenheit des Neonatologen.

Wir haben uns die Aufgabe gestellt, ein Modell der primären Reanimation des Neugeborenen zu entwickeln, das sich streng auf die Physiologie und Pathophysiologie des Feten und der neonatalen Adaptation abstützt. Diese Grundlagen wurden vorerst bearbeitet, sie kommen im folgenden so weit zur Darstellung, als sie für die Praxis wichtig sind.

Unser nächster Schritt bestand darin, ausgehend von den Modellvorstellungen eine möglichst einfache, leicht erlernbare und sichere Technik auszuarbeiten, die auch an kleineren Spitälern und Kliniken wirkungsvoll zur Anwendung gebracht werden kann. Im Laufe der vergangenen Jahre haben wir diese Technik in unserem Routinebetrieb erprobt, nach praktischen Gesichtspunkten korrigiert und neuen physiologischen und pathophysiologischen Erkenntnissen angepaßt.

Bei der Bearbeitung der theoretischen Grundlagen und bei der Arbeit im Routinebetrieb zeigt sich immer wieder, daß technische und organisatorische Details entscheidend sein können für den Erfolg der primären Reanimation. Aus diesem Grunde gehen wir bei der Beschreibung der verschiedenen Maßnahmen in ganz besonderer Weise auf diese Einzelheiten ein.

Das Ziel der modernen Geburtshilfe liegt vor allem darin, kindliche Gefahrenzustände möglichst frühzeitig zu erkennen und abzuwenden. Bei der Betreuung des Neugeborenen unmittelbar post partum steht daher ebenfalls die Prophylaxe im Vordergrund. Wohl muß der Geburtshelfer imstande sein, akut bedrohliche Situationen innerhalb der ersten Lebensminuten sicher zu beherrschen. Dem Erkennen frühester Gefahrenzeichen und der Vermeidung zusätzlicher Belastungen des Kindes während der kritischen Phase seiner Adaptation an das extrauterine Leben messen wir aber eine vorrangige Bedeutung zu.

Literatur

1) *Duc, G.:* Die Neonatologie, eine Spezialität der Pädiatrie und der Geburtshilfe. Schweiz. med. Wschr. 102 (1972) 1365–1372.
2) *Hochuli, E.:* Zusammenarbeit zwischen Anästhesie, Geburtsmedizin und Pädiatrie: Verantwortung für die Narkose und pädiatrische Notfallsituation im Kreissaal. II. Geburtshilflich-anästhesiologischer Teil. In: Saling, E., J.W. Dudenhausen: Perinatale Medizin, Bd. III, 4. Deutscher Kongress für Perinatale Medizin, Berlin 1971, S. 617–621. Thieme, Stuttgart 1972.
3) *Hüter, K.A.:* Organisatorische Maßnahmen zur Senkung der perinatalen kindlichen Sterblichkeit. Einleitendes Referat. In: Saling, E., H. Hoffbauer: Zustandsdiagnostik – Reanimation. Organisatorische Maßnahmen zur Mortalitätssenkung, S. 56–66. Beilageheft zu Bd. 169 der Z.Geburtsh.Gynäk., Stuttgart 1968.
4) *Saling, E.:* Vorschläge zur Neuordnung der Geburtshilfe. Geburtsh. Frauenheilk. 27 (1967) 572–585.

II. Physiologische und pathophysiologische Grundlagen

A. Die intrauterine Gefährdung des Feten

Störungen des diaplazentaren Stoffaustausches führen zu charakteristischen biochemischen Veränderungen im fetalen Organismus, deren wichtigste die Azidose ist. Das kardiovaskuläre System zeigt Reaktionen, die als Kompensationsmechanismen oder reflexbedingte Alterationen zu interpretieren sind, in Spätstadien können sie Ausdruck des Zusammenbruches der fetalen Regulation sein. Das Neugeborene schließlich weist das Bild einer allgemeinen Depression auf. Vordringliche klinische Bedeutung haben die Störungen der Atmung, des Kreislaufs und des Säure-Basengleichgewichtes.

Eine fetale Beeinträchtigung unter der Geburt manifestiert sich im wesentlichen unter 2 Aspekten: Nach normaler Entwicklung während der Schwangerschaft führen Störungen des Geburtsablaufes zu einer Gefährdung des Kindes, oder es pfropft sich die Belastung durch die Uteruskontraktionen einem vorbestehenden fetalen Gefährdungs- beziehungsweise Mangelzustand auf (138).

Die Ursachen des beeinträchtigten diaplazentaren Stoffaustausches sind mannigfaltig. Die daraus sich ergebende Pathologie läßt sich weitgehend aus dem Gesichtswinkel der eingeschränkten fetalen Sauerstoffversorgung erklären. Dabei dürfen weitere Faktoren nicht unerwähnt bleiben, zum Beispiel die ungenügende Versorgung des Feten mit anderen lebenswichtigen Stoffen wie Glukose und Aminosäuren oder der erschwerte Abtransport von Stoffwechselprodukten, vorab CO_2 und Milchsäure (148).

1. Ursachen der fetalen Hypoxie

Die Möglichkeiten der ungenügenden Sauerstoffzufuhr zum Feten lassen sich im großen ganzen in folgender Weise gruppieren (138):

a) plazentare Ursachen
b) präplazentare Ursachen
c) postplazentare Ursachen

Diese Betrachtungsweise schließt sekundäre Sauerstoffmangelzustände und Läsionen der fetalen Gewebe, wie sie zum Beispiel durch gewisse intrauterine Erkrankungen verursacht sein können, nicht ein.

a) Plazentare Ursachen

Diese Gruppe umfaßt pathologische Prozesse an den uteroplazentaren Gefäßen und Störungen, die mit einer Verminderung der plazentaren Austauschfläche und mit der erschwerten Permeabilität der Plazentarmembran einhergehen.

Die *arterielle Hypertonie* der Mutter, primär oder im Rahmen einer EPH-Gestose, ist vergesellschaftet mit einer Reihe ungünstiger morphologischer Veränderungen in der Plazenta; dazu gehören vor allem Veränderungen an den utero-plazentaren Arterien im Sinne der Arteriosklerose, der Atheromatose und der Verdickung der Media (48, 49, 65, 165,

168, 169, 223, 258, 267), im weiteren die Einschränkung der plazentaren Austauschfläche (9) und die Verdickung der Plazentarmembran (11, 97).

Die erwähnten Gefäßalterationen bedingen eine Abnahme des intervillösen Blutflusses und führen zu den bekannten Läsionen der Plazenta, nämlich im Falle der langsamen Progredienz der pathologischen Prozesse und im Gefolge der Thrombosierung von utero-plazentaren Arterien zum Plazentarinfarkt oder im Falle des akuten Ablaufes zur Ruptur einer Spiralarterie mit Bildung eines Hämatomes im Bereich der Decidua basalis. Man nimmt an, daß es beim letztgenannten Geschehen vorerst zu einem Spasmus einer geschädigten Spiralarterie kommt mit Druckanstieg im rückwärtigen Gefäßabschnitt, wobei dann nach Lösen des Spasmus das unter Druck einschießende Blut zur Gefäßruptur führt (258). Klinisch handelt es sich um das Krankheitsbild der vorzeitigen Lösung der normal sitzenden Plazenta. Hämorrhagische Infarkte sind deutlich häufiger bei der EPH-Gestose als bei der monosymptomatischen Hypertonie (58).

Bei *der EPH-Gestose* finden sich ferner vermehrt fibrinoide Nekrosen der Zotten (258), Proliferationen des Zytotrophoblasten (94, 257), Zottenfibrose mit mangelhafter Umbildung der Kapillaren in Sinusoide (220) und vermehrte synzytiale Kernhaufen oder -sprossen (58, 95, 150, 220). Während die ersten drei der genannten Veränderungen die Permeabilität der Plazentarmembran, die intervillöse Perfusion und die plazentare Austauschfläche reduzieren, ist die Deutung der synzytialen Kernhaufen noch nicht klar. Aufgrund von Untersuchungen an Gewebekulturen könnte es sich dabei um eine möglicherweise reversible Hypoxiereaktion handeln (245). Für die Bedeutung der für den Stoffaustausch zur Verfügung stehenden feto-maternen Austauschfläche spricht die Tatsache, daß eine signifikante Beziehung zwischen Zottenoberfläche und Kindsgewicht gefunden wurde (9).

Bei *der Übertragung* steht wiederum die verminderte Permeabilität der Plazentarmembran, verursacht vor allem durch die Verdickung der Basalmembran des Zottenepithels (11, 97) und Proliferationen des Zytotrophoblasten (94) im Vordergrund. Im weitern beobachtet man eine Verminderung der synzytio-kapillären Membranen. Dieser Befund ist bei Übertragungen deutlich häufiger als bei EPH-Gestosen (96). Es handelt sich bei den synzytio-kapillären Membranen um Bezirke einer Zotte, die gekennzeichnet sind durch eine Vorwölbung der sinusoidalen Zottenkapillaren, wobei das überdeckende Synzytium dünn ausgezogen und kernlos ist. Diese morphologische Besonderheit berechtigt zur Annahme, daß hier der diaplazentare Stoffaustausch am intensivsten sein dürfte. Die Ausdehnung der synzytio-kapillären Membranen gilt denn auch als Maßstab für die respiratorische Leistungsfähigkeit der Plazenta (96).

Bei *mütterlichem Diabetes mellitus* ist die Plazenta charakterisiert durch das Zusammentreffen von unreifen Zottenelementen und degenerativen Alterationen wie fibrinoide Nekrosen (97), Proliferationen der Langhans'schen Zellen (94, 258) und ausgedehnten Sklerosierungen mit Auftreten von völlig gefäßlosen Zottenelementen (120, 121). Typisch ist das Fehlen der synzytio-kapillären Membranen (121). An den Gefäßen sind vor allem die Media und das Endothel alteriert (24, 60).

Die *fetale Erythroblastose* geht mit ähnlichen Veränderungen einher wie der Diabetes mellitus, zusätzlich tritt aber ein ausgedehntes Oedem auf (121). Bei der Erythroblastose spielt erfahrungsgemäß die Plazentarinsuffizienz höchstens in präterminalen Stadien eine Rolle (147).

Die Plazenten bei Diabetes mellitus und bei Erythroblastose sind im weitern charakterisiert durch eine Vergrößerung der plazentaren Austauschfläche, wobei die Größenzunahme auf einer echten Hyperplasie beruht. Wahrscheinlich handelt es sich dabei um einen Prozeß zur Kompensation der erschwerten Diffusion durch die Plazentarmembran (218).

Symptomlose Plazentarinsuffizienz. Als ursächliche Faktoren sind Nikotinabusus (113) und Primiparität besonders bei Frauen höherer Altersklassen zu erwähnen. Zu diesem Krankheitsbild gehört das für die Schwangerschaftsdauer untergewichtige Kind. Man findet hier an der Plazenta ähnliche Veränderungen wie bei EPH-Gestose und Übertragung (258).

All die erwähnten Veränderungen bedingen eine Verminderung der plazentaren Reservekapazität. Eine normale Terminplazenta in situ weist ein intervillöses Blutvolumen von 165– 250 ml auf (9). Die Sauerstoffmenge, die in diesem Blutvolumen enthalten ist, würde bei totaler Unterbrechung der mütterlichen Blutzufuhr nach 2–3 min ausgeschöpft sein (138).

Jede Uteruskontraktion von gewisser Stärke führt zu einer Verminderung oder gar Unterbrechung der utero-plazentaren Zirkulation, bedingt durch Drosselung der Gefäße im sich kontrahierenden Myometrium (33, 108, 199), während in der Wehenpause die plazentaren Sauerstoffreserven mit dem wiedereinfließenden Blutstrom erneuert werden. In Anbetracht der erwähnten zeitlichen Relation garantiert die normale plazentare Reservekapazität bei physiologischer Wehentätigkeit die ausreichende Sauerstoffversorgung des Feten.

Andererseits können bei Vorliegen einer beeinträchtigten Plazenta mit eingeschränkter Reservekapazität bereits schon normale Uteruskontraktionen eine anfänglich transitorische, später eventuell anhaltende fetale Hypoxie verursachen. Klinisch finden diese Verhältnisse in der Regel ihren Ausdruck im Auftreten später Herztondezelerationen. Die Belastung, die die Wehentätigkeit bringt, pfropft sich dem vorbestehenden Mangelzustand auf, unter Umständen wird er erst jetzt manifest.

Aufgrund dieser Überlegungen ergibt sich die Forderung, daß bei vorbestehenden fetalen Gefährdungszuständen im Sinne der manifesten oder latenten Plazentarinsuffizienz eine intensive Überwachung der Geburt unter Einsatz biophysikalischer und biochemischer Methoden erfolgen muß. Die frühe Aufdeckung eines fetalen Sauerstoffmangels ist umso wichtiger, als in diesen Fällen häufig auch die fetalen Reservekapazitäten vermindert sind.

b) Präplazentare Ursachen

Pathologische Uteruskontraktionen

Ausgehend von der Tatsache, daß die Kontraktion des Uterus mit einer temporären Verminderung oder gar Unterbrechung der utero-plazentaren Zirkulation einhergeht, wird die Gefährdung verständlich, die eine pathologische Wehentätigkeit in sich schließt. Die Zunahme der Dauer und der Intensität der Uteruskontraktionen führt zu verstärkter Belastung der plazentaren Reservekapazität. Wenn diese normal ist und wenn die Wehenpausen nicht verkürzt sind, dürfte die fetale Sauerstoffversorgung noch gesichert sein.

Hyperkinesie oder uterine Hyperaktivität. Es handelt sich dabei um Geburtsstörungen, bei denen neben der Wehenintensität auch die Frequenz zunimmt. Die während der Uteruskontraktion strapazierte Sauerstoffreserve des intervillösen Raumes kann in der zu kurzen Wehenpause nicht mehr voll ergänzt werden. Die Sauerstoffzufuhr zum Feten nimmt ab, die CO_2-Abgabe ist erschwert. Es entsteht die respiratorische, in rascher Folge dann die metabolische Azidose (138).

Hypertone Motilität. Man versteht darunter eine Abnormität der Wehentätigkeit mit hohem Ruhetonus, unabhängig von der Wehenamplitude und -frequenz (133). Zu einer sekundären hypertonen Motilität führt in der Regel die Tachysystolie. Infolge des frühen Einsetzens einer neuen Kontraktion bei hoher Frequenz hat der Uterus keine Zeit zur vollständigen Erschlaffung (133).

Die uterine Hyperaktivität und Hypertonie kommen wohl primär vor, häufiger treten sie aber sekundär auf, zum Beispiel bei einem Mißverhältnis zwischen kindlichem Kopf und mütterlichem Becken oder nach unvorsichtiger Applikation von Wehenmitteln (138, 151).

Mit der vermehrten Anwendung der Kardiotokographie hat die Wehenpathologie stark an Interesse gewonnen. Eine anhaltende fetale Bradykardie als Zeichen einer intrauterinen Sauerstoffmangelsituation wurde beobachtet bei einer Wehenfrequenz von mehr als 3 in 10 min, bei einer Wehendauer von mehr als 60 sec, bei einer Wehenstärke von mehr als 60 mmHg und bei einem Ruhetonus, der höher als 10 mmHg lag (119).

Diskoordinierte Wehentätigkeit. Diese Störung ist charakterisiert durch den wechselnden zeitlichen Abstand und die wechselnde Amplitudengröße der Kontraktionsabläufe. In besonderer Weise kommt den Mutter-und-Kind-Wehen (Abb. 1) Bedeutung zu. Es konnte gezeigt werden, daß die Geburt umso protrahierter verläuft, je häufiger dieser Typus der Wehenstörung auftritt (208). Erfahrungsgemäß schließt ein protrahierter Geburtsverlauf auch eine erhöhte fetale Gefährdung in sich.

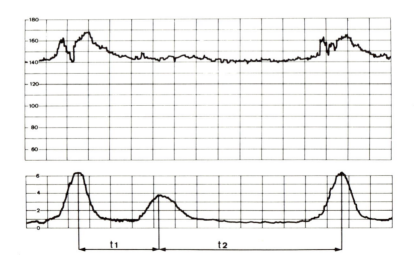

Abb. 1. Mutter-und-Kind-Wehen, $t_1 < t_2$ (FKZ, Arch, Nr. 653/73).

Störungen der mütterlichen Zirkulation

Lokale Zirkulationsstörungen können bei Rückenlage der schwangeren und gebärenden Frau durch Kompression großer Gefäßstämme im Becken- und unteren Abdominalbereich durch den graviden Uterus verursacht werden. Bekannt sind das Vena-cava-Kompressionssyndrom (Supine-hypotensive-Syndrom) und der Poseiro-Effekt.

Das *Vena-cava-Kompressionssyndrom* ist gekennzeichnet durch das Auftreten von Schockzeichen bei einer schwangeren Frau in Rückenlage. Das Krankheitsbild kommt typischerweise im letzten Schwangerschaftsdrittel oder unter der Geburt vor. Wenn der kindliche Kopf tiefer ins Becken eingetreten ist, wird das Syndrom seltener und in weniger ausgeprägter Form beobachtet. Bei Einnahme der Seitenlage oder bei Entleerung des Uterus verschwindet es prompt. Es gibt Frauen, die am Ende der Schwangerschaft in spontaner Weise die Rückenlage meiden (192).

Das Spektrum der Erscheinungen ist wechselnd, leichte Störungen mit mäßig starkem Blutdruckabfall verbunden mit Blässe und Übelkeit im einen Fall stehen schwersten Schockzeichen mit Kollaps, Bewußtlosigkeit und sekundärer Bradykardie im anderen Fall gegenüber. Es sind auch Todesfälle im Gefolge eines Vena-cava-Kompressionssyndroms beschrieben worden (75).

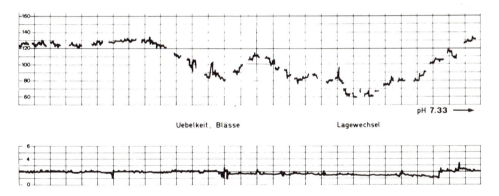

Abb. 2. Extern abgeleitetes fetales Kardiotokogramm bei Vena-cava-Kompressionssyndrom (FKZ, Arch. Nr. 1433/72).

Der mütterliche Kollaps führt selbstverständlich auch zu einer fetalen Gefährdung durch Hypoxie. Abb. 2 zeigt ein bei mütterlicher Rückenlage routinemäßig aufgenommenes fetales Kardiogramm. Bei der Mutter stellten sich die klassischen Symptome ein: Übelkeit, Blässe, Kollaps. Der Fetus reagierte mit einer schweren Bradykardie. Nach Seitenlagerung prompte Besserung, die Kontrolle des fetalen Zustandes durch Mikroblutuntersuchung einige Minuten später ergab bereits wieder normale Verhältnisse.

Die Ursache des Supine-hypotensive-Syndroms liegt in erster Linie in der Kompression der Vena cava inferior durch den erschlafften graviden Uterus. Mit seiner Größenzunahme im Laufe der Schwangerschaft weicht der Uterus nach rechts ab, wobei er sich leicht um seine Längsachse dreht. Diese Dextrorotation kommt bei 60–80% der schwangeren

Frauen zur Beobachtung (107). Bei Rückenlage senkt sich der Uterus nach dorsal rechts zu, wo er die unmittelbar rechts der Wirbelsäule verlaufende Vena cava inf. komprimiert. Diese Kompression wird reduziert oder aufgehoben bei Ablauf einer Wehe, die zu einer Aufrichtung des Uterus führt (Abb. 3). In gleicher Weise bedingt der tief eingetretene kindliche Kopf eine Aufrichtung des Uterus und damit — wie erwähnt — eine Entlastung der Hohlvene.

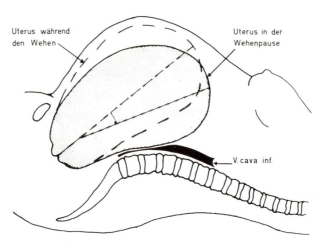

Abb. 3. Kompression der Vena cava inferior durch den erschlafften graviden Uterus und ihre Entlastung bei Kontraktion des Uterus (nach 192).

Die hämodynamischen Auswirkungen des Vena-cava-Kompressionssyndroms sind durch eine Vielzahl von Untersuchungen abgeklärt worden. Durch Druckmessungen im venösen System konnte gezeigt werden, daß im Zuge einer normalen Schwangerschaft die Druckwerte in einer Kubitalvene sich in einem Bereich von 7—10 cm H_2O bewegen, während sie in der Femoralvene bis 24 cm H_2O ansteigen und nach der Entbindung sofort wieder in den Normalbereich abfallen (172). Bei der Druckmessung in der Vena cava inf. oberhalb des Zwerchfelles lassen sich respiratorisch bedingte Druckschwankungen nachweisen, diese sind nicht mehr nachweisbar nach Zurückziehen der Meßsonde bis 15 cm unterhalb des Diaphragmas, gleichzeitig steigt der Venendruck auf Werte von 18—24 cm H_2O an (139, 221).

Infolge des verminderten venösen Rückflusses zum Herzen nimmt der zentrale Venendruck mit Fortschreiten der Schwangerschaft ab (71). Als Ausdruck der Entlastung der Vena cava inf. durch die Uteruskontraktion nimmt das Herzschlagvolumen während der Wehen zu, die Herzfrequenz sinkt (122, 246). Das größte Herzminutenvolumen findet man bei einer schwangeren Frau nahe am Termin in linker Seitenlage (250).

Es scheint, daß beim Zustandekommen des Vena-cava-Kompressionssyndroms mehrere Faktoren eine Rolle spielen (192): Die Kompression der unteren Hohlvene, die Verminderung des Sympathikotonus, der insuffiziente venöse Kollateralkreislauf über die pelvinen, lumbalen und paravertebralen Venenplexus oder über das System der V. azygos und hemiazygos. Die Verschiedenartigkeit dieser Faktoren dürfte die unterschiedlichen Schweregrade des Syndroms erklären. Seine Häufigkeit liegt bei 10—12% (192), schwere Formen sind nicht häufiger als 1% (63).

Eine Verschärfung der Situation kann sich in Narkose, zum Beispiel bei einer Schnittentbindung, einstellen. Die Erschlaffung der Muskulatur der Bauchwand bedingt ein weiteres Zurücksinken des Uterus und damit eine stärkere Kompression der Hohlvene mit einer weiteren Verminderung des Herzminutenvolumens. Die Diagnose kann verpaßt werden, da die subjektiven Alarmzeichen ausgeschaltet sind und die Ursache des Kollapses meist anderweitig gesucht wird. Eine Verschärfung des Vena-cava-Kompressionssyndroms verursachen im weitern spinale und peridurale Anaesthesien (22, 138, 192).

Neben der Kompression der unteren Hohlvene muß bei mütterlicher Rückenlage auch eine Drosselung der Aorta durch den erschlafften graviden Uterus angenommen werden. Eine ungünstige Beeinflußung der uterinen und damit der plazentaren Durchblutung ist besonders bei primär tiefen Blutdruckwerten zu befürchten (27, 28, 29).

Unter dem *Poseiro-Effekt* versteht man das Abfallen des Blutdruckes in den unteren Extremitäten während einer Wehe (31, 116, 195, 202). Dabei sinkt nur der systolische Wert und gleicht sich der Höhe des diastolischen an. Der Effekt tritt besonders bei primär niedrigen Blutdruckwerten oder bei medikamentös bedingten Hypotensionen in Erscheinung (195). Die Diagnose ist gegeben durch Palpation der Fußpulse (202).

Die zirkulatorische Störung wurde ursprünglich als Folge der Kompression der Aorta abdominalis durch den sich kontrahierenden Uterus gedeutet. Aus der Beobachtung, daß der Effekt viel häufiger nur an der rechten unteren Extremität als beidseitig nachweisbar ist, drängt sich der Schluß auf, daß vor allem die rechte A. iliaca communis komprimiert werden muß. Die Erklärung ist zu geben aus der Anatomie dieses Gefäßes: Die Aorta verläuft links der Mittellinie, sie teilt sich auf Höhe des Unterrandes des 4. Lendenwirbelkörpers. Die rechte A. iliaca communis muß daher die Mittellinie überqueren und ist dem Druck des Uterus gegen die Lendenwirbelsäule stark ausgesetzt (31). Für diese Annahme spricht auch die Tatsache, daß in linker Seitenlage die Störung verschwindet.

Der Uterus kann also während der Wehen seine Blutzufuhr reduzieren. Daraus ergibt sich eine fetale Gefährdung im Sinne einer transitorischen Hypoxie.

Allgemeine Zirkulationsstörungen des mütterlichen Organismus, die mit einem Abfall des arteriellen Druckes einhergehen, führen zu einer Verminderung der plazentaren Perfusion und damit zu einem fetalen Sauerstoffmangel. Dieser Gefahrenzustand wird verschlimmert durch eine allfällige reaktive Vasokonstriktion im utero-plazentaren Raum (192).

Als Ursachen eines Blutdruckabfalles kommen Blutungen, zum Beispiel bei Placenta praevia, in Betracht. Bei starker Blutung infolge Placenta praevia ergibt sich eine zusätzliche fetale Gefährdung durch Ablösung und Einreißen des unteren Randes der Plazenta und dem damit verbundenen kindlichen Blutverlust. Man schätzt den fetalen Anteil an der gesamten Blutung auf 3% (138).

Stärkere Blutdrucksenkungen jatrogen bedingt bei Eklampsie und Präeklampsie können eine gefährliche plazentare Minderdurchblutung zur Folge haben, da die Perfusion auf höhere Drucke eingestellt war. Schließlich birgt die Anwendung von Anästhetika und Betasympathikomimetika die Gefahr von arteriellen Hypotonien in sich, ihre Anwendung hat daher unter entsprechender Überwachung der Kreislaufverhältnisse zu erfolgen.

Störungen der mütterlichen Atmung

Mütterliche Hypoxien als Folge schwerer pulmonaler oder kardialer Erkrankungen kommen als Ursache einer fetalen Hypoxie wegen der Seltenheit ihres Auftretens während einer Schwangerschaft kaum in Betracht. Das gleiche gilt für schwere mütterliche Anämien. Es wird angenommen, daß erst Hämoglobinwerte unter 40% (6,4 g%) zu einer direkten hypoxischen fetalen Gefährdung führen (263).

Mütterliche Hyperventilation. Bedeutung hinsichtlich fetaler Gefährdung hat die exzessive mütterliche Hyperventilation. Während der Schwangerschaft besteht physiologischerweise eine Hyperventilation, die wahrscheinlich durch den Anstieg der Steroidhormonkonzentration (Gestagene und Östrogene) verursacht ist (20, 87, 206). Während den letzten Monaten der Schwangerschaft ist das Atemminutenvolumen ungefähr 40% höher als bei nicht schwangeren Frauen. Die Atemfrequenz bleibt praktisch konstant, die Ventilationssteigerung wird durch die Zunahme des Atemzugvolumens erreicht (206). Dies führt zu einer Zunahme der alveolären Ventilation um ungefähr 60% (20, 171). Die arterielle Kohlensäurespannung fällt im Laufe der Schwangerschaft auf rund 30 mmHg ab, am Ende der Geburt werden nicht selten Werte von 20-24 mmHg gemessen, wobei die pH-Werte höher steigen können als 7.53 (171).

Im Rahmen von Untersuchungen über die Wirkung von Pufferinfusionen auf den Feten (243, 244) haben wir Ausgangswerte des mütterlichen Säure-Basenhaushalts in der Eröffnungsperiode gemessen. Die durchschnittliche Kohlensäurespannung im Kapillarblut betrug 26,4 mmHg (18.5-32.8 mmHg), der durchschnittliche aktuelle pH-Wert 7.454 (7.397-7.567).

Eine Reihe von Autoren hat auf die Gefahr der fetalen Beeinträchtigung bei starker mütterlicher Hyperventilation aufmerksam gemacht (19, 98, 128, 161, 164, 178, 179, 180, 181, 183, 217, 236). Die kritische Grenze der mütterlichen Kohlensäurespannung wird bei 17, beziehungsweise 18 mmHg angegeben (155, 183). Bei dieser Spannung dürfte die utero-plazentare Durchblutung trotz unverändertem arteriellem Blutdruck vermindert sein. Wahrscheinlich führt die ausgeprägte Alkalose zu einer Konstriktion der uterinen Arterien und damit zur ungenügenden Perfusion des intervillösen Raumes.

Die uterinen Gefäße reagieren möglicherweise im gleichen Sinne auf Hypokapnie und Alkalose wie die Gefäße anderer Organe, zum Beispiel des Gehirns (178, 183, 219). Die kritischen mütterlichen pH-Werte dürften bei 7.65-7.67 liegen. Kinder von Müttern mit solchen Graden der respiratorischen Alkalose waren hypoxisch und azidotisch (128, 180, 222). Andere Autoren geben als kritischen pH den Wert von 7.53 an (155).

Es ist denkbar, daß die Reaktion auf Alkalose nicht nur an den uterinen, sondern auch an den fetalen Gefäßen abläuft. Der Anstieg der Kohlensäurespannung führt zur Dilatation der Umbilikal- und der feto-plazentaren Gefäße (193). Neuere In-vitro-Studien sprechen für diesen Mechanismus. Bei abfallender Kohlensäurespannung und ansteigendem pH-Wert wurden Konstriktionen bei isolierten Umbilikalvenen nachgewiesen (25).

Die verschlechterte Versorgung des Feten könnte schließlich auch bedingt sein durch Blutdruckabfall infolge mütterlicher Hyperventilation und dadurch bedingter Minderdurchblutung des Uterus (20).

Bei einer Gruppe von 6 gebärenden Frauen mit völlig normaler Ausgangssituation haben wir versucht, durch willkürlich forcierte Hyperventilation die erwähnte kritische Grenze der Kohlensäurespannung von 17 mmHg zu erreichen. Dies gelang nur in 3 Fällen, lediglich bei einer Frau stieg der pH-Wert über 7.6. Die Bestimmung der Parameter des Säure-Basengleichgewichtes in gleichzeitig entnommenen mütterlichen und fetalen Blutproben zeigte das gegenseitige Verhalten von Mutter und Kind. Im kindlichen Blut wurde zusätzlich noch die Sauerstoffsättigung gemessen.

In Tabelle 1 sind die ermittelten Werte dieser 3 Fälle zusammengestellt. Ein Kind hat

Tabelle 1. Mütterliche und kindliche Parameter des Säure-Basengleichgewichtes und kindliche Sauerstoffsättigungswerte vor, während und nach willkürlich forcierter Hyperventilation

Archiv-Nr.		Ausgang				während Hyperventilation				Kontrolle			
		pHakt	pCO$_2$	BE	SO$_2$	pHakt	pCO$_2$	BE	SO$_2$	pHakt	pCO$_2$	BE	SO$_2$
1374/68	Mutter	7.53	23	−1.7		7.65	13	−4		7.54	19.5	−3.7	
	Kind	7.36	43	−1.5	43	7.36	33	−5.5	46	7.33	41.5	−4.2	40
1388/68	Mutter	7.45	29.5	−2.5		7.58	16.5	−4.5		7.59	13	−7.4	
	Kind	7.29	50	−3.7	58	7.22	60	−5.4	24	7.24	60	−4.4	22
1714/68	Mutter	7.57	17.5	−4.5		7.58	16.5	−4.7		7.51	15.8	−8.5	
	Kind	7.37	41.5	−1.5	38	7.38	37.5	−2.3	31	7.38	37.4	−2.5	39

Zeichen: pHakt = aktueller pH, pCO$_2$ = Kohlensäurespannung in mmHg
 BE = Basenüberschuß in meq/l SO$_2$ = Sauerstoffsättigung in %

mit einem Abfall des aktuellen pH und der Sauerstoffsättigung reagiert (Arch. Nr. 1388/ 68). Bei allen 3 Kindern war eine Zunahme der metabolischen Azidität (Abnahme des Basenüberschußes) nachzuweisen, wie bei den Müttern. Bei Mutter und Kind bestand diese Stoffwechsellage auch noch während einiger Minuten nach Sistieren der forcierten Hyperventilation. (Die Kontrollmessungen erfolgten 4–11 min später). Möglicherweise sind nicht flüchtige saure Metabolite von der Mutter zum Feten übergeflossen.

Die geringgradige Verschlechterung der fetalen Situation, wie sie bei den beiden Kindern mit unverändertem aktuellem pH und mit wenig veränderter Sauerstoffsättigung beobachtet wurde, ist sicher nicht von Bedeutung bei normalen Ausgangswerten. Würde aber bereits vor einer Phase exzessiver Hyperventilation eine leichte fetale Sauerstoffmangelsituation bestehen, könnte diese zusätzliche Belastung beim Feten eine ernsthaftere Verschlechterung der Stoffwechsellage verursachen. Auf diese Gefahr ist bereits aufmerksam gemacht worden (214). Bei den Kindern, deren Mütter trotz forcierter Hyperventilation Kohlensäurespannungen über 17 mmHg aufwiesen, konnten wir keine Alterationen des Säure-Basengleichgewichtes feststellen.

Die spontane übermäßige Hyperventilation dürfte selten sein, solche Patientinnen sind entsprechend zu leiten. Relativ leicht können indes schwere Grade der Hypokapnie bei übermäßiger Beatmung narkotisierter und curarisierter Patientinnen vorkommen (164, 183).

Die künstliche Hyperventilation ist besonders dann gefährlich, wenn sie einsetzt, nachdem die Patientin während längerer Zeit unter der Geburt gestanden und entsprechend hyperventiliert hat (192). Eine unvorsichtig vorgenommene künstliche Beatmung mit starken Ventilationsstössen birgt neben der Gefahr der schweren respiratorischen Alkalose auch die Gefahr zusätzlicher zirkulatorischer Störungen durch Anstieg des intrathorakalen Druckes mit erschwertem venösem Rückfluß zum Herzen in sich (222). Die Folge wird eine Abnahme des Herzschlagvolumens sein. Unter unglücklichen Umständen kann sich dieses Geschehen einem Vena-cava-Kompressionssyndrom aufpfropfen.

Zum Einfluß von Sedativa und Analgetika

Die Anwendung von Medikamenten mit sedierender oder analgetischer Wirkung bei gebärenden Frauen erfolgt mit dem Ziel, die Geburt zu erleichtern durch Dämpfung der Schmerzen und Lösen von Verkrampfungen. Die Erfahrung lehrt, daß starke Geburtsschmerzen in Verbindung mit Angst und Spannung vermehrt zu Wehenstörungen, protrahierter Geburt und schließlich zu fetaler Gefährdung führen (22). Grundlegende Bedeutung hat die psychologische Geburtsvorbereitung. Die Zahl der Frauen, die ohne medikamentöse Hilfe auskommt, ist aber relativ klein.

Andererseits muß bei der Anwendung sämtlicher Medikamente die Frage gestellt werden, ob das Präparat keine Gefährdung für den Feten bringt. Da Analgetika und Sedativa den mütterlichen Organismus in markanter Weise beeinflussen können, soll im Rahmen der Besprechung der präplazentaren Ursachen der fetalen Hypoxie kurz auf 2 eigene Untersuchungsreihen hingewiesen werden.

Als Beispiel eines Sedativums haben wir die Wirkung von Diazepam (Valium®) auf den mütterlichen und kindlichen Säure-Basenhaushalt geprüft (45). Das Medikament wurde in einer Dosis von 10 mg i.v. in der 2. Hälfte der Eröffnungsperiode appliziert.

10 min nach der Injektion stellten wir bei der Mutter eine signifikante Abnahme des aktuellen pH und einen Anstieg des Kohlensäuredruckes fest, offensichtlich verursacht

durch Atemdepression. Beim Feten trat ebenfalls ein Abfall des aktuellen pH auf, im weitern ließ sich eine Abnahme der Sauerstoffsättigung, eine Zunahme der Kohlensäurespannung und ebenfalls eine Zunahme des Laktates nachweisen. Bis 30 min nach der Injektion normalisierten sich die erwähnten mütterlichen Parameter weitgehend. Der aktuelle pH des Feten war zu diesem Zeitpunkt noch unverändert, während sich die Sauerstoffsättigung und die Kohlensäurespannung wieder dem Ausgangswert näherten. Die fetale Laktatkonzentration nahm noch weiter etwas zu.

Bei Betrachtung der individuellen Meßwerte zeigten sich teilweise sehr große Abweichungen vom Ausgangspunkt, zum Beispiel betrug die größte Abnahme des aktuellen fetalen pH-Wertes −0.23 E (Abb. 4). Bei normaler fetaler Ausgangssituation ist bei einer

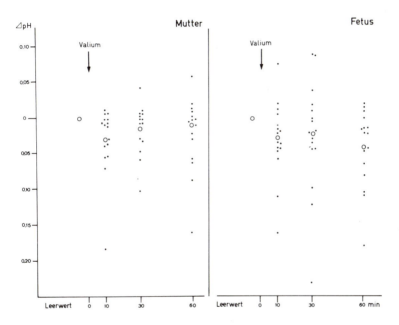

Abb. 4. Mittel- und Einzelwerte für den aktuellen pH bei Mutter und Fetus nach intravenöser Diazepam-Applikation (nach 45).

Medikation, wie sie in dieser Studie vorgenommen wurde, kaum eine fetale Gefährdung zu befürchten. Es gilt das Gleiche wie bei der forcierten Hyperventilation, bei einem vorbestehenden Sauerstoffmangel kann eine wesentliche Verschlimmerung des fetalen Zustandes eintreten.

In analoger Weise untersuchten wir die Wirkung eines Inhalationsanalgetikums, es handelte sich um Methoxyfluran (Penthrane®) (43). Unter Inhalation des Präparates traten bei Mutter und Kind im Mittel nur geringgradige Änderungen des Säure-Basengleichgewichtes auf. Wieder muß aber auf die individuellen Schwankungen der einzelnen Parameter hingewiesen werden. Die größten Abweichungen des aktuellen pH nach unten betrugen bei Mutter und Fet mehr als 0.10 E (Abb. 5).

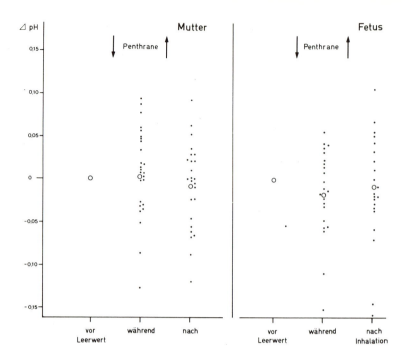

Abb. 5. Mittel- und Einzelwerte für den aktuellen pH bei Mutter und Fetus vor, während und nach Methoxyfluran-Inhalation (nach 43).

In Einzelfällen muß also wiederum mit Verschlechterungen der Säure-Basenverhältnisse gerechnet werden, die dann zur fetalen Gefährdung führen, wenn bereits eine Störung im Sinne der Präazidose oder Azidose vorliegt.

c) Postplazentare Ursachen

Die postplazentaren Ursachen einer fetalen Hypoxie liegen in Komplikationen der Nabelschnur. Eine große Zahl der intrauterinen Sauerstoffmangelzustände ist durch diese Art der Störung des diaplazentaren Stoffaustausches bedingt.

Nabelschnurvorfall. Mit dem Vorkommen dieser schwersten Komplikation ist in 0.11–0.66% (266) aller Geburten zu rechnen. An der Universitäts-Frauenklinik Zürich wurde eine Häufigkeit von 0.39% festgestellt (252). Die Drosselung oder Blockierung des umbilikalen Kreislaufes führt zur akuten Gefährdung des Kindes, die Angaben über die Letalität liegen zwischen 10–35% (137).

Als Folge der Kompression einer Nabelschnurschlinge zwischen Kopf und Becken birgt auch das Vorliegen der Nabelschnur Gefahren in sich.

Die *Nabelschnurumschlingungen* sind die häufigsten Störungen dieser Gruppe, ihr Vorkommen liegt zwischen 12.6 und 32.6% aller Geburten (266). An der Universitäts-Frauenklinik Zürich fand man eine Frequenz von 19% (39). Umschlungene Nabelschnüre sind nicht länger als nichtumschlungene. Der Schweregrad der fetalen Beeinträchtigung ist sehr unterschiedlich, er hängt von der Straffheit der Umschlingung und von der Dauer der funikulären Kompression ab. Meist führt die Uteruskontraktion zur Striktur der Nabelschnur und damit zur Abklemmung der Gefäße (138).

Typischerweise stellt sich primär eine respiratorische und sekundär eine metabolische Störung ein, wobei die letztere zunimmt, je länger die Azidose anhält. Die respiratorische Phase läuft in der Regel sehr rasch ab. Neben der fortschreitenden Entwicklung gibt es auch die interkurrent verlaufende Störung (39).

Die *zu kurze Nabelschnur* kann im Augenblick der Ausstoßung der Fruchtwalze stark angespannt werden und damit eine Unterbrechung der umbilikalen Zirkulation bedingen.

Die *zu lange Nabelschnur* stellt einen begünstigenden Faktor für einen Nabelschnurvorfall dar.

Echte Nabelschnurknoten kommen in einer Frequenz von 0.3–2.1% vor (266). Das Anziehen des Knotens ist möglich bei Uteruskontraktionen und bei Bewegungen des Kindes.

Seltenere Nabelschnurkomplikationen sind die Torsion, die Ruptur, Thrombosen, Hämatome, Verknotungen bei Zwillingen, Abrisse velamentös inserierender Gefäße. Das Fehlen einer A. umbilicalis geht sehr häufig mit weiteren Mißbildungen einher.

2. Ablauf der fetalen Hypoxie

Intrauterine Sauerstoffmangelzustände sind häufig. Der Schweregrad der Hypoxie, die Dauer der Einwirkung und die kindlichen Reserven bestimmen den Ablauf der Störung, beziehungsweise den Schweregrad der fetalen Schädigung.

a) Chronische Hypoxie und Mangelversorgung des Feten

Intrauterine Mangelentwicklung. Die chronische Hypoxie, wie sie bei der Plazentarinsuffizienz auftritt, geht einher mit der intrauterinen Mangelentwicklung des Feten. Seine Versorgung mit den für das Wachstum und die Gewichtszunahme notwendigen Stoffen ist reduziert (21, 109, 149, 225). Setzt die Störung frühzeitig ein, sind die Gewichts- und Größenzunahme des Feten betroffen, später auftretende Mangelzustände führen vor allem zu ungenügender Gewichtszunahme (111). Hypoxiezustände während frühen Entwicklungsphasen verursachen möglicherweise einen irreparablen Zellmangel in verschiedenen Organen und eine bleibende Wachstumsverzögerung (231). Zunächst werden nicht absolut lebenswichtige Organe und Körperregionen von der ungenügenden Versorgung betroffen, das subkutane Fettgewebe, der Thymus, die Leber, die Milz, die Nebennieren. Selektiv gut versorgt bleiben Gehirn und Herz, ferner auch Lungen und Nieren. Die Wachstumseinbuße dieser Organe ist relativ gering (110, 149, 186).

Die *Glykogenreserven,* die vorwiegend in der Leber, dem Herzen und der Skelettmuskulatur liegen und die besonders am Ende der Gravidität aufgebaut werden, sind ungenügend (190, 201, 224, 227). Daraus ergibt sich eine verminderte Resistenz gegenüber Hypoxie, da es rasch an Substrat für die Aufrechterhaltung des anaeroben Stoffwechsels fehlt (S. 17). Limitierend für das Überleben sind die Reserven des Myokards und der Leber (82, 83, 182, 227, 237).

In den ersten Stunden nach der Geburt werden die Kohlehydratreserven stark beansprucht. Bei gesunden Termingeborenen ist der Vorrat nach spätestens 24–36 Stunden erschöpft (Abb. 6). Mangelversorgte Kinder mit ungenügenden Reserven neigen daher zu Hypoglykämiezuständen, die unbehandelt die Gefahr von Hirnschäden in sich schließen (73, 162, 170, 189, 227). Die Anfälligkeit der Frühgeborenen zu Hypoglykämien erklärt sich aus der Tatsache, daß die Glykogendepots der Leber erst nach der 36. Schwangerschaftswoche angelegt werden (226, 227) (Abb. 6).

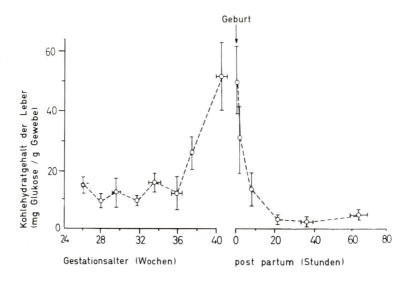

Abb. 6. Kohlehydratreserven in der Leber des menschlichen Feten und Neugeborenen (nach 227).

Die Tendenz der Kinder diabetischer Mütter zur Hypoglykämie beruht auf ihrer Unreife und ihrem Hyperinsulinismus. Das gleiche gilt für die Kinder mit Rhesus-Inkompatibilität, bei denen ebenfalls eine Hypertrophie der Zellen der Langhans'schen Inseln festgestellt wurde (38, 115, 177).

Die Gefahr der Hypoglykämie tritt im weitern bei akuten Sauerstoffmangelsituationen (S. 19) und bei Unterkühlung (S. 44) auf. Besonders gefährlich sind die akuten Belastungen bei ungenügenden Kohlehydratreserven.

Die tiefe Rate der Glukoneogenese infolge Unreife der entsprechenden Enzymsysteme erklären das Fehlen der Ketonämie beim Feten und Neugeborenen (46, 225, 248).

Fettreserven. Während der letzten Schwangerschaftswochen legt der Fetus bei ungestörten Verhältnissen größere Fettreserven an. Der Aufbau dieser Reserven erfolgt hauptsächlich aus transplazentar zugeführter Glukose. Am Ende einer ungestörten Schwangerschaft erhält das Kind täglich pro Kilogramm Körpergewicht ungefähr 10 gr Glukose. Rund die Hälfte davon wird zum Aufbau der Fettreserven verwendet.

Der plazentare Transfer von freien Fettsäuren ist nur ganz unbedeutend und im wesentlichen auf die essentiellen Fettsäuren beschränkt (260).

Verminderte Versorgung mit Glukose heißt auch verminderte Fettreserven. Eine besondere Bedeutung kommt der ungenügenden Ausbildung des braunen Fettgewebes und der damit verbundenen verminderten Wärmeproduktion in der postpartualen Phase zu (S. 41).

Fettsäuren und Glukose können in der Lunge metabolisiert werden zum Aufbau der oberflächenaktiven Substanzen (S. 24) (67, 100, 215). Es ist denkbar, daß bei hypotrophen Kindern die Bildung dieser Substanzen verzögert verläuft (201).

Neben der verminderten Versorgung des Feten mit Sauerstoff und Glukose fehlen für den Aufbaustoffwechsel die essentiellen Aminosäuren (174).

b) Akute und subakute Hypoxie

Zur Überwindung der akuten und subakuten Hypoxie verfügt der fetale Organismus über Kompensationsmechanismen, die nun mit ihren Folgezuständen erörtert werden sollen. Diese Kompensationsmechanismen stellen ein System sich gegenseitig beeinflußender und begrenzender Faktoren dar. Die einzelnen Vorgänge können daher nur in Relation zur Gesamtsituation richtig gedeutet werden.

Metabolische Veränderungen

Glukosemetabolismus. Für die Energiebereitstellung im fetalen Organismus ist die Metabolisierung der Glukose von überragender Bedeutung. Unter normalen Bedingungen wird die Glukose über die Brenztraubensäure und den Zitronensäurezyklus (Trikarbonsäurezyklus) zu CO_2 und H_2O abgebaut. Dieser Abbau läßt sich in 2 Abschnitte gliedern (Abb. 7): in einen ersten Teil, der ohne Verbrauch von Sauerstoff abläuft und bis zur Stufe der Brenztraubensäure geht, und in einen zweiten Teil, der die Oxydierung des Pyruvats über Azetyl-Coenzym A im Zitronensäurezyklus umfaßt und zu den erwähnten Endprodukten führt.

Der Reaktionsablauf liefert, wenn auch ungleich, in beiden Abschnitten Energie: 2, beziehungsweise 38 Mol ATP/Mol Glukose werden bereitgestellt (249).

Bei Sauerstoffmangel erfolgt der Abbau der Glukose nur noch bis zur Stufe der Brenztraubensäure, diese wird größtenteils im Milchsäuredehydrogenase-System zu Milchsäure reduziert, damit ist ein gewisser Grad der Energiebildung gesichert. Das Verhältnis Laktat/Pyruvat verschiebt sich zugunsten des Laktats, das Exzesslaktat steigt an (125).

Der anaerobe Glukoseabbau schließt erhebliche Folgezustände in sich, nämlich die metabolische Azidose, die verminderte Energieproduktion und die Erschöpfung der Kohlehydratreserven.

Die *metabolische Azidose* hat im Rahmen der intrauterinen Gefahrensituation eine zentrale Stellung, ihr Schweregrad gilt als das zur Zeit beste Kriterium zur Beurteilung der fetalen Beeinträchtigung. Infolge der gleichzeitig gestörten CO_2-Abgabe liegt in der Regel auch eine gewisse respiratorische Komponente vor.

Von einer Azidose im fetalen Blut spricht man beim Abfallen des pH-Wertes unter 7.20. Werte zwischen 7.20 und 7.24 gelten als präpathologisch, 7.25 ist die untere Grenze des Normalbereichs. In der einfachen und rasch durchführbaren pH-Messung liegt eine sichere Zustandsdiagnostik (211).

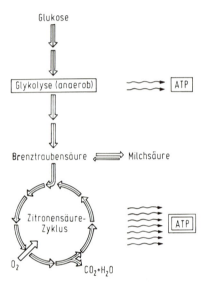

Abb. 7. Schema des Glukoseabbaues unter normoxischen und hypoxischen Verhältnissen (nach 242).

Die reine respiratorische Azidose wird im klinischen Routinebetrieb selten erfaßt. Dies weist darauf hin, daß bei hypoxischen Störungen der Übergang in die metabolische Azidose rasch erfolgt oder daß die Kohlensäurespannung nur während einer kurzen Zeitspanne ansteigt, wie dies für die transitorische Nabelschnurkomplikation typisch ist.

Unter der primären metabolischen Azidose versteht man das Auftreten einer Laktatanhäufung ohne oder nur geringen Sauerstoffmangel im zentralen Kreislauf (210, 211, 212). Ihre Genese läßt sich erklären durch Minderdurchblutung und anaeroben Glukoseabbau in bestimmten Organsystemen. Auf diesen Kompensationsmechanismus wird im nächsten Abschnitt eingegangen.

Physiologischerweise tritt lediglich am Ende der Geburt eine Zunahme saurer Metaboliten im fetalen Blute auf, bedingt durch ein Konzentrationsgefälle des Laktats von der Mutter zum Kind (42, 264). Diese „Infusionsazidose", verursacht durch eine partielle Glykolyse im arbeitenden Myometrium, ist für den Feten ungefährlich.

Die zunehmende metabolische Azidose bei schweren Sauerstoffmangelzuständen begrenzt schrittweise das Ausmaß der Glykolyse in den Geweben. Bei Abfallen des arteriellen pH-Wertes unter 7.0 verlangsamt sich der Glukoseabbau ganz erheblich (129), unter 6.90 kommt er zum Stillstand (226), damit versiegt die Energiebereitstellung. Es ist zu erwarten, daß bei schweren Graden der Azidose auch weitere lebenswichtige Zellfunktionen gehemmt oder blockiert werden.

Aufgrund klinischer Erfahrungen scheint der pH-Grenzwert für das Erlöschen des fetalen Lebens etwas über 6.70 zu liegen. Eine notfallmäßige Schnittentbindung dürfte nur sinnvoll sein, solange der sub partu gemessene pH-Wert nicht unter 6.90 abgesunken ist (40).

Die *verminderte Energieproduktion* unter anaeroben Bedingungen führt in den Geweben zum gesteigerten Glukosekatabolismus. Der Verbrauch an Substrat ist hoch, *die Kohlehydratreserven* werden umso schneller *erschöpft* sein, je knapper die Organvorräte angelegt sind. Akute Hypoxiezustände bedeuten daher — wie erwähnt — für chronisch mangelversorgte Kinder eine große Gefahr. Zum Zusammenbruch des Stoffwechsels kommt es dann, wenn zufolge des beeinträchtigten diaplazentaren Stoffaustausches keine Glukose mehr nachgeliefert wird, wenn die Geschwindigkeit, mit der die Glukose durch die Zellmembran diffundiert, für den Bedarf in der Zelle nicht mehr ausreicht und wenn die Organvorräte aufgebraucht sind (148).

Limitierend für das Leben ist in erster Linie aber doch der Schweregrad der Azidose.

Azidoserisiko in der Austreibungsperiode. Die Austreibungsperiode stellt bei jeder Geburt einen Engpaß dar. Mit der fortschreitenden Austreibung der Fruchtwalze und der damit verbundenen Retraktion des Uterus verschlechtert sich die utero-plazentare Durchblutung. Bei kontinuierlicher Registrierung der fetalen Herzaktion fanden sich in einem ungereinigten Gesamtkollektiv in fast 50% der Fälle pathologische Herzfrequenzmuster im Sinne von Dips II und Bradykardien (142). Von seltenen Ausnahmen abgesehen, bestehen bei solchen Herztonalterationen fetale Azidosen. Es konnte gezeigt werden, daß mit jedem Dip II während der Austreibungsperiode der pH-Wert im Durchschnitt um 0.014 E abnimmt (157).

Für Kinder mit verminderten Reserven bedeutet die letzte Phase der Geburt eine nicht zu unterschätzende Gefahr, entsprechende Maßnahmen zur Überwachung sind zu treffen. Besonders gefährlich wird die Situation dann, wenn bereits in der Eröffnungsperiode Hypoxiephasen auftraten und die Kompensationsmöglichkeiten auf ein Minimum abgesunken sind.

Blutungsstörungen bei Azidose. Azidotische Neugeborene haben eine erhöhte Blutungsneigung, es finden sich Störungen der Gerinnung und des fibrinolytischen Systems (114, 163). Allerdings führen allein schon Hypoxie und Azidose an zahlreichen Organen zu Permeabilitätsstörungen der terminalen Strombahn, wobei je nach dem Intensitätsgrad der Schädigung Ödemisierung, Blutung oder Nekrose zur Ausbildung gelangen. Im Bereich des Gehirns handelt es sich stets um per diapedesin entstandene Kugel- und Ringblutungen, nicht um Rißblutungen. Auch größere intrazerebrale Hämorrhagien mit Ventrikeleinbruch entwickeln sich, von verschwindenden Ausnahmen abgesehen, durch Konfluenz von Diapedesisblutungen, denen nicht selten eine Nekrose folgt (184).

Hyperkaliämie. Kinder mit länger andauernder Hypoxie und Azidose weisen eine Hyperkaliämie auf (79, 138, 156). Es konnte gezeigt werden, daß mit dem Abfallen des pH-Wertes im Blut der Nabelschnurarterie die Kaliumkonzentration im Plasma zunimmt, während der Kaliumgehalt der roten Blutzellen abnimmt. Im Nabelvenenblut korrelieren die Kaliumwerte der Erythrozyten in der gleichen Weise mit dem Grad der Azidose, die Werte im Plasma sind aber normalisiert. Offensichtlich kommt es bei der Plazentarpassage des fetalen Blutes zur Korrektur des Plasmakaliums, dies aber bedeutet einen Kaliumverlust des Feten (232).

Die Hyperkaliämie führt zur Beeinträchtigung der Herz- und Nierenfunktion.

Zirkulatorische Veränderungen

Die Regulationsmechanismen der fetalen Zirkulation sind im Prinzip ähnlich jenen des erwachsenen Organismus. Bei Hypoxie oder Blutung treten Verschiebungen des Blutvolumens in dem Sinne auf, daß die lebenswichtigen Organe hinsichtlich Sauerstoffversorgung gesichert sind. Tierexperimentell nachgewiesen ist die Vasokonstriktion im Bereich der hintern Extremitäten, der Nieren, des Intestinaltraktes und der Lungen bei mäßig starker Hypoxie (80, 84). Diese Befunde entsprechen einer Zentralisation des Kreislaufs, die einhergeht mit einem Anstieg des arteriellen Drucks und des umbilikalen Blutflußes (35, 77). Die Änderung der umbilikalen Zirkulation scheint passiv zu sein (80).

Sauerstoffsparschaltung. Die Beobachtung der bereits erwähnten primären metabolischen Azidose mit Normoxämie und meist fehlender Reaktion der fetalen Herzfrequenz führte zu konkreten Vorstellungen über die zirkulatorische Adaptation bei schleichend auftretenden Sauerstoffmangelzuständen (79, 210, 211, 212, 213). Bei der als Sauerstoffsparschaltung (Abb. 8) bezeichneten kompensatorischen Anpassung kommt es zur verminderten Durchblutung und damit zur verminderten Sauerstoffzufuhr intrauterin nicht unbedingt lebensnotwendiger Organe, dazu gehören Lunge, Leber, Milz, Thymus, Niere, Pankreas, Muskulatur, Haut, Magen-Darm-Trakt. Der Sauerstoffmangel im Darm führt zu Hyperperistaltik und Mekoniumabgang.

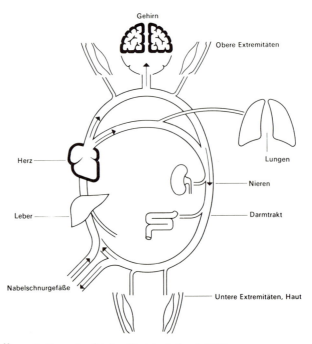

Abb. 8. Sauerstoffsparschaltung des fetalen Kreislaufs (nach 242).

Die in den erwähnten Körperabschnitten eingesparte Sauerstoffmenge kommt den lebenswichtigen Organen Herz und Gehirn, möglicherweise auch den Nebennieren (23) zugute. Durch den nunmehr herabgesetzten Gesamtsauerstoffverbrauch des Feten normalisiert sich der Sauerstoffgehalt im zirkulierenden arteriellen Blut.

Analoge Kreislaufreaktionen sind seit langem bei tauchenden Tieren wie etwa beim Seehund bekannt. Beim Tauchen tritt unmittelbar der Atemstillstand ein, allmählich geht die Herzfrequenz zurück, und in der Skeletmuskulatur kommt es zur Vasokonstriktion. Herz und Hirn bleiben auf Kosten der Körperperipherie gut durchblutet (145).

Als Folge der Sparschaltung setzt in den ischämischen Gewebeabschnitten der anaerobe Glukoseabbau ein. Es entsteht Milchsäure, die in den zentralen Kreislauf eingeschwemmt wird, da in den betroffenen Gebieten noch eine Minimaldurchblutung besteht. Möglicherweise stellt die eingeschwemmte Milchsäure in den mit Sauerstoff noch genügend versorgten Geweben eine weitere Energiequelle dar.

Erst im akuten Notzustand, also bei hochgradiger Hypoxie, ist durch die Sparschaltung keine Kompensation mehr zu erreichen. Die Schutzfunktion gegenüber den lebenswichtigen Organen fällt aus, auch hier tritt schließlich die Vasokonstriktion auf, und die Energiebereitstellung erfolgt ebenfalls auf anaerobem Weg. Wahrscheinlich hat dabei die Ausschüttung von Katecholaminen eine Bedeutung. Je reifer der Fetus ist, umso besser spielt der Schutzmechanismus der Sauerstoffsparschaltung (213).

Mit Hilfe der Sparschaltung des fetalen Kreislaufes läßt sich das klinische Zustandsbild des hypoxisch geschädigten Neugeborenen erklären, nämlich das blasse Hautkolorit, der schlaffe Muskeltonus, die fehlende oder erschwerte Atmung, das Persistieren der fetalen Zirkulationsverhältnisse mit großem Rechts-Links-Shunt (S. 33).

Fatal bei der Geburt sind vor allem die Verhältnisse in den Lungen. Der erhöhte Widerstand im pulmonalen Kreislauf bedingt den vermehrten Blutfluß durch das Foramen ovale und den Ductus arteriosus. Der während längerer Zeit verminderte pulmonale Blutfluß zusammen mit der Azidose in der pränatalen Phase wird als Ursache der Schädigung von Alveolarzellen und damit der ungenügenden Bildung des Oberflächenfaktors angesehen (S. 24), (130, 201, 203, 213). Die unzureichende Lungendurchblutung verzögert post partum im weitern die Resorption der Lungenflüssigkeit (20), (S. 32).

Verhältnisse in Myokard und Gehirn. Es stellt sich die Frage, ob bei der Sparschaltung des fetalen Kreislaufes Herz und Gehirn lediglich von der Vasokonstriktion ausgeschlossen sind, oder ob noch weitere Faktoren zur Besserstellung dieser Gebiete im Spiele sind.

Bei leichter Hypoxie nimmt die Durchblutung des Myokards im Tierversuch zu, und zwar mehr bedingt durch Dilatation der Koronarien als durch Zunahme des arteriellen Druckes (62).

Im Gehirn des Erwachsenen bewirkt das Ansteigen der Kohlensäurespannung eine Verbesserung der Durchblutung infolge Vasodilatation. Gemäß neuerer tierexperimenteller Untersuchungen dürfte dieser Mechanismus beim Feten nicht oder nur in geringem Maße wirksam sein. Andererseits führen Hypoxiezustände zu einer Erhöhung des Blutflußes durch die Karotiden. Dieser Effekt wird als Folge des Blutdruckanstiegs bei peripherer Vasokonstriktion betrachtet, wobei letztere durch Stimulation der Chemorezeptoren im Aortenbogen ausgelöst würde (198).

Diese Ergebnisse lassen erkennen, daß die Applikation von Vasodilatantien, die die Plazentarbarriere passieren, für den Feten höchst gefährlich sein können. Die Aufhebung der Sparschaltung verursacht einen Blutdruckabfall. Neben der Mangeldurchblutung der lebenswichtigen Zentren nimmt auch der umbilikale Blutfluß ab und damit verschärft sich die Sauerstoffmangelsituation weiter (201).

Neben Vasodilatantien ist auch von andern Medikamenten bekannt, daß sie den Schutzmechanismus der Sauerstoffsparschaltung gefährden können, dazu gehören Morphinpräparate, Lokalanästhetika in hoher Dosierung und Barbiturate (213).

Aufgrund morphologischer und gasanalytischer Untersuchungen an Säuglingen ist der Sauerstoffverbrauch des Gehirns beim Menschen zur Zeit der Geburt deutlich geringer als im späteren Leben: Die Kapillardichte und damit auch der Kapillarquerschnitt des Hirngewebes sind niedrig, die Kapillarabstände groß. Die Diffusionsstrecke des Sauerstoffs ist weit, das Druckgefälle gering (253, 254). Im Tierexperiment konnte gezeigt werden, daß der Blutfluß in Mittelhirn, Hirnstamm und Kleinhirn signifikant höher ist als im Kortex (23). Das würde bedeuten, daß besonders die Großhirnrinde beim Feten und Neugeborenen einen geringen Sauerstoffverbrauch aufweist.

Bei einer perakuten Anoxie vermögen die Hirnzellen des Neugeborenen mit den gegebenen Energievorräten eine längere Zeitspanne ohne bleibenden Schaden zu überstehen, als dies beim Erwachsenen der Fall ist, wobei über dieses Zeitintervall keine exakten Angaben gemacht werden können, wahrscheinlich ist es etwa doppelt so lang wie beim Erwachsenen (255).

Bei der prolongierten Hypoxie spielt der geringe Energiebedarf des fetalen Gehirns wohl auch eine Rolle, jedoch niemals so entscheidend wie bei der perakuten Anoxie. Die großen Kapillarabstände wirken sich nun ungünstig aus für den Antransport von Sauerstoff und Glukose, der beim erwachsenen Organismus wirksame Kompensationsmechanismus der Kapillarerweiterung fehlt und wäre — wenn vorhanden — in Anbetracht der weiten Kapillarabstände um ein Vielfaches geringer wirksam (255). Im weitern kommt dazu, daß das Hirngewebe nur wenig Glykogen enthält (148).

Die Versorgung mit Kohlehydraten bei Hypoxie erfolgt wahrscheinlich hauptsächlich von der Leber her. Und wieder zeigt sich die große Bedeutung, die einem leistungsfähigen zentralen Kreislauf und ausreichenden Kohlehydratreserven zukommt. Die prolongierte und die rezidivierende Hypoxie müssen daher bei den Bemühungen um die Vermeidung bleibender Hirnschäden entsprechend ernst genommen werden (255).

Veränderungen des Sauerstofftransportsystems

Die Änderungen der fetalen Sauerstofftransportfunktionen sind einerseits als ungünstige Folgezustände auf Hypoxie und Azidose, andererseits als Kompensationsmechanismen zu interpretieren.

Hämokonzentration. Bei der hypoxischen Beeinträchtigung, und zwar ganz besonders beim subakuten und chronischen Verlauf, tritt eine Polyglobulie auf (265). Es konnte gezeigt werden, daß zwischen der Blutgesamtazidität und besonders zwischen der metabolischen Azidität einerseits und den Hämatokrit- beziehungsweise Hämoglobinwerten andererseits statistisch signifikante Korrelationen bestehen, in dem Sinne, daß die Zunahme der Azidität mit einem Anstieg der Hämatokrit- und Hämoglobinwerte einhergeht (18). Die Hämokonzentration dürfte am ehesten durch eine erhöhte Kapillardurchlässigkeit und den vermehrten Übertritt von Blutflüssigkeit in den extravaskulären Raum zu erklären sein. Dies aber würde einer Verminderung des zirkulierenden Blutvolumens entsprechen, wobei gleichzeitig ein Anstieg der Blutviskosität auftritt. Beide Faktoren werden die kindlichen Kreislaufverhältnisse ungünstig beeinflußen (18).

Verschiebung der Hämoglobindissoziationskurve. Mit der Entwicklung einer Azidose gleitet die Hämoglobindissoziationskurve nach rechts. Bei der Mutter besteht sub partu die Tendenz zur Alkalose infolge Hyperventilation, die mütterliche Kurve wird daher eher nach links verschoben. Die beiden Sauerstoffbindungskurven nähern sich, dies bedeutet einen erschwerten Übertritt des Sauerstoffs von der Mutter zum Kind.

In der durch die Azidose bedingten Verschiebung der fetalen Kurve nach rechts ist insofern ein Vorteil zu sehen, als bei einer gegebenen arterio-venösen Sauerstoffdruckdifferenz in den Geweben mehr Sauerstoff abgegeben wird. Die abgegebene Sauerstoffmenge wird umso größer sein, je geringer die Affinität des Hämoglobins zum Sauerstoff ist (89). Das heißt, je weiter rechts die Hämoglobindissoziationskurve verläuft, desto leichter erfolgt die Sauerstoffabgabe in den Geweben (Abb. 9). Wenn aber die Azidose länger andauert, fällt die Konzentration von 2,3 – Diphosphoglycerin ab, und dies führt nun wieder zur Linksverschiebung der Sauerstoffbindungskurve (103).

Neben der Azidose führen Temperaturanstieg, höhere Kohlensäurespannung, ansteigender Gehalt an 2,3 – Diphosphoglycerin und zu einem ganz geringen Grad Adenosintriphosphat zur Verschiebung der Hämoglobindissoziationskurve nach rechts (89).

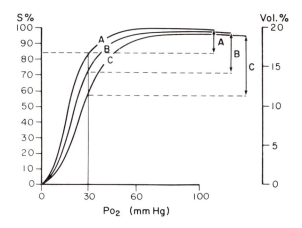

Abb. 9. Die Sauerstoffabgabe in den Geweben in Abhängigkeit der Lage der Hämoglobindissoziationskurve (nach 88).

B. Die feto-neonatale Adaptation und ihre Störungen

Der Übergang vom intrauterinen zum extrauterinen Leben bedeutet für den menschlichen Organismus eine physiologische Umstellung von außergewöhnlicher Dramatik. In diese komplexen Vorgänge sind alle Organsysteme miteinbezogen, die führende Rolle kommt der Funktionsänderung der Atmung und des Kreislaufs zu. Von der prompten Adaptation der Atmung und von ihr abhängig des Kreislaufs hängt denn auch unmittelbar das Überleben und das künftige Gedeihen des Neugeborenen ab. Man hat die Lunge des Feten mit dem zusammengerollten Fallschirm auf dem Rücken eines Fallschirmabspringers verglichen (123).

1. Atmung

a) Fetale Lunge

Entwicklung. Die Lungen sind entodermalen Ursprungs. In der 3. Entwicklungswoche erscheinen sie als Ausstülpung des Vorderdarms, in der 6. Woche finden sich 3 Taschen rechts und 2 links. Bis zur 16. Woche ist der Aufbau vorwiegend solide und drüsenartig, die Auskleidung bildet ein zylindrisches Flimmerepithel. In der Folge entwickelt sich der Bronchialbaum abrupt als Röhrensystem, das Flimmerepithel wird kubisch. Im Mesenchym erscheinen Kapillaren. Aus sackartigen Aussprossungen der terminalen Partien des primitiven Bronchialbaumes, aus den Alveolargängen, bilden sich die Alveolen. Der Kontakt zwischen Kapillaren und dem sich abflachenden Epithel der Alveolen wird mit 6–7 Monaten hergestellt, ein gewisser Gasaustausch ist damit möglich. Durch weitere dichotome Aufteilung wird der Bronchialbaum verfeinert. Unter Bildung weiterer Aussprossungen nimmt die Zahl der Alveolen zu, erst aber gegen Ende der Schwangerschaft sind sie mit dünnwandigem Epithel ausgekleidet und deutlich voneinander abgesetzt. Postnatal erfolgt die Zunahme der Alveolaroberfläche durch Vergrößerung der einzelnen Alveolen und Vervielfachung ihrer Zahl. Neue Alveolen werden bis zu einem Alter von 8 Jahren gebildet, ihre Größenzunahme dauert an bis zum Abschluß des Wachstums der Thoraxwand (17, 20, 186, 200).

Lungenflüssigkeit. Die fetale Lunge weist ein einheitliches Strukturbild auf, das gekennzeichnet ist durch weitgehend entfaltete und mit Flüssigkeit ausgefüllte Alveolen. Die Alveolarwände sind gewunden und besitzen zahlreiche polster- und keulenförmige, in das Lumen ragende Vorsprünge, die ein wichtiges Merkmal nicht beatmeter Lungen darstellen (259).

Die Lungenflüssigkeit entsteht wahrscheinlich durch Sekretion des Lungenepithels, weniger wahrscheinlich ist eine Ultrafiltration der Lungenkapillaren. Die intrapulmonal gebildete Flüssigkeit fließt durch die oberen Luftwege ab und wird teils verschluckt, teils dem Fruchtwasser beigemischt (259).

Wie kinoradiographische Studien beim Schaf gezeigt haben, funktioniert dabei der Larynx wie ein Sphinkter, der nur periodisch Flüssigkeit aus der Trachea abfließen läßt. Möglicherweise spielt dieser Mechanismus eine Rolle im Hinblick auf das Wachstum der Lungen, indem dauernd ein positiver Druck im Bronchialsystem aufrecht erhalten wird (5).

Ebenfalls gemäß tierexperimenteller Untersuchungen unterscheiden sich Lungenflüssigkeit und Fruchtwasser in ihrer physiko-chemischen Beschaffenheit, insbesondere weist die erstere eine höhere Osmolarität, einen tieferen pH-Wert und einen sehr viel geringeren Eiweißgehalt auf als die Amnionflüssigkeit (3, 4, 205, 259).

Oberflächenfaktor. Aufgrund physikalischer Gesetzmäßigkeiten müßten mit dem Ingangkommen der Lungenatmung die in den Alveolen wirksam werdenden Oberflächenkräfte zu deren Kollaps führen (104). Damit am Ende der Exspiration Luft in den Alveolen verbleibt und ein permanenter Gasaustausch möglich wird, und damit sich im weitern die kleineren Alveolen nicht zugunsten der größeren entleeren, muß die Alveolaroberfläche mit einem Stoff benetzt sein, der die Oberflächenspannung herabsetzt (187, 188, 194). Man hat diesen Stoff als Antiatelektase- oder Oberflächenfaktor bezeichnet.

Es handelt sich beim Oberflächenfaktor um einen Komplex, der aus Proteinen, Kohlehydraten und Lipoiden, hauptsächlich Phospholipoiden besteht. Die wichtigsten Komponenten sind die oberflächenaktiven Lezithine, vor allem das Dipalmitinlezithin. Die Produktion und Speicherung dieser Substanzen erfolgt in den alveolaren Epithelzellen (Zelltyp 2), von da gelangen sie in die Alveolarlichtung (50, 54, 56, 57, 68, 104, 140, 141, 216).

Zwei Enzymsysteme garantieren beim menschlichen Feten die Biosynthese der oberflächenaktiven Lezithine, nämlich das Methyltransferase- und das Phosphocholintransferasesystem (104). Der erste Syntheseweg läßt sich bereits bei einer Schwangerschaftsdauer von 22–24 Wochen nachweisen, er führt zur Bildung von Palmitinmyristinlezithin. Die Syntheserate nimmt mit Fortschreiten der Schwangerschaftsdauer zu und ist am größten am Termin und darüber hinaus. Das Vorhandensein dieses ersten Enzymsystems, das allerdings durch Azidose, Hypothermie und Hypoxie empfindlich gestört wird (104, 130), macht es überhaupt möglich, daß Frühgeborene eine Überlebenschance haben. (Besonders gefährlich ist daher das Zusammentreffen von Immaturität, Sauerstoffmangel und Hypothermie).

Das zweite und wichtigere System kommt erst bei einer Schwangerschaftsdauer von 35 Wochen in Gang, es führt zur Bildung größerer Mengen Dipalmitinlezithin und ist Ausdruck der Ausreifung der Lungen (104).

Lezithin/Sphingomyelin-Quotient. Phospholipoide, die im Fruchtwasser enthalten sind, stammen im wesentlichen von der fetalen Lunge, ihre Menge spiegelt daher die Reifungsprozesse in den Alveolen. Eine Vorhersage hinsichtlich Erkrankungswahrscheinlichkeit des Kindes an einem Atemnotsyndrom ist möglich.

Bis zu einer Gestationsdauer von 35 Wochen nimmt der Gehalt des Fruchtwassers an Lipoiden nur langsam zu, dann setzt bei ungestörtem Schwangerschaftsverlauf ein starker Anstieg ein. Für klinische Belange ist die Bestimmung der nicht sauren Fraktion der Phospholipoide, bestehend hauptsächlich aus Sphingomyelin und Lezithin, wesentlich. Der erwähnte Anstieg betrifft vor allem das Lezithin, seine Zunahme ist viermal so stark wie jene des Sphingomyelins (Abb. 10). Im Quotienten der Konzentrationen der beiden Stof-

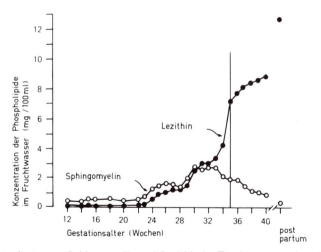

Abb. 10. Konzentrationen von Sphingomyelin und Lezithin im Fruchtwasser während der ungestörten Schwangerschaft (nach 106).

fe liegt ein klinischer Aussagewert zur Abschätzung des Reifegrades der fetalen Lunge (105). Es hat sich auch gezeigt, daß eine strenge Korrelation zwischen dem Reifegrad der Lunge und jenem des Zentralnervensystems und der Leber besteht (104, 106).

Die Angaben über den kritischen Lezithin/Sphingomyelin (L/S)-Quotienten schwanken zwischen 1.75 und 2.0 (55, 66, 102, 104, 112, 158).

Die Bestimmung des L/S-Quotienten erfolgt durch Dünnschichtchromatographie (105), ein Verfahren, das allerdings Stunden beansprucht. Für rein klinische Fragestellungen scheint sich eine Schnellmethode durchzusetzen, die auf der Eigenschaft der oberflächenaktiven Lezithine, festen Schaum bei Anwesenheit von Aethanol zu erzeugen, basiert (69). Weitere Verfahren zur Bestimmung der Lungenreife stehen in Entwicklung und klinischer Erprobung.

Neuere Untersuchungen weisen darauf hin, daß die Gabe von Glukokortikoiden an die Mutter zu einem stärkeren Anstieg des L/S-Quotienten im Fruchtwasser führt (235). Selbst die kurzfristige Vorbehandlung mit Steroiden scheint die Frequenz des Atemnotsyndroms signifikant zu senken (159).

Lungenarterien. Die Lungenarterien sind beim Feten mit mehr glatten Muskelfasern ausgestattet als Systemarterien, es ergibt sich daraus die Möglichkeit der kräftigen Engerstellung. Das Lumen der Gefäße ist in Relation zur Wanddicke sehr klein, vor allem bis zur 34. Gestationswoche (20, 123). Das Ansprechen der Lungengefäße auf tiefe Sauerstoffspannungswerte erklärt den großen Strömungswiderstand und damit die geringe Lungendurchblutung (S. 35). Besonders ausgeprägt ist dieser Zustand bei der Sauerstoffsparschaltung (S. 20). Auf die Bedeutung der länger dauernden pulmonalen Hypoperfusion für die Ausbildung der oberflächenaktiven Substanzen wurde hingewiesen (S. 21).

In den ersten 2 Wochen nach der Geburt bildet sich die dicke Media der kleinen Lungenarterien rasch zurück, bis zu einem Alter von 1 1/2 Jahren ist ein weiterer Abbau der Muskelzellschicht nachweisbar, die Strukturen sind dann den Verhältnissen beim Erwachsenen vergleichbar (185, 251). Parallel dazu nähert sich der Quotient aus dem Druck im kleinen und im großen Kreislauf den adulten Werten.

Fetale Atembewegungen. Das Auftreten fetaler Atembewegungen in utero bei normal verlaufender Schwangerschaft gilt heute auch beim Menschen als weitgehend gesichert. Bei neueren Untersuchungen mit Schaffeten konnten intrauterin Druckschwankungen im Thoraxraum der Feten bis um 35 mmHg gemessen werden. Die Registrierung der Bewegungen der Flüssigkeit in der Trachea ergab aber nur sehr geringe Verschiebungen. Dies hängt mit der relativ großen Viskosität der Flüssigkeit im Vergleich zur Luft zusammen. Diese Sachlage erklärt auch, warum intraamnial verabreichtes Röntgenkontrastmittel nicht im Bronchialbaum, sondern nur im Magen-Darmtrakt erscheint (81).

Die intrauterinen Atembewegungen kommen zum Stillstand, sobald die arterielle Sauerstoffspannung im fetalen Blut abfällt. Im gleichen Sinne wirken die Hypoglykämie und Infekte, ferner die Applikation von Pentobarbital. Das stärkere Ansteigen der Kohlensäurespannung andererseits führt zu verstärkten Atembewegungen. Normale intrauterine Atembewegungen sprechen also für ungestörte Verhältnisse. Gemäß Studien mit Ultraschall schätzt man ihre Frequenz beim menschlichen Feten auf 60–70 pro min (81).

Aufgrund klinischer Erfahrungen weiß man, daß Kinder, die intrauterin einer schweren Hypoxie und damit auch einer schweren Azidose ausgesetzt waren, Fruchtwasser aspirierten. Es muß angenommen werden, daß schwere Grade der intrauterinen Beeinträchtigung zu stark forcierten Inspirationsbewegungen führen, die Amnionflüssigkeit und in ihr enthaltene korpuskuläre Elemente bis in die tieferen Atemwege befördern. Die bereits erwähnten kinoradiographischen Studien (5) zeigten, daß Kontrastmittel, das den Tierfeten in Nase und Mund gegeben wurde, unter normalen Bedingungen nicht in die Trachea eindrang, wohl aber nach Abklemmen der Nabelschnur.

Die Aspiration von Fruchtwasser und Mekonium hat klinisch beim Neugeborenen erhebliche Konsequenzen, sie führt zu schweren Störungen der Lungenfunktion (Aspirationssyndrom). Das Fruchtwasser wird wegen seines relativ hohen Eiweißgehaltes in den Alveolen langsamer resorbiert als die eiweißärmere Lungenflüssigkeit, ferner wirkt sich das Fruchtwasser wegen seiner hohen Oberflächenspannung an der Luft-Flüssigkeitsgrenze ungünstig auf die Stabilität der Alveolen aus (99). Mekoniumpartikel andererseits können einzelne Lungenbezirke blockieren. Bei infiziertem Fruchtwasser besteht die Gefahr der Pneumonie.

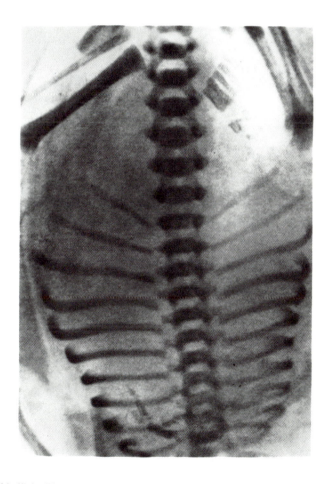

Abb. 11. Der kindliche Thorax oberhalb des Beckeneingangs (nach 32).

b) Die ersten Atemzüge des Neugeborenen

Auspressung der Fruchtwalze. Bei der Geburt per vias naturales kommt es zur Auspressung der Fruchtwalze. Nach dem Durchtritt des kindlichen Kopfes passiert der Thorax das kleine Becken, er wird dabei massiv komprimiert, der intrathorakale Druck kann bis 95 cm H_2O ansteigen (135). Röntgenologische Studien haben gezeigt, daß die erste bis neunte Rippe des Feten mit der Brustwirbelsäule einen Winkel von 90° bilden, solange sich der Brustkorb noch oberhalb des Beckeneingangs befindet (Abb. 11). Bei der Passage durch den Geburtskanal beträgt der erwähnte Winkel nur noch ungefähr 60° (32) (Abb. 12). Diese Kompression des kindlichen Thorax führt zur Auspressung von Sekret aus den Luftwegen und den Lungen, die abgepreßten Sekretmengen können bis 40 ml ausmachen (135). Kinder, die per sectionem zur Entbindung kamen, weisen in ihren Lungen und Luftwegen mehr Flüssigkeit auf als Kinder, die vaginal geboren wurden (6, 135, 259). Der Auspressungsmechanismus kommt bei der Schnittentbindung nur angedeutet

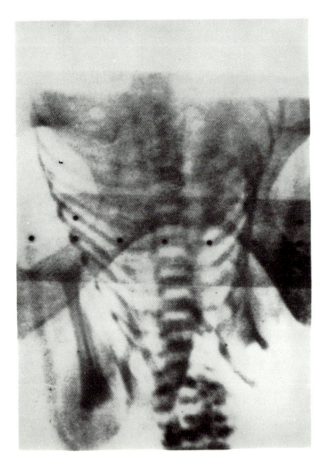

Abb. 12. Der kindliche Thorax bei der Passage durch das kleine Becken (nach 32).

zur Auswirkung. Diese Tatsache ist besonders dann in klinischer Hinsicht bedeutungsvoll, wenn die Operation aus kindlicher Indikation erfolgte und anzunehmen ist, daß die hypoxische Beeinträchtigung zur Fruchtwasseraspiration führte (S. 26).

Bei Neugeborenen, die aus Beckenendlage geboren wurden, liegt ebenfalls mehr Flüssigkeit in den Luftwegen vor, da der Sekretabfluß aus Mund und Nase beim nachfolgenden Kopf erschwert ist.

Nach Austritt des Thorax federn die Rippen zurück, die entleerte Flüssigkeit wird durch eine entsprechende Luftmenge ersetzt. Zusätzlich kann mit Hilfe der glossopharyngealen Muskulatur im Sinne der Schluck- oder Froschatmung Luft in den Larynx, die Trachea und sogar in die Stammbronchien eingebracht werden (36, 93). Diese Luft führt noch nicht zur Belüftung der Alveolen, sie bleibt in den Luftwegen (20, 143).

Der *erste Atemzug*. Mit dem Beginn des ersten Atemzuges, der beim gesunden Neugeborenen durchschnittlich nach einer halben Minute einsetzt (20, 136, 256), bildet sich intrathorakal meist ein recht hoher negativer Druck. Es wurden Werte zwischen 20 und 70 cm H_2O gemessen (134, 136, 143) (Abb. 13).

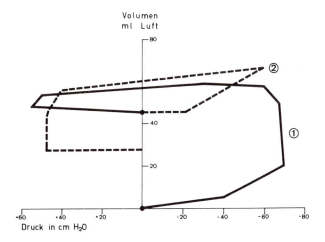

Abb. 13. Druck-Volumenverhältnisse der ersten zwei Atemzüge eines Neugeborenen (nach 136).

Diese Leistung wird durch eine energische Kontraktion des Zwerchfells aufgebracht, die Wucht dieser Bewegung ist so stark, daß sich die Seitenwände des Thorax konkav wölben (160).

In der Regel läßt sich Luft vorerst unten in der linken Lunge nachweisen, vermutlich beruht das auf der größeren Beweglichkeit der linken Zwerchfellhälfte. Wenn der Unterdruck einen gewissen Schwellenwert erreicht hat, verbreitet sich die Luft gleichsam explosionsartig über weitere Lungenfelder (160). Einzelne Lungenlappen können noch ausgespart bleiben (93). Das geförderte Luftvolumen schwankt zwischen 12 und 67 ml (136, 143). Dann wechselt der intrathorakale Druck von negativen zu positiven Werten, ohne daß es zu einer nennenswerten Änderung des Volumens kommt, das Kind macht offensichtlich einen Glottisverschluß. Im Thoraxraum herrscht schließlich ein hoher positiver Druck (Abb. 13), die Werte gehen bis 70 cm H_2O (136, 143). Die Phase der positiven Druckeinwirkung während des ersten oder der folgenden Atemzüge kann zeitlich

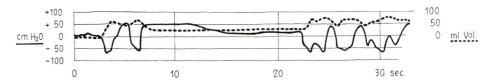

Abb. 14. Druck- und Volumenkurve der ersten Atemzüge eines Neugeborenen auf der Zeitachse aufgetragen. Während einer Phase von ca. 15 sec Dauer besteht intrathorakal ein positiver Druck von 50, dann abfallend auf 20 cm H$_2$O bei konstantem Volumen (nach 234).

recht ausgedehnt sein (Abb. 14), der Sinn dürfte darin liegen, eine möglichst vollständige Entfaltung und gleichmäßige Belüftung aller Lungenbezirke herbeizuführen (93).

Bei der Entfaltung der Lunge soll den Anastomosen zwischen dem pulmonalen und dem bronchialen Kreislauf eine wichtige Rolle zukommen. Die Ausbildung dieser Anastomosen wird empfindlich gestört durch das Absinken des arteiellen Blutdruckes sub partu (204).

Am Ende der ersten Exspiration bleibt ein Residualvolumen, das mit dem Ablauf der folgenden Atemzüge weiter aufgebaut wird. Innerhalb von 60 min nach der Geburt beträgt die funktionelle Residualkapazität 40–80 ml (143).

Widerstände. Mit den ersten Atemzügen sind beachtliche Widerstände zu überwinden. Flüssigkeit in der Lunge bedeutet ein zweifaches Hindernis: Der Hauptwiderstand liegt in der Oberflächenspannung an der Grenzschicht zwischen Luft und Flüssigkeit, besonders an den engsten Stellen der Luftwege, in den Bronchiolen und Alveolargängen. Im weiteren braucht es mehr Kraft, Flüssigkeit als Luft zu bewegen, denn jede Flüssigkeit weist im Vergleich zu Luft eine viel höhere Viskosität auf. Der Widerstand wird am größten sein zu Beginn des ersten Atemzuges. Schließlich muß noch der elastische Widerstand des Lungen- und Thoraxgewebes überwunden werden (136, 234). Die dem ersten Atemzug folgenden Inspirationen werden umso leichter ablaufen, je größer das nach der ersten Exspiration vorliegende Residualvolumen ist (143).

Im Laufe der ersten Lebensstunde fällt mit zunehmender Aeration der Lunge der Luftwegwiderstand, die Bronchien werden weiter, die Atemarbeit nimmt ab (20).

Auslösung des ersten Atemzuges. Bei der Auslösung der Atemtätigkeit dürften eine Reihe verschiedener Faktoren, deren Einflußgröße im einzelnen nicht bekannt ist, eine Rolle spielen (20, 144).

Sauerstoffmangel, Kohlensäureanhäufung und Azidose bei der Geburt stellen Reize dar, die über die peripheren und zentralen Chemorezeptoren das Atemzentrum in Gang setzen könnten. Die Chemorezeptoren sind aber kaum der einzige Schlüssel zum Atmungsbeginn, denn die Atmung kann sowohl bei chemorezeptorlosen Tieren als auch bei fehlenden Erstickungsreizen und noch intakter Plazentarfunktion ausgelöst werden (144).

So kommt denn ebensosehr physikalischen Reizen eine Bedeutung zu: Berührung, Kälte, vermehrt wirkende Schwerkraft, Geräusche, Licht. Da die Ereignisse um den ersten Atemzug von drastischen Änderungen der Zirkulation begleitet sind, müssen auch Impulse von Druckrezeptoren aus dem Kreislauf diskutiert werden (144). Die rasche und kräftige Insufflation der Lunge löst eine tiefe Inspirationsbewegung aus. Es handelt sich um den sogenannten paradoxen Head'schen Reflex (76). Dies entspricht der klinischen Erfahrung, daß bei apnoischen Neugeborenen durch Blähung der Lungen mit Maske und

Beutel Atmungsbewegungen ausgelöst werden können. Mit den von verschiedenen Seiten her zentralwärts laufenden Erregungen ist eine Steigerung des Sympathikotonus anzunehmen. Dies könnte erklären, weshalb die Chemorezeptoren Minuten oder Stunden nach der Geburt aktiver sind als ante partum. Vor der Geburt ist die Durchblutung des Glomus caroticum und aorticum stark. Durch die Stimulierung des Sympathikus kommt es zur Reduzierung der Durchblutung, sodaß nun geringste Druckschwankungen der Blutgase und pH-Änderungen atmungsregulatorisch wirken. Die intrauterin geringe Sympathikusaktivität würde erklären, warum beim Feten erst starke chemische Reize tiefe Atemzüge auslösen (144, 196, 197). Mit einer Depression des Respirationszentrums und folglich dem verspäteten Ingangkommen der Spontanatmung ist vor allen Dingen zu rechnen nach Verabreichung von Anästhetika, Analgetika oder Sedativa an die Mutter sub partu, bei fetaler zerebraler Hypoxie und bei Unreife.

Übergang in die regelmäßige Atmung. Die ersten unregelmäßigen, aber kraftvollen Atembewegungen, die als primitivste Form der Atmung, als Schnappatmung oder Gasping aufzufaßen sind (144) und die gekennzeichnet sind durch kurze, energische Inspirationen und zeitlich ausgedehntere Exspirationen, gehen bei normalem Ablauf nach maximal 90 sec (20) in eine regelmäßige Atmung von 60–80 Zügen/min über. Die Frequenz sinkt dann im Laufe der ersten Lebensstunde auf Werte um 40–35/min, das Atemzugvolumen geht auf 15–30 ml zurück, die in- und exspiratorischen Druckschwankungen betragen noch 5–10 cm H_2O (20, 104, 234).

Die kontinuierliche Atmung ist in ihrem Grundtypus chemisch gesteuert, die definitive Atemform ist jedoch stark durch mannigfache Reize modifiziert (264).

Frühgeborene unter 2000 g weisen nach 1 Stunde eine Atemfrequenz zwischen 40 und 50/min auf. Damit wird ihr relativ kleines Atemzugvolumen ausgeglichen (20).

Beim Schreien können Volumina bis 160 ml und Druckwerte wie bei den ersten Atemzügen erreicht werden (136).

Fortlaufende Messungen der Sauerstoffspannung im Blut der Aorta descendens bei gesunden Neugeborenen haben ergeben, daß die individuellen Variationen recht groß sind. Während den ersten Lebensminuten wurden bei den meisten Kindern Sauerstoffspannungen von 25–35 mmHg gemessen. Nach 8–10 min lagen die Werte zwischen 55 und 75 mmHg (124). Eine andere Autorengruppe fand für die 11. Lebensminute einen Mittelwert von 59 mmHg (26). Damit sind Sauerstoffdrucke erreicht, die an der unteren Grenze des Bereichs liegen, der auch für den älteren Säugling im ersten Lebensjahr als Normbereich gilt (26).

Die arterielle Sauerstoffspannung steigt dann innerhalb von 5 Stunden im Durchschnitt auf 73 mmHg an und zeigt danach während der ersten Lebenswoche keine signifikanten Veränderungen mehr (143).

Die Sauerstoffspannung in der Neugeborenenperiode liegt signifikant tiefer als beim gesunden Erwachsenen, der Werte von 95–100 mmHg aufweist. Die relative Hypoxämie des Neugeborenen ist Folge von ungleichmäßigen Belüftungs- und Durchblutungsverhältnissen in den Lungen, sie ist aber nicht Ausdruck einer Sauerstoffmangelsituation. Das Verhalten im Sauerstoffüberangebot und der Verlauf der Sauerstoffkapazitätskurve zeigen, daß weder die volle Diffusionsleistung der Lunge, noch das maximale Sauerstofftransportvermögen des Blutes benötigt werden (264).

Die respiratorische Komponente der bei der Geburt vorliegenden gemischten Azidose wird im Durchschnitt nach 30 min ausgeglichen. Die Kohlensäurespannung liegt nach 5–10 min post partum bei 46 ± 7 mmHg, nach 30 min bei 38 ± 6 mmHg (143).

Elimination der restlichen Lungenflüssigkeit. Die nach Auspressung der Fruchtwalze noch vorhandene Flüssigkeit wird durch die ersten Atemzüge weitgehend durch Luft ersetzt, der Abfluß erfolgt über die Lymph- und Blutwege (6, 37, 134, 240, 241). Blutgasanalytische Untersuchungen haben ergeben, daß sich ein effektiver Gasaustausch in der Lunge erst etwa mit dem 5. Atemzug nachweisen läßt (2). Eine ungenügende Lungendurchblutung, wie sie bei anhaltender Hypoxie (S. 21) vorliegt, verzögert die Flüssigkeitsresorption (20). Mit einem verzögerten Abtransport der Flüssigkeit aus den Alveolen muß auch bei Frühgeborenen gerechnet werden (37). Die erhöhte Oberflächenspannung in den Alveolen bei unreifer Lunge bedingt am Ende der Exspiration ein verstärktes Zurückfließen der Flüssigkeit aus dem Interstitium in die Alveolen (241).

Die verspätete Flüssigkeitsresorption ohne weitere Komplikationen führt zu einem transitorischen Atemnotsyndrom.

Störungen bei Unreife der Lungen. Die Unreife der Lungen und damit das ungenügende Vorhandensein der oberflächenaktiven Substanzen führt in schweren Fällen zum Kollabieren der Lunge nach jeder Exspiration. Für jede neue Inspiration muß ein hoher Druck aufgewendet werden, das Kind muß gleichsam ständig den ersten mühsamen Atemzug wiederholen. Die Atmung wird schnell, forciert. Das Kind stöhnt exspiratorisch, es zeigt Einziehungen und Nasenflügelatmen.

Die Folgezustände sind progressive Atelektasen, Oedembildung, Hypoxie, Azidose, verminderte pulmonale Durchblutung, Schädigung der Alveolarepithelien und des Kapillarendothels mit Transsudation von Flüssigkeit in die Alveolen, eine Kausalkette, die überleitet zum Krankheitsbild der hyalinen Membranen (104).

Einfluß der Lungenbelüftung auf den Kreislauf. Das Einsetzen der Atmung hat einen wichtigen Einfluß auf die Hämodynamik. Mit dem Ingangkommen der Lungenbelüftung fällt der Widerstand im kleinen Kreislauf schrittweise ab. Die drei Faktoren, Gasfüllung der Alveolen, zunehmende Oxygenierung und Abfall der Kohlensäurespannung, führen zur pulmonalen Vasodilatation und zur vermehrten Lungendurchblutung (64, 72, 78, 134).

Für die Reanimation des hypoxischen Neugeborenen hat daher die Beatmung unter allen Umständen eine vorrangige Bedeutung.

Umgekehrt nimmt bei Hypoxie und Azidose der pulmonale Gefäßwiderstand rapide zu (72). Bei Untersuchungen an neugeborenen Kälbern konnte nachgewiesen werden, daß bei normalen pH-Verhältnissen der pulmonale Widerstand bei Abfall des Sauerstoffdruckes auf ungefähr 25 mmHg ansteigt. Bei Vorliegen einer Azidose, ganz besonders bei pH-Werten unter 7,2 steigt der Widerstand bereits bei Sauerstoffdrucken um 50 mmHg beträchtlich an, eine weitere Abnahme der Sauerstoffspannung führt dann zu sehr drastischen Widerstandserhöhungen (Abb. 15). Je tiefer also der pH-Wert liegt, umso stärker kontrahieren sich die Lungengefäße bei Sauerstoffmangel (207).

Vagosympathektomierte Tiere zeigen das gleiche Verhalten bei Hypoxie und Azidose wie Vergleichstiere. Dies läßt den Schluß zu, daß kein zentrales Reflexgeschehen vorliegt, sondern daß diese Reize eine lokale Reaktion der Gefäße verursachen (78, 207).

Auch bei menschlichen Neugeborenen konnte bei Anbietung eines Gasgemisches mit tiefem Sauerstoffgehalt eine starke Zunahme des pulmonalen arteriellen Drucks nachgewiesen werden (132).

Die Widerstandserhöhung im kleinen Kreislauf führt zum Druckanstieg im rechten Ventrikel und Vorhof, und damit liegen wieder die fetalen Zirkulationsverhältnisse vor mit

Rechts-Links-Shunts durch das Foramen ovale und den Ductus arteriosus (S. 35). Der eingeschränkte pulmonale Blutfluß bedingt eine weitere Verminderung der Oxygenierung und Kohlensäureelimination und folgend eine zusätzliche Übersäuerung des Blutes. Es entsteht ein verhängnisvoller Circulus vitiosus.

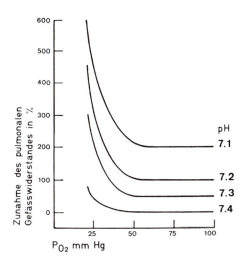

Abb. 15. Der Einfluß von Hypoxie und Azidose auf die pulmonale Durchblutung. Auf der Ordinate ist die Zunahme des pulmonalen Gefäßwiderstandes in Prozenten aufgezeichnet, bezogen auf die Ausgangswerte pH 7.4 und pO_2 100 mmHg. Auf der Abszisse die arteriellen pO_2-Werte (nach 207).

Gemäß neueren Untersuchungen, die allerdings nicht an Kälbern, sondern an Schafeten zur Ausführung kamen, wird der Azidose und Hyperkapnie eine geringere Bedeutung beigemessen (16). Als wichtigster Faktor stellte sich die Sauerstoffspannung heraus. Solange die Sauerstoffspannung normal war, verursachten Alterationen des pH und der Kohlensäurespannung keine hämodynamischen Änderungen.

2. Kreislauf

Unter der perinatalen Herz-Kreislaufadaptation versteht man die Umschaltung vom Plazentar- auf den Lungenkreislauf bei gleichzeitigem Verschluß der sogenannten fetalen Blutwege (264).

a) Fetaler Kreislauf

Die beiden wesentlichen anatomischen Unterschiede, die der fetale Kreislauf im Vergleich zu den adulten Verhältnissen aufweist, sind die umbilico-plazentare Zirkulation und die Shunts (Abb. 16).
Von der Plazenta her fließt das oxygenierte Blut über die Umbilikalvene Richtung Leber. Die V. umbilicalis verbindet sich an der Leberunterfläche mit dem linken Ast der

Pfortader. Dieser Einmündung gegenüber beginnt der Ductus venosus Arantii, der in die linke Lebervene einmündet unmittelbar vor deren Verbindung mit der unteren Hohlvene. Vor der Einmündung der V. umbilicalis in den linken Ast der Pfortader sind Äste zum Lobus quadratus und zum linken Leberlappen abgegangen. Das Blut dieser Gefäße gelangt über die Lebervenen in die untere Hohlvene.

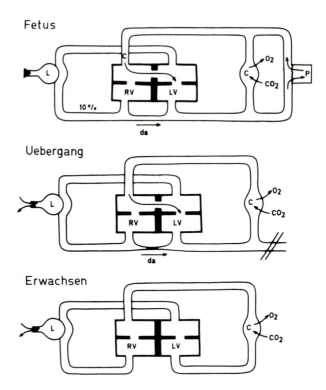

Abb. 16. Der fetale Kreislauf, der Neugeborenenkreislauf (Übergang) und die bleibenden Verhältnisse (nach 90).

An seinem Abgang weist der Ductus venosus sphinkterähnliche Strukturen auf, in seiner Wand finden sich glatte Muskelfasern, die vom Vagus innerviert sind. Die Faktoren, die den Blutfluß durch den Ductus beeinflußen, sind indes nicht bekannt (15, 61). Möglicherweise dient die Leber, besonders der linke Lappen, als Reservoir für das von der Plazenta her einfließende Blut (156).

Aus der unteren Hohlvene gelangt das Blut in den rechten Vorhof. Aufgrund experimenteller Ergebnisse wird angenommen, daß durch die besondere Lage der Crista dividens der Blutstrom aus der unteren Hohlvene in 2 Portionen geteilt wird (15, 79) (Abb. 17). Die eine, die mehr oxygeniertes Blut enthält, wird durch das Foramen ovale in den linken Vorhof und zusammen mit Blut aus den Pulmonalvenen in den linken Ventrikel geleitet. Die andere Portion gelangt mit Blut aus der oberen Hohlvene in den rechten Ventrikel. Vom Blutvolumen, das der rechte Ventrikel auswirft, fließen mehr als 2/3 über den Ductus arteriosus in die Aorta descendens (15). Beim reifen Schaffeten durch-

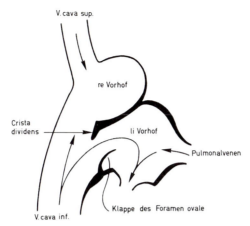

Abb. 17. Schematische Darstellung der anatomischen Verhältnisse im Bereiche der Vorhöfe des fetalen Herzens. Funktionell liegt das Foramen nicht interatrial, sondern zwischen der unteren Hohlvene und dem linken Vorhof (nach 79).

strömen nur 10% des Minutenvolumens beider parallel arbeitender Herzkammern die Lungen (34, 79).

Diese zirkulatorischen Verhältnisse sind gegeben durch entsprechende Druckunterschiede zwischen dem rechten und linken Herzen: rechterseits liegen die Drucke deutlich höher als links. Der hohe Widerstand im Lungenkreislauf und damit der höhere Druck in der Pulmonalarterie und im rechten Ventrikel wird im wesentlichen durch 2 Faktoren verursacht, nämlich durch den vasokonstriktiven Effekt der niedrigen Sauerstoffspannung auf die muskelstarken Lungenarterien (S. 26) und den Druck der nicht voll expandierten Alveolen auf die kleinen Gefäße (15).

Im Systemkreislauf und im linken Ventrikel herrschen niedrigere Druckverhältnisse. Das umbilico-plazentare Gefäßbett, das nur einen geringen Widerstand aufweist, ist dem Systemkreislauf parallel geschaltet. Rund 60% des fetalen Minutenvolumens durchströmen die Plazenta. Mit dieser großen Flowrate wird die Versorgung des fetalen Organismus gesichert (15, 79).

Der große Rechts-Links-Shunt durch den Ductus arteriosus bedeutet kreislaufdynamisch nichts anderes als die Parallelschaltung der rechten und linken Herzkammer. Dadurch entsteht ein großes Schlagvolumen, das zu den kardio-vaskulären Mechanismen gehört, die zusammen mit hämatogenen Faktoren die ausreichende Versorgung der fetalen Gewebe bei niedriger Sauerstoffspannung im Blut garantieren (15, 61).

Die Funktion des Foramen ovale, das heißt der direkten Verbindung zwischen V. cava inf. und linkem Vorhof, wird nicht mehr darin gesehen, daß das oxygenierte Blut möglichst direkt dem Hirn zugeführt wird. Neuere Messungen zeigten, daß der Unterschied zwischen der Sauerstoffsättigung in den Karotiden und der Aorta descendens — 62 beziehungsweise 58% (79) — nicht groß genug ist, um einen solchen Schluß zuzulassen (15). Vielmehr dürfte der Sinn des Blutflußes durch das Foramen ovale darin liegen, das Myokard der linken Kammer zu entwickeln. Die geringe Zufuhr aus den Pulmonalvenen würde allein nicht genügen, den linken Ventrikel in genügender Weise vorzubereiten für seine dominierende Rolle nach der Geburt (15).

b) Neugeborenenkreislauf

Die perinatale Kreislaufumstellung erfolgt stufenweise. Der Neugeborenenkreislauf stellt eine Übergangsform dar, die gekennzeichnet ist durch einen unvollständigen Verschluß des Ductus arteriosus in den ersten Lebenstagen (209, 264) (Abb. 16).

Da der Widerstand in der pulmonalen Strombahn von der Belüftung der Lungen abhängig ist, steht die einsetzende Ventilation im Mittelpunkt der kardiovaskulären Anpassung. Der Druck im pulmonalen Kreislauf sinkt, die Lungendurchblutung nimmt zu (S. 32).

Unter der zunehmend größer werdenden Blutmenge, die vom kleinen Kreislauf her zuströmt, kommt es zum Druckanstieg im linken Vorhof. Gleichzeitig verursacht die versiegende Blutzufuhr aus der Plazenta einen Druckabfall in der unteren Hohlvene und im rechten Vorhof. Dadurch wird der Rechts-Links-Shunt durch das Foramen ovale aufgehoben. Allerdings kann während der ersten Lebensstunden noch arterielles Blut aus dem linken in den rechten Vorhof überfließen (209). Mit der Abnabelung steigt der Druck im großen Kreislauf. Es konnte im Tierversuch gezeigt werden, daß die Ursache dieses Druckanstieges in der Ausschaltung des plazentaren Strombetts mit seinem geringen Widerstand liegt (15, 16). Die pharmakologische Blockade des autonomen Nervensystems führte zu keiner Beeinflußung des Druckanstieges nach Abklemmen der Nabelschnur (15).

Im Laufe der ersten Lebensstunden ändert sich beim Neugeborenen das Verhältnis zwischen den Druckwerten in der A. pulmonalis und der Aorta. Über den noch offenen Ductus arteriosus fließt vorerst noch Blut aus der A. pulmonalis zur Aorta. Zur Stromumkehr, zum Links-Rechts-Shunt, kommt es nach einem weiteren Abfall des pulmonal-arteriellen Druckes (209).

Der transitorische Links-Rechts-Shunt kann bis zur Hälfte der gesamten Blutmenge im Lungenkreislauf stellen. Damit ergibt sich als Nachteil eine erhebliche Mehrarbeit für das linke Herz, als Vorteil die Vermeidung einer stärkeren intrapulmonalen Mischungszyanose, indem das noch unvollständig aufgesättigte Blut nochmals durch die Lungenkapillaren geleitet und besser aufgesättigt wird (264). Der ansteigende Sauerstoffgehalt im Blut, das nun durch den Ductus fließt, verursacht seinerseits eine progressive Konstriktion dieses Shuntweges.

Mit dem Verschluß des Ductus arteriosus, der normalerweise gegen Ende der ersten Lebenswoche erfolgt (70), sind funktionell die bleibenden Verhältnisse erreicht (Abb. 16).

Der Blutfluß im Ductus arteriosus wird von verschiedenen Faktoren kontrolliert, die größte Bedeutung nach der Geburt hat der Sauerstoffdruck im Blut. Untersuchungen an Schaffeten bei hyperbarer Oxygenation, intakter feto-plazentarer Einheit und fetalen Lungenverhältnissen haben ergeben, daß die pulmonalen Gefäße und der Ductus arteriosus extrem empfindlich auf Sauerstoff reagieren, und zwar im entgegengesetzten Sinne. Das Ansteigen der Sauerstoffspannung erweitert die pulmonalen Gefäße, während sich der Ductus arteriosus kontrahiert (14). Auch diese Experimente weisen darauf hin, daß das autonome Nervensystem am Geschehen nicht beteiligt ist. Die Ansprechbarkeit der Lungengefäße auf Hypoxiereize schon vor der Geburt führt zu einer sinnvollen Blutverteilung (S. 20).

Die Sauerstoffspannung im Blut spielt daher eine überragende Rolle bei der Regulation des großen und kleinen Kreislaufs vor und nach der Geburt wegen ihres entgegengesetzten Effekts auf die Lungengefäße und den Ductus arteriosus (15). Und wieder zeigt sich die große Bedeutung, die der unverzüglichen Sauerstoffzufuhr im Rahmen der primären Reanimation des Neugeborenen zukommt. Respiratorische Störungen führen zum Rückfall in die fetalen Kreislaufverhältnisse.

c) Abnabelung

Sowohl die zirkulatorische als auch die respiratorische Adaptation werden durch die Größe der plazento-fetalen Transfusion und damit vom Modus der Abnabelung beeinflußt. Die Transfusionsmenge hängt von verschiedenen Faktoren ab (201, 233):

Lage des Neugeborenen in Relation zur Plazenta (Schwerkraft)

Uterusaktivität

Manipulationen am Uterus und an der Nabelschnur

kindliche Vitalität (Einsetzen der ersten Atemzüge)

Narkose

Der wichtigste Faktor dürfte die Schwerkraft sein. Je nach der Position des Kindes in Relation zum Niveau von Uterus und Plazenta ergeben sich bei nicht abgeklemmter Nabelschnur Volumenverschiebungen (91, 123, 201, 233).

Bei Kindern, die nach ihrer Entwicklung auf das Abdomen der Mutter gelegt werden (zum Beispiel bei einer Schnittentbindung oder nach einer Forzepsextraktion), wird die plazento-fetale Transfusion nur gering sein, möglicherweise ergibt sich sogar ein Volumenverlust durch Abfließen von Blut gemäß dem hydrostatischen Druckgefälle vom Kind zur Plazenta. Das letztere ist zu befürchten, wenn das Neugeborene in unnötiger Weise an den Füßen hochgehoben wird (201). Die extreme Kopftieflage erschwert durch das hochgedrückte Zwerchfell im weiteren die ersten Atemzüge (146).

Bei der Spätabnabelung mit zusätzlichem Ausstreichen der Nabelschnur beträgt die plazento-fetale Transfusion im Mittel 65 ml, das bedeutet, daß dem Neugeborenen zusätzlich rund 25% des vorhandenen Blutvolumens zufließen (153). Der Nachstrom ist unmittelbar nach der Entwicklung des Kindes besonders groß, wenn sich der Uterus den neuen Volumenverhältnissen anpaßt. Der Vorgang geht schnell, 1/4 des Blutes wird in den ersten 15 sec, die Hälfte in den ersten 60 sec verschoben (247). Der Nachstrom kann noch weiter forciert werden durch Tieflagerung des Kindes, Gabe von Uterotonika bei Austritt der kindlichen Schultern und Ausstreichen der Nabelschnur (201). Es sind Transfusionsmengen während der ersten 5 Lebensminuten bis über 60% des Originalvolumens mitgeteilt worden (233, 247). Ein funktionierender plazentarer Kreislauf mit einem mittleren Volumen von 75 ml/min/kg Körpergewicht ließ sich bis 100 sec post partum nachweisen, dann erfolgt eine rasche Abnahme der Zirkulation (238).

Mit der Eröffnung der Lungenstrombahn fällt der Druck vor dem rechten Herzen ab. Der relativ hohe Druck in der V. umbilicalis führt zur verstärkten Transfusion bis zum Druckausgleich (264). Unter dem Einfluß der ansteigenden Sauerstoffspannung und der tieferen Umgebungstemperatur kontrahieren sich die Nabelarterien, während das Blut in der Vene noch weiter zirkulieren kann (123).

Die maximale Hämokonzentration kommt beim Neugeborenen in der 2.–3. Stunde zur Beobachtung. Bei einer Vergleichsuntersuchung stieg bei Kindern, die vor dem ersten Schrei abgenabelt wurden (Frühabnabelung) der Hämoglobinwert von 16.5 auf 20.6 g%. Ein Vergleichskollektiv, das erst bei schlaffer Nabelschnur, nach Sistieren der Pulsation abgenabelt wurde (Spätabnabelung), zeigte ein Ansteigen des Hämoglobins von 16.3 auf 23.7 g%. In analoger Weise verhalten sich die Hämatokritwerte und die Erythrozytenzahlen. Selbst am 6. Lebenstag waren die Differenzen zwischen Früh- und Spätabnabelung noch signifikant. Entsprechend höher lagen bei den Spätabnabelungen auch die Bilirubinkonzentrationen (153).

Diese Daten weisen darauf hin, daß die Spätabnabelung zu einer Erhöhung der Sauerstoffkapazität führt. Allerdings geht dies einher mit einer Zunahme der Blutviskosität, wodurch das Optimum der Sauerstofftransportrate verschoben wird. Es konnte auch gezeigt werden, daß hohe Sauerstoffkapazitäten nicht erforderlich sind. Das Neugeborene verfügt über andere Möglichkeiten, den Sauerstoffbedarf während der ersten Lebenstage zu decken (153).

Hinsichtlich Säure-Basenhaushalt wiesen frühabgenabelte Kinder im Vergleich zu spätabgenabelten während der ersten 10 Minuten eine vermehrte Zunahme der respiratorischen und metabolischen Azidität auf. Die Ursache dürfte in der akuten Unterbrechung des feto-plazentaren Kreislaufs liegen bei noch nicht in Gang gekommener Lungenatmung. Im Zeitraum zwischen der 15. und 90. Minute waren keine Unterschiede hinsichtlich pH-Werte mehr nachweisbar (154).

Das eröffnete Lungenstrombett nimmt etwa 10–20% des Blutvolumens auf (233). Bei der durchschnittlichen plazento-fetalen Transfusion wird also wesentlich mehr Blut zugeführt.

Bei Kindern mit fetaler Transfusion liegen die Blutdruckwerte im großen und kleinen Kreislauf höher, und die Druckdifferenz zwischen Aorta und A. pulmonalis ist geringer als bei Neugeborenen, die sofort abgenabelt wurden (12, 191). Die größere Blutfülle bedeutet eine erhebliche Mehrbelastung des Herzens, die mit einer vorübergehenden Herzdilatation einhergeht (92).

Sofort abgenabelte Kinder atmen früher als spätabgenabelte. Der Modus der Abnabelung hat in den ersten 30 min keinen Einfluß auf die Respirationsfrequenz, wohl aber tritt dann bei den Spätabnabelungen während der folgenden 3 Stunden eine beschleunigtere Atmung auf, die über die 2 ersten Lebenstage anhält (191, 233). Die kleinere funktionelle Residualkapazität und die niedrigere Compliance während den ersten 6 Stunden dürften ebenfalls Ausdruck der vermehrten pulmonalen Blutfüllung sein (233).

Diese Hinweise lassen vermuten, daß sich spätabgenabelte Kinder an das größere Blutvolumen adaptieren müssen. Die Verteilung der Blutvolumina zwischen Fetus und Plazenta scheint physiologisch zu sein. Offensichtlich muß das Blut in der Plazenta nicht als Leihgabe betrachtet werden, die bei der Geburt dem kindlichen Organismus zurückzuerstatten ist (127).

Azidotische Neugeborene weisen eine Hämokonzentration auf (S. 22). Eine massive plazento-fetale Transfusion dürfte für diese Kinder nicht ungefährlich sein. Die übermäßige Blutzufuhr bedeutet eine weitere Belastung der Zirkulation in der kritischen Phase der feto-neonatalen Umstellung. Maßnahmen zur Begünstigung der plazento-fetalen Transfusion gelten daher bei Risikokindern als kontraindiziert (156). Eine Ausnahme machen jene Neugeborenen, bei denen ein nachweisbarer Blutverlust intrauterin entstanden ist, wie zum Beispiel bei Placenta praevia, Insertio velamentosa oder seltenerweise bei anhaltender Blutung aus Stichstellen von Mikroblutuntersuchungen sub partu.

3. Säure-Basenhaushalt

Gemessen an Erwachsenenstandards befindet sich der Fetus unter der Geburt in einer azidotischen Stoffwechsellage, die vorwiegend metabolisch bedingt ist. Im Nabelarterienblut liegt nach ungestörtem Geburtsverlauf ein durchschnittlicher aktueller pH-Wert von 7.27 (7.12–7.42) vor (41). Der Ausgleich der respiratorischen Komponente erfolgt im Durchschnitt innerhalb der ersten 30 min (S. 31), jener der metabolischen Azidose im Laufe der ersten 24 Stunden (143). Bei Frühgeborenen verläuft der Ausgleich verzögerter (152).

Unmittelbar post partum ist der Säure-Basenhaushalt charakterisiert durch einen zunehmenden Anstieg des Laktatspiegels im kindlichen Blut. Das maximale „pH-Tief" wird 5–10 min nach der Geburt erreicht (213). Abb. 18 zeigt eine Darstellung eigener Daten von einem lebensfrischen Neugeborenen am Termin. Bereits nach 5 min ist das Blut in

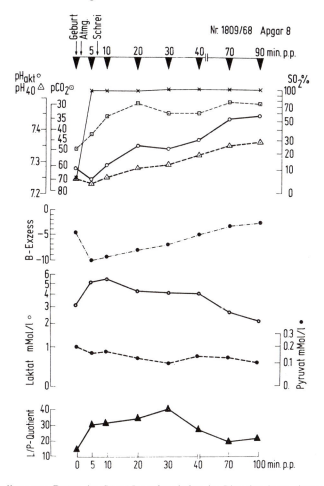

Abb. 18. Darstellung von Daten des Säure-Basenhaushaltes im Blut der Aorta descendens bei einem lebensfrischen Neugeborenen während der ersten 100 min nach der Geburt (nach 44).

der Aorta descendens annähernd vollständig mit Sauerstoff aufgesättigt, während zu diesem Zeitpunkt die pH-Werte ihren Tiefpunkt erreicht haben. Die höchsten Laktatkonzentrationen werden nach 5 und 10 min gemessen. Kompensatorisch sinkt die Kohlensäurespannung auf Werte unter 35 mmHg.

Dieser Verlauf der Parameter des Säure-Basenhaushaltes kommt praktisch bei allen Neugeborenen zur Beobachtung, aber je schlechter es dem Kind geht, desto ausgeprägter ist das „Säurehoch" beziehungsweise das „pH-Tief" und desto langsamer verläuft die Erholung (131, 211, 213). Die Erklärung läßt sich aus der Sparschaltung (S. 20) geben:

Wenn nach der Geburt die respiratorische und zirkulatorische Adaptation in ungestörter Weise verläuft, wird schrittweise auch in jenen Körperpartien, die in die Sparschaltung einbezogen waren, das Strombett wieder eröffnet. Die in diesen Gebieten angeschoppte Milchsäure gelangt in den Kreislauf und belastet die Pufferkapazität des Blutes. Je schwerer der Sauerstoffmangel war und je länger die periphere Vasokonstriktion anhielt, desto größer ist die Menge der ausgeschwemmten Milchsäure. Eine bereits bei der Geburt vorliegende Azidose wird also in den ersten Lebensminuten verschärft (211, 213). Der Ausgleich der Azidose post partum erfolgt durch die Lungen durch CO_2-Abrauchung und durch Metabolisierung der nicht flüchtigen Säuren. Die Nieren scheinen in der initialen Phase der Kompensation nur eine geringe oder überhaupt keine Rolle zu spielen. Von grundlegender Bedeutung ist daher die ungestörte kardiopulmonale Adaptation (131).

Der Zeitpunkt der Abnabelung hat einen Einfluß auf den Zeitpunkt des pH-Tiefs. Bei der Spätabnabelung erreicht der pH-Wert erst nach 15 min den Tiefpunkt. Wahrscheinlich ist über den weiter bestehenden plazentaren Kreislauf (S. 37) ein Abtransport saurer Valenzen möglich (154).

Ferner ergibt sich mit der Sauerstoffaufsättigung des Blutes eine gewisse Belastung der Pufferungskapazität, da das oxygenierte Hämoglobin saurer reagiert als das reduzierte. Dieser Faktor führt zu einer pH-Verschiebung von 0.02 E (154).

4. Thermoregulation

Die große Bedeutung, die einer geeigneten postpartualen Wärmeversorgung zukommt, geht aus Arbeiten hervor, die gezeigt haben, daß allein die Erhöhung der Umgebungstemperatur die Überlebensrate von Frühgeborenen in entscheidender Weise verbesserte (86, 228, 229) (Tab. 2).

Tabelle 2. Der Einfluß einer höheren Inkubatortemperatur auf die neonatale Mortalität (nach 118).

Umgebungstemperatur	Körpergewicht in kg	Verminderung der Mortalität
Lufttemperatur 31,7° C anstatt 28,9° C (229)	1,0–1,5 über 1,5	37% 67%
Lufttemperatur 31,8° C und zusätzliche Strahlungswärme, um die Hauttemperatur auf 36° C zu halten, anstatt einer Lufttemperatur von 31,8° C allein. (86).	1,0–1,4 1,4–1,8	60% 48%

a) Fetale und neonatale Wärmeproduktion

Für Wachstum und Entwicklung des Embryo und Feten ist ein leistungsfähiger Metabolismus Voraussetzung. Als Nebenprodukt der Energiebereitstellung entsteht Wärme, die, um eine Rückstauung zu vermeiden, abgegeben werden muß. In mehreren Untersuchungsreihen wurde festgestellt, daß ein feto-materneller Temperaturgradient besteht, die Kerntemperatur des Feten liegt am Geburtstermin rund $0,5°$ C höher als jene der Mutter (7, 167, 262). Der größte Teil der im fetalen Organismus gebildeten Wärme wird über den umbilico-plazentaren Kreislauf, ein kleiner Teil über Fruchtwasser und Uteruswände der Mutter abgegeben (1). Bei Fieber der Mutter bleibt der Temperaturgradient zugunsten des Feten erhalten, bei Insuffizienzerscheinungen der Plazenta nimmt er zu (167).

Bei der Geburt fällt die Umgebungstemperatur des Kindes von rund $37°$ C abrupt auf die viel tiefer liegende Temperatur im Gebärsaal ab. Mit dem Ziel, die Körpertemperatur konstant zu halten, setzen Thermoregulationsmechanismen ein. Diese Reaktionsweise ist nicht vom Reifegrad des Neugeborenen abhängig, es steht fest, daß auch die kleinste Frühgeburt homöotherm reagiert (7, 51, 85, 117).

Die Wärmeproduktion erfolgt vor allem in Organen mit einer hohen Stoffwechselrate, wie Leber, Gehirn, Herz und Nieren. Die Steigerung der Muskelaktivität (Muskelzittern), die der Erwachsene zur zusätzlichen Wärmebildung einsetzt, fehlt beim Neugeborenen weitgehend. Dafür dient ihm als thermische Reserve das hochkalorische braune Fettgewebe, womit die basale Wärmeproduktion etwas mehr als verdoppelt werden kann (10, 51, 126, 176).

Beim braunen Fett handelt es sich um ein zellreiches Gewebe mit einem bedeutend größeren oxydativen Potential als dem des gewöhnlichen Weißfettes. Beim menschlichen Neugeborenen findet sich das braune Fettgewebe, das sich ab der 26.–30. Gestationswoche entwickelt, hauptsächlich zwischen den Schulterblättern, in der Axilla, in der Halsregion, im Mediastinum und im Retroperitoneum. Nach der Geburt nimmt es noch etwas zu und wird dann in den folgenden Wochen abgebaut. Das Gewebe ist reich vaskularisiert und dicht mit sympathischen Fasern innerviert (10). So wie die Verhältnisse heute gesehen werden, stimuliert Noradrenalin den Metabolismus im braunen Fettgewebe über die Aktivierung der zyklischen 3–5 Adenosinmonophosphorsäure, welche ihrerseits eine Lipase aktiviert, die die Hydrolyse der Triglyceride katalysiert. Sowohl die freigesetzten Fettsäuren als auch das Glycerin können im braunen Fettgewebe schnell oxydativ verwertet werden (230). Bei menschlichen Neugeborenen wurde unter Kältestress gleichzeitig mit dem erhöhten Sauerstoffverbrauch eine vermehrte Katecholaminausschüttung, ein Anstieg der nicht veresterten Fettsäuren und des Glycerins und ein Abfallen des Glucosespiegels beobachtet (230, 261). Man vermutet, daß beim Menschen neben dem braunen Fett auch das weiße Fett aktiv an der zitterfreien chemischen Thermogenese beteiligt sein könnte (261).

b) Wärmeverlust bei der Geburt

In der unmittelbaren postnatalen Phase erleidet das Neugeborene einen massiven Temperatursturz. Die nasse Körperoberfläche bedingt vor allem Wärmeverluste durch Verdunstung und rasche Wärmeabgabe durch Konvektion (8).

Während der ersten Lebensminuten ist bei einer Raumtemperatur von $23°$ C mit einem Wärmeverlust von 200 cal/kg/min zu rechnen, dies entspricht einem Temperaturabfall von 0,3° C/min (129) (Abb. 19). Am bedrohlichsten verläuft die Auskühlung bei Kindern mit verminderten Energiereserven und hypoxischer Beeinträchtigung (53, 59). Aus der Erkenntnis heraus, daß das Neugeborene den schwersten Kältestreß im Gebärsaal in der kritischen Phase der Adaptation erleidet, ergibt sich die Forderung, das Kind sofort nach seiner Abnabelung abgetrocknet unter einen leistungsstarken Wärmestrahler zu bringen.

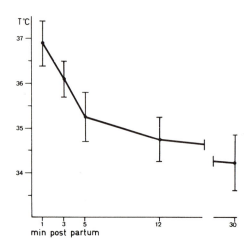

Abb. 19. Postnataler rektaler Temperaturverlauf bei gesunden Neugeborenen, die der Gebärsaaltemperatur ausgesetzt waren (nach 30).

Die Wärmeverluste gegen die Umgebung sind beim Neugeborenen wegen der relativ grossen Körperoberfläche und wegen des weniger stark ausgebildeten isolierenden Fettpolsters ausgeprägter als beim Erwachsenen. Je kleiner das Gewicht, desto ungünstiger ist die Relation zur Oberfläche. Lebhafte Kinder nehmen bald nach der Geburt eine Flexionshaltung des ganzen Körpers ein und reduzieren auf diese Weise das vom Wärmeverlust betroffene Oberflächengebiet. Frühgeborene oder kranke Kinder zeigen diese schützende Reaktion selten.

Die Wärmeabgabe an die Umgebung erfolgt über 4 Wege (118): Durch Strahlung erfolgt ein Wärmeaustausch mit umliegenden Gegenständen (Wänden, Fenstern, Inkubatorwänden), durch Konvektion wird Wärme an die umliegende Luft abgegeben, durch Verdunstung von Wasser geht Wärme verloren aus dem Respirationstrakt und von der Haut, und schließlich besteht ein Wärmeaustausch mit der Unterlage durch Konduktion.

Eine Reihe von Faktoren beeinflußt das jeweilige Ausmaß der Wärmeabgabe über die verschiedenen Kanäle. Je kühler die Umgebungstemperatur ist, desto größer werden die Wärmeverluste durch Strahlung und Konvektion. Über diese beiden Kanäle geht in der Regel am meisten Wärme verloren. Kalte Wände, Fenster und Türen fördern die Strahlungsverluste. Zugluft läßt die Verluste durch Konvektion rapide ansteigen. Die Verdunstung von Wasser ist abhängig von der Luftfeuchtigkeit und -temperatur. Bei nasser Körperoberfläche (sofort post partum) steht – wie erwähnt – die Wärmeabgabe durch Verdunstung stark im Vordergrund. Wärmeverluste durch Konduktion lassen sich vermindern durch eine vorgewärmte und isolierende Unterlage.

Tab. 3 zeigt die prozentualen Anteile des Wärmeverlustes über die 4 Wege bei verschiedener Lufttemperatur, zugfreier Umgebung und mäßiger Luftfeuchtigkeit (P_{H_2O} ungefähr 15 mmHg). Es handelt sich um Messungen bei einem 7 Tage alten Kind von 2 kg Gewicht, das nackt auf einer Schaummatratze lag.

Tabelle 3. Prozentuale Anteile des Wärmeverlustes durch Strahlung, Konvektion, Verdunstung und Konduktion bei einem Neugeborenen bei verschiedener Lufttemperatur (nach 118).

Lufttemperatur	30° C	33° C	36° C
Strahlung	43%	40%	24%
Konvektion	37%	33%	19%
Verdunstung	16%	24%	56%
Konduktion	4%	3%	1%

c) Regulationsmechanismen bei Kältebelastung

Wie durch Messungen des Sauerstoffverbrauches gezeigt wurde, stimuliert eine kühle Umgebung den Stoffwechsel (51, 52).

Nach einer ersten Phase der Regulation, die darin besteht, daß die Wärmeabgabe durch die Vasokonstriktion der Hautgefäße und durch eine entsprechende Körperhaltung vermindert wird (physikalische Regulation), setzt bei weiterer Kälteeinwirkung eine zweite Phase mit Steigerung der Wärmeproduktion ein (chemische Regulation). Auf diese Weise gelingt es, die Rektaltemperatur weiterhin in einem normalen Bereich zu halten, der erhöhte Stoffwechsel bedeutet aber einen vermehrten Verbrauch von Sauerstoff (Abb. 20).

Sinkt die Umgebungstemperatur unter einen kritischen Wert, werden die physiologischen Regulationsmöglichkeiten überfordert, die Rektaltemperatur fällt ab (47, 101, 230).

Der thermische Bereich, in dem das Neugeborene ein Minimum an Wärme produzieren muß und dadurch ein Minimum an Sauerstoff verbraucht, wird als neutrale Umgebungstemperatur oder thermische Neutralität bezeichnet (51, 52) (Abb. 20). In diesem recht schmalen Bereich erfolgt die Steuerung der thermischen Homöostase allein durch Veränderung der Hautdurchblutung und der Körperhaltung.

Während der ersten 4 Stunden nach der Geburt liegt die thermische Neutralität für Terminkinder zwischen 34 und 36° C (8). Für Frühgeborene unter 2000 gr wird eine Umgebungstemperatur von 36–36,5° C als die thermoneutrale Zone betrachtet (173). Das heißt, daß die Lufttemperatur, die in einem Inkubator, der im Gebärsaal für Notfälle bereit steht, auf 36° C eingestellt werden soll (176). Bei sehr kleinen Frühgeburten (unter 1500 gr) muß die Inkubatortemperatur möglichst frühzeitig gemäß der Hauttemperatur mit einem Servo-System gesteuert werden (175).

Die Steigerung der Wärmeproduktion bei einer Kälteexposition des Neugeborenen führt zur Belastung des Stoffwechsels. Lebensfrische Neugeborene, die dem Kältestreß einer Raumtemperatur von 22,5–26,5° C ausgesetzt wurden, zeigten nach einer und nach zwei Stunden signifikant tiefere Basenexzesswerte als Kinder eines Vergleichskollektivs, die zur Konstanthaltung ihrer Körpertemperatur unter Wärmestrahler gelegt wurden. Die Zunahme der metabolischen Azidität bei den kälteexponierten Kindern ging einher mit signifikant tieferen Kohlensäurespannungen. Es dürfte sich dabei um eine respiratorische Kompensation der sich entwickelnden metabolischen Azidose gehandelt haben. Unterschiede der aktuellen pH-Werte zwischen den beiden Kollektiven waren nicht nachweisbar (101).

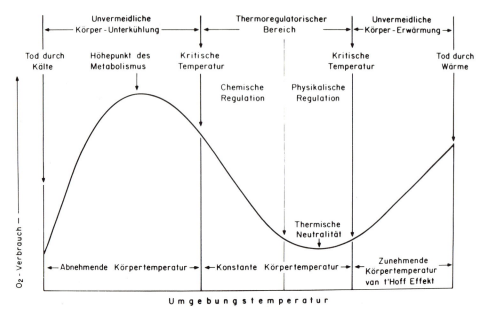

Abb. 20. Sauerstoffverbrauch in Abhängigkeit der Umgebungstemperatur (nach 47).

Kinder mit erschwerter neonataler Adaptation, zum Beispiel hypoxisch beeinträchtigte Kinder oder Frühgeborene, werden kaum fähig sein, die kältebedingte metabolische Azidose durch vermehrte CO_2-Elimination zu kompensieren. Die gleichen Autoren (101) stellten bei deprimierten Kindern denn auch fest, daß die Kältebelastung zum pH-Abfall und zu stärkeren Graden der metabolischen Azidose führte.

Die vermehrte Energiebereitstellung beim Kältestreß bedeutet eine Belastung der Kohlehydratreserven. Bei Neugeborenen, die in üblicher Weise bei Zimmertemperatur versorgt wurden, hat man in einem Zeitraum von 4—6 Stunden post partum signifikant tiefere Blutglukosespiegel gemessen als bei Kindern, die unter Wärmeelemente gelegt wurden (74). Für Neugeborene mit verminderten Reserven schließt eine Kältebelastung daher die Gefahr der Hypoglykämie in sich.

Eine andere Autorengruppe hat in analoger Versuchsanordnung das Verhalten der arteriellen Sauerstoffspannung studiert (239). Kinder, die dem Kältestreß der Zimmertemperatur ausgesetzt waren, wiesen 20 min und eine Stunde post partum signifikant tiefere pO_2-Werte im Aortenblut auf als Neugeborene eines Vergleichskollektivs, bei denen die Körpertemperatur durch Zufuhr von Wärme konstant gehalten wurde. Die Erklärung für dieses Phänomen wird in einer Verschlechterung der pulmonalen Perfusion gesehen. Die Kältebelastung führt zur vermehrten Ausschüttung von Noradrenalin, die eine Vasokonstriktion im pulmonalen Gefäßbett und eine Zunahme des Rechts-Links-Shunts durch den Ductus arteriosus verursacht (239).

Es kann also festgehalten werden, daß eine Kältebelastung die zirkulatorischen und biochemischen Veränderungen, wie sie bei einem subpartualen oder neonatalen Sauerstoffmangel auftreten, verschärft. Hypoxisch beeinträchtigte Kinder sind daher ganz besonders sorgfältig vor Wärmeverlusten zu schützen.

Auf den ungünstigen Einfluß der Unterkühlung auf einen der Synthesewege des Oberflächenfaktors in den Alveolen haben wir hingewiesen (S. 25). Schließlich wird bei tiefen Körpertemperaturen die Sauerstoffbindungskurve nach links verschoben, wodurch sich die Sauerstoffabgabe im Gewebe verschlechtert (20, 89).

Eine Hypothermie, worunter wir das Absinken der Rektaltemperatur unter 36° C verstehen, ist nicht immer Ausdruck einer Kältebelastung, sondern kann leitendes Symptom einer schweren Grundkrankheit wie Hypoxie, Sepsis, Schock oder seltener Hypoglykämie sein (176).

C. Zusammenfassung

Im ersten Teil der physiologischen und pathophysiologischen Grundlagen werden Ursachen und Ablauf der intrauterinen Gefährdung des Feten besprochen. Die Darlegung erfolgt aus dem Gesichtswinkel der eingeschränkten fetalen Sauerstoffversorgung. Die plazentaren Ursachen einer fetalen Hypoxie umfassen pathologische Prozesse an den utero-plazentaren Gefäßen und Störungen, die mit einer Verminderung der plazentaren Austauschfläche und mit der erschwerten Permeabilität der Plazentarmembran einhergehen. Diesem Kreis sind die arterielle Hypertonie der Mutter, die EPH-Gestose, die Übertragung, der mütterliche Diabetes mellitus, die fetale Erythroblastose und die symptomlose Plazentarinsuffizienz zuzuordnen.

Bei der Gruppe der präplazentaren Ursachen der kindlichen Hypoxie haben wir zuerst pathologische Uteruskontraktionen erwähnt, die besonders dann gefährlich sind, wenn eine Einschränkung der plazentaren Reservekapazität vorliegt. Die Kompression großer Gefäßstämme im Becken- und unteren Abdominalbereich durch den graviden Uterus kann zu einer indirekten und direkten Einschränkung der uterinen und damit der plazentaren Durchblutung führen. Die Pathogenese und Symptomatologie des Vena-cava-Kompressionssyndroms und des Poseiro-Effektes werden dargelegt. Bei den Störungen der mütterlichen Atmung steht im Hinblick auf eine mögliche fetale Gefährdung die Hyperventilation im Vordergrund. Die kritische Grenze der mütterlichen Kohlensäurespannung dürfte gemäß den Angaben in der Literatur und gemäß eigener Messungen bei 17 mmHg liegen. Bei der Besprechung der präplazentaren Ursachen haben wir schließlich noch auf den Einfluß von Sedativa und Analgetika hingewiesen. Aufgrund eigener Untersuchungen geht hervor, daß die Gabe von solchen Medikamenten bei einer vorbestehenden fetalen Sauerstoffmangelsituation eine zusätzliche Gefährdung bedeuten kann.

Die postplazentaren Ursachen einer fetalen Hypoxie sind bedingt durch Komplikationen der Nabelschnur.

Bei der Besprechung des Ablaufs der fetalen Hypoxie gehen wir kurz auf die chronische Hypoxie und die Mangelversorgung des Feten und ausführlicher auf die akute und subakute Hypoxie ein. Die chronische Hypoxie geht einher mit der intrauterinen Mangelentwicklung des Feten. Seine Versorgung mit den für das Wachstum notwendigen Stoffen ist reduziert, seine Glykogen- und Fettreserven sind ungenügend. Daraus ergibt sich eine verminderte Resistenz gegenüber akuten Sauerstoffmangelzuständen in utero und gegenüber den Belastungen der neonatalen Adaptation.

Bei der Überwindung einer akuten und subakuten Hypoxie treten im kindlichen Organismus metabolische und zirkulatorische Veränderungen auf. Bei Sauerstoffmangel erfolgt der Abbau der Glukose auf anaerobem Weg. Die Folgezustände sind die metabolische Azidose, die verminderte Energieproduktion und die Erschöpfung der Kohlehydratreserven. Eine zentrale Stellung kommt der metabolischen Azidose zu, sie begrenzt schrittweise das Ausmaß der Glykolyse in den Geweben und damit die Energiebereitstellung. Der pH-Grenzwert für das Erlöschen des fetalen Lebens liegt etwas über 6.70. Das Azidoserisiko ist besonders groß während der Austreibungsperiode. Weitere Folgezustände von Hypoxie und Azidose sind Permeabilitätsstörungen der terminalen Strombahn, die erhöhte Blutungsneigung und die Hyperkaliämie.

Die zirkulatorischen Veränderungen bei akuter und subakuter Hypoxie sind gekennzeichnet durch eine verminderte Durchblutung nicht unbedingt lebensnotwendiger Organe (Sparschaltung). Der in diesen Körperabschnitten eingesparte Sauerstoffanteil kommt den lebenswichtigen Organen Herz und Gehirn, möglicherweise auch den Nebennieren zugut. In den ischämischen Gewebeabschnitten setzt der anaerobe Glukoseabbau ein. Es wird darauf hingewiesen, daß die Applikation von Vasodilatantien, die die Plazentarbarriere passieren, die Aufhebung der Sparschaltung und damit eine Verschlimmerung der Sauerstoffmangelsituation verursachen können. Die besonderen Verhältnisse der zerebralen Zirkulation des Feten werden kurz diskutiert.

Die Veränderungen des Sauerstofftransportsystems bei Hypoxie und Azidose, die Hämokonzentration und die Verschiebung der Hämoglobindissoziationskurve, sind teils als ungünstige Folgezustände, teils als Kompensationsmechanismen zu deuten.

Im zweiten Teil der Besprechung der Grundlagen kommen die feto-neonatale Adaptation und ihre Störungen zur Darstellung. Nach einem kurzen Hinweis auf die Entwicklung der fetalen Lunge wenden wir uns der Lungenflüssigkeit zu, die ein Sekret des Lungenepithels darstellt und die sich in ihrer physikochemischen Beschaffenheit vom Fruchtwasser unterscheidet. Die heutigen Kenntnisse über den Antiatelektase- oder Oberflächenfaktor werden zusammengefaßt. Seine wichtigste Komponente sind die oberflächenaktiven Lezithine, vor allem das Dipalmitinlezithin. Mit dem Lezithin/Sphingomyelin-Quotienten ergibt sich ein Maßstab zur Abschätzung des Reifegrades der fetalen Lunge.

Die Besprechung der fetalen Atembewegungen in utero, die auch beim Menschen als weitgehend gesichert gelten, leitet über zur Darstellung der ersten Atemzüge des Neugeborenen. Der Auspressung der Fruchtwalze bei der Geburt per vias naturales kommt vor allem im Hinblick auf die Auspressung von Sekret aus den Luftwegen und den Lungen eine Bedeutung zu. Durchschnittlich nach einer halben Minute setzt beim gesunden Neugeborenen der erste Atemzug ein, dabei werden durch die Kontraktion des Zwerchfells meist recht hohe negative Drucke erzeugt. Diese Drucke sind nötig zur Überwindung der Widerstände, vorab zur Überwindung der Oberflächenspannung an der Grenzschicht zwischen Luft und Flüssigkeit. Während des Ablaufes der ersten Atemzüge treten Phasen längerer positiver Druckeinwirkung auf die kindlichen Lungen auf, ihr Sinn dürfte darin liegen, eine möglichst vollständige Entfaltung und gleichmäßige Belüftung aller Lungenbezirke herbeizuführen. Nach der Diskussion der verschiedenen Faktoren, die eine Rolle bei der Auslösung der Atemtätigkeit spielen, kommen die Charakteristika der Atmung des Neugeborenen während der folgenden Minuten und Stunden zur Besprechung. Die Störungen bei Unreife der Lungen werden kurz erwähnt.

Die in Gang kommende Atmung beeinflußt die Hämodynamik des Neugeborenen in entscheidender Weise. Die Gasfüllung der Alveolen, die zunehmende Oxygenierung und der Abfall der Kohlensäurespannung führen zur Eröffnung der Lungengefäße und zur Etablierung des Neugeborenenkreislaufs. Hypoxie und Azidose lassen andererseits den Widerstand in der pulmonalen Strombahn ansteigen, hämodynamisch bedeutet dies die Rückkehr zu den fetalen Verhältnissen. Gemäß neuen tierexperimentellen Untersuchungen dürfte die Sauerstoffspannung im Blut der wichtigste Faktor bei der Regulierung der Lungendurchblutung sein.

Die Herz-Kreislaufadaptation besteht in der Umschaltung vom Plazentar- auf den Lungenkreislauf bei gleichzeitigem Verschluß der fetalen Blutwege, dem Ductus arteriosus und dem Foramen ovale. Die zirkulatorischen Verhältnisse beim Feten sind gegeben durch entsprechende Druckunterschiede zwischen dem rechten und linken Herzen. Der hohe Druck im Lungenkreislauf wird durch den vasokonstriktorischen Effekt der niedrigen Sauerstoffspannung auf die muskelstarken Lungenarterien und den Druck der nicht voll expandierten Alveolen auf die kleinen Gefäße verursacht. Andererseits liegen im Systemkreislauf niedrige Druckwerte vor. Das umbiliko-plazentare Gefäßbett, das nur einen geringen Widerstand aufweist, ist dem großen Kreislauf parallel geschaltet. Die Funktion des Foramen ovale sieht man heute vor allem darin, das Myokard der linken Kammer zu entwickeln, indem dem linken Herzen ein großer Blutfluß zugeleitet wird. Der Übergang zu den definitiven Kreislaufverhältnissen erfolgt stufenweise, er ist gekennzeichnet durch einen unvollständigen Verschluß des Ductus arteriosus. Man spricht vom Neugeborenenkreislauf. Die zunehmend größer werdende Blutmenge, die vom kleinen Kreislauf her zuströmt, führt zum Druckanstieg im linken Vorhof. Gleichzeitig bedingt die versiegende Blutzufuhr von der Plazenta her einen Druckabfall im rechten Vorhof, der Rechts-Links-Shunt durch das Foramen ovale wird aufgehoben. Zum transitorischen Links-Rechts-Shunt durch den Ductus arteriosus kommt es nach einem weiteren Abfall des Druckes im pulmonalen Kreislauf. Der ansteigende Sauerstoffgehalt im Blut verursacht schließlich die progressive Konstriktion des Ductus arteriosus.

Der Modus der Abnabelung, das heißt, die Größe der plazento-fetalen Transfusion beeinflußt die zirkulatorische und respiratorische Adaptation. Bei der Spätabnabelung mit zusätzlichem Ausstreichen der Nabelschnur beträgt die plazento-fetale Transfusion im Mittel 65 ml, das macht ein zusätzliches Blutvolumen von rund 25% aus. Die Spätabnabelung führt zu einer Erhöhung der Sauerstoffkapazität. Dieser Gewinn ist aber fragwürdig, er geht mit einer Zunahme der Blutviskosität und einer Mehrbelastung des Herzens einher.

Die Säure-Basenverhältnisse unmittelbar post partum sind gekennzeichnet durch einen Anstieg des Laktatspiegels. Das maximale „pH-Tief" wird 5–10 min nach der Geburt erreicht. Der postpartuale Laktatanstieg ist bei azidotischen Kindern ausgeprägter als bei lebensfrischen Neugeborenen. Die Erklärung läßt sich mit der Aufhebung der Sparschaltung geben.

Abschließend besprechen wir die Wärmeregulation des Feten und Neugeborenen. Intrauterin gibt das Kind Wärme an die Mutter ab, es besteht ein feto-maternaller Temperaturgradient von rund 0,5° C. Bei der Geburt erleidet das Kind einen Kältestreß, der zu einem massiven Temperatursturz führt, sofern keine Maßnahmen zur Wärmeerhaltung getroffen werden. Die einzelnen Kanäle, über die Wärme verloren geht (Strahlung, Konvektion, Verdunstung, Konduktion), werden diskutiert. Bei Kältebelastung setzen unverzüglich Regulationsmechanismen ein. Auch das kleinste Frühgeborene reagiert homöotherm. Die physikalische Regulation besteht darin, daß die Wärmeabgabe durch Vasokonstriktion der Hautgefäße und durch eine Flexionshaltung des ganzen Körpers vermindert wird. Die chemische Regulation setzt bei weiterer Kälteeinwirkung ein. Die Wärmeproduktion erfolgt vorwiegend in Organen mit einer hohen Stoffwechselrate (Leber, Gehirn, Herz, Nieren). Eine große Reservekapazität ist mit dem braunen Fettgewebe gegeben. Die Steigerung der Wärmeproduktion führt zur Belastung des Stoffwechsels und zu vermehrtem Sauerstoffverbrauch. Kinder unter Kältestreß weisen eine Zunahme der metabolischen

Azidität, eine Tendenz zur Hypoglykämie und Hypoxie auf. Der Begriff der thermischen Neutralität wird erklärt.

Literatur

1) *Abrams, R., Caton, D., Clapp, J.* and *Barron, D. H.:* Thermal and metabolic features of life in utero. Clin. Obstet. Gynec. 13, (1970) 549–564.
2) *Ackerman, B.D.* and *Chou, P.J.:* The time of onset of effective ventilation at birth. Clin. Res. 21, (1973) 317.
3) *Adams, F.H.:* Functional development of the fetal lung. J. Pediat. 68, (1966) 794–801.
4) *Adams, F.H., Fujiwara, T.* and *Rowshan, G.:* The nature and origin of the fluid in the fetal lamb lung. J. Pediat. 63 (1963) 881–888.
5) *Adams, F.H., Desilets, D.T.* and *Towers, B.:* Control of flow of fetal lung fluid at the laryngeal outlet. Resp. Physiol. 2, (1967) 302–309.
6) *Adams, F.H., Yanagisawa, M., Kuzela, D.* and *Martinek, H.:* The disappearance of fetal lung fluid following birth. J. Pediat. 78, (1971) 837–843.
7) *Adamsons, K. Jr.* and *Towell M.E.:* Thermal homeostasis in the fetus and newborn. Anesthesiology 26, (1965) 531–548.
8) *Adamsons, K. Jr., Gandy, G.M.* and *James, L.S.:* The influence of thermal factors upon oxygen consumption of the newborn human infant. J. Pediat. 66 (1965) 495–508.
9) *Aherne, W.* and *Dunnill, M.S.:* Morphometry of the human placenta. Brit. med. Bull. 22, (1966) 5–8.
10) *Aherne, W.* and *Hull, D.:* Brown adipose tissue and heat production in the newborn infant. J. Path. Bact. 91, (1966) 223–234.
11) *Anderson, W.R.* and *McKay, D.G.:* Electron microscope study of the trophoblast in normal and toxemic placentas. Amer. J. Obstet. Gynec. 95, (1966) 1134–1148.
12) *Arcilla, R.A., Oh, W., Lind, J.* and *Gessner, I.H.:* Pulmonary arterial pressures of newborn infants born with early and late clamping of the cord. Acta paediat. scand. 55, (1966) 305–315.
13) *Assali, N.S.:* Some aspects of fetal life in utero and the changes at birth. Amer. J. Obstet. Gynec. 97, (1967) 324–331.
14) *Assali, N.S., Kirschbaum, T.H.* and *Dilts, P.V.:* Effects of hyperbaric oxygen on uteroplacental and fetal circulation. Circulation Res. 22, (1968) 573–588.
15) *Assali, N.S., Brinkman, C.R. III, Dilts, P.V. Jr.* and *Ladner, C.N.:* Role of respiratory gases in control of fetal and neonatal hemodynamics. Obstet. Gynec. Surv. 24, (1969) 1049–1065.
16) *Assali, N.S., Johnson, G.H., Brinkman, C.R. III* and *Kirschbaum, T.H.:* Control of pulmonary and systemic vasomotor tone in the fetus and neonate. Amer. J. Obstet. Gynec. 108, (1970) 761–772.
17) *Avery, M.E.:* The lung and its disorders in the newborn infant. 2. Ed. Saunders, Philadelphia–London 1968.
18) *Bacigalupo, G.* and *Saling, E.Z.:* The influence of acidity on hematocrit and hemoglobin values in newborn infants immediately after delivery J. Perinat. Med. 1, (1973) 205–212.
19) *Baillie, P.:* Acid base balance at birth. Proc. Roy. Soc. Med. 63, (1969) 78–79.
20) *Bartels, H., Riegel, K., Wenner, J.* und *Wulf, H.:* Perinatale Atmung. Springer, Berlin–Heidelberg–New York 1972.
21) *Battaglia, F.C.:* Intrauterine growth retardation. Amer. J. Obstet. Gynec. 106, (1970) 1103–1114.
22) *Beck, L.:* Geburtshilfliche Anästhesie und Analgesie. Thieme, Stuttgart 1968.
23) *Behrman, R.E., Lees, M.H., Peterson, E.N., De Lannoy, C.W.* and *Seeds, A.E.:* Distribution of the circulation in the normal and asphyxiated fetal primate. Amer. J. Obstet. Gynec. 108, (1970) 956–969.
24) *Benirschke, K.* and *Driscoll, S.G.:* The pathology of the human placenta. In: Uehlinger, E. (Hrsg.): Handbuch der speziellen pathologischen Anatomie und Histologie. 7. Band: Weibliche Geschlechtsorgane, 5. Teil: Plazenta, S. 97–616. Springer, Berlin–Heidelberg–New York 1967.
25) *Berry, F.A. Jr.* and *Mitchell, J.S.:* Effects of simulated maternal hyperventilation on the umbilical vein. Amer. J. Obstet. Gynec. 109, (1971) 20–23.
26) *Beutnagel, H., Gauch, D.* und *Fabel, H.:* Der arterielle Sauerstoffpartialdruck beim Neugeborenen in den ersten Lebensminuten. Ein Beitrag zur kontinuierlichen PO_2-Messung. Z. Geburtsh. Perinat. 176, (1972) 117–124.
27) *Bieniarz, J., Maqueda, E.* and *Caldeyro-Barcia, R.:* Compression of aorta by the uterus in late human pregnancy. I. Variations between femoral and brachial artery pressure with changes from hypertension to hypotension. Amer. J. Obstet. Gynec. 95, (1966) 795–808.
28) *Bieniarz, J., Crottogini, J.J., Curuchet, E., Romero-Salinas, G., Yoshida, T. Poseiro, J.J.* and *Caldeyro-Barcia, R.:* Aortocaval compression by the uterus in late human

pregnancy. II. An arteriographic study. Amer. J. Obstet. Gynec. 100, (1968) 203–217.
29) *Bieniarz, J., Yoshida, T., Romero-Salinas, G., Curuchet, E., Caldeyro-Barcia, R.* and *Crottogini, J.J.:* Aortocaval compression by the uterus in late human pregnancy. IV. Circulatory homeostasis by preferential perfusion of the placenta. Amer. J. Obstet. Gynec. 103, (1969) 19–31.
30) *Boda, D., Pintér, S., Kovács, L., Szöllösi, F.* und *Maráz, A.:* Zur Neugeborenen-Versorgung in der unmittelbaren postnatalen Phase. Mschr. Kinderheilk. 119, (1971) 312–314.
31) *Boden, W.* und *Mannes, G.:* Oscillographische Untersuchungen zum sogenannten Poeiro-Effekt. Arch. Gynäk. 204, (1967) 89–96.
32) *Borell, U.* and *Fernstroem, I.:* The shape of the foetal chest during its passage through the birth canal. A radiographic study. Acta obstet. gynec. scand. 41, (1962) 213–222.
33) *Borell, U., Fernstroem, I., Ohlson, L.* and *Wiqvist, N.:* Effect of uterine contractions on the human utero-placental blood circulation (an arteriographic study). Amer. J. Obstet. Gynec. 89, (1967) 881–890.
34) *Born, G.V.R., Dawes, G.S., Mott, J.C.* and *Widdicombe, J.G.:* Changes in the heart and lungs at birth. Cold Spring Harb. Symp. Quant. Biol. 19, (1954) 102–108.
35) *Born, G.V.R., Dawes, G.S.* and *Mott, J.C.:* Oxygen lack and autonomic nervous control of the foetal circulation in the lamb. J. Physiol. 134, (1956) 149–166.
36) *Bosma, J.F.* and *Lind, J.:* Roentgenologic observations of motions of the upper airway associated with establishment of respiration in the newborn infant. Acta paed. scand. (Suppl. 123) 49, (1960) 18–55.
37) *Boston, R.W., Humphreys, P.W., Reynolds, E.O.R.* and *Strang, L.B.:* Lymphflow and clearance of liquid from the lungs of the foetal lamb. Lancet II, (1965) 473–474.
38) *Brähler, H.-J.* und *Dallenbach-Hellweg, G.:* Die Langerhansschen Inseln bei fetaler Erythroblastose. Virchows Arch. path. Anat. 336, (1963) 544–549.
39) *Bretscher, J.:* Die Säure-Basenverhältnisse des menschlichen Feten mit besonderer Berücksichtigung der Störung des umbilikalen Kreislaufes. Habil.schrift, Zürich 1968.
40) *Bretscher, J.:* Grenzsituationen zwischen Leben und Tod beim Feten und Neugeborenen. Wann kann eine Therapie eingestellt werden? In: Saling, E. und Hüter, K.A.: Fortschritte der perinatalen Medizin, S. 270–280. Thieme, Stuttgart 1971.
41) *Bretscher, J.* and *Saling, E.:* pH values in the human fetus during labor. Amer. J. Obstet. Gynec. 97, (1967) 906–911.
42) *Bretscher, J.* und *Schmid, J.:* Untersuchungen über die metabolische Komponente des Säure-Basenhaushaltes beim menschlichen Feten. I. Lactat- und Pyruvatparameter beim ungestörten Geburtsverlauf. Arch. Gynäk. 208, (1970) 283–316.
43) *Bretscher, J.* und *Stoll, W.:* Der Einfluß von Methoxyfluran auf den Säure-Basenhaushalt von Mutter und Fetus. Z. prakt. Anästh. 5, (1970) 156–163.
44) *Bretscher, J.* und *Stoll, W.:* Darstellung von Daten des Säure-Basenhaushaltes im Blut der Aorta descendens während der ersten 100 min nach der Geburt bei einem lebensfrischen Neugeborenen. In: Bretscher, J. und Schmid, J.: Untersuchungen über die metabolische Komponente des Säure-Basenhaushaltes beim menschlichen Feten. I. Lactat- und Pyruvatparameter beim ungestörten Geburtsablauf. Arch. Gynäk. 208, (1970) 283–316.
45) *Bretscher, J.* and *Stoll, W.:* The influence of diazepam on the acid-base equilibrium of mother and fetus. Schweiz. Z. Gynäk. Geburtsh. 2, (1971) 149–156.
46) *Breuer, E., Barta, E., Zlatos, L.* and *Pappavá, E.:* Developmental changes of myocardial metabolism. II. Myocardial metabolism of fatty acids in the early postnatal period in dogs. Biol. Neonat. 12, (1968) 54–64.
47) *Brody, S.:* Bioenergetics and growth. With special reference to the efficiency complex in domestic animals. Reinhold Publishing Corporation, New York 1945.
48) *Brosens, I.:* A study of the spiral arterioles of the decidua basalis in normotensive and hypertensive pregnancy. J. Obstet. Gynaec. Brit. Cwlth. 71 (1964) 222–230.
49) *Brosens, I., Robertson, W.B.* and *Dixon, H.G.:* The role of the spiral arteries in feto-maternal homeostasis. In: Saling, E. und Dudenhausen, J.W.: Perinatale Medizin, Band III. 4. Dtsch. Kongr. Perinat. Medizin, Berlin 1971, S. 646–649. Thieme, Stuttgart 1972.
50) *Brown, E.S.:* Isolation and assay of dipalmityl lecithin in lung extracts. Amer. J. Physiol. 207, (1964) 402–406.
51) *Brück, K.:* Temperature regulation in the newborn infant. Biol. Neonat. 3, (1961) 65–119.
52) *Brück, K.:* Heat production and temperature regulation. In: Stave, U.: Physiology of the perinatal period, pp. 493–557. Appleton-Century-Crofts Educational Division, Meredith Corporation, New York 1970.
53) *Brück, K., Brück, M.* und *Lemptis, H.:* Die Temperaturregelung Neugeborener und Frühgeborener nach spontaner und pathologischer Geburt. Geburtsh. Frauenheilk. 20, (1960) 461–472.

54) *Brumley, G.W., Chernick, V., Hodson, W.A., Normand, C., Fenner, A.* and *Avery, M.E.:* Correlations of mechanical stability, morphology, pulmonary surfactant and phospholipid content in the developing lamb lung. J. clin. Invest. 46, (1967) 863–873.

55) *Bryson, M.J., Gabert, H.A.* and *Stenchever, M.A.:* Amniotic fluid lecithin/sphingomyelin ratio as an assessment of fetal pulmonary maturity. Amer. J. Obstet. Gynec. 114, (1972) 208–212.

56) *Buckingham, S.:* Studies on the identification of an antiatelectasis factor in normal sheep lung. Amer. J. Dis. Child. 102, (1961) 521–522.

57) *Buckingham, S., Heineman, H.O., Sommers, S.C.* and *McNary, W.F.:* Phospholipid synthesis in the large pulmonary alveolar cell. Its relation to lung surfactants. Amer. J. Path. 48, (1966) 1027–1041.

58) *Budlinger, H.:* Plazentarveränderungen und ihre Beziehung zur Spättoxikose und perinatalen kindlichen Sterblichkeit. Fortschr. Geburtsh. Gynäk. 17, (1964) 86–110.

59) *Burnard, E.D.* and *Cross, K.W.:* Rectal temperature in the newborn after birth asphyxia. Brit. med. J. 2, (1958) 1197–1199.

60) *Burstein, R., Soule, S.D.* and *Blumenthal, H.T.:* Histogenesis of pathological processes in placentas of metabolic disease in pregnancy. II. The diabetic state. Amer. J. Obstet. Gynec. 74, (1957) 96–104.

61) *Caillard, B., Verret, J.* et *Wilkening, M.:* Influence de l'anesthésie maternelle sur le foetus et le nouveau-né. Chap. III: Circulation foetal. Dans: Nahas, G.G., Rémond, A., Samama, M., Sureau, C., Viars, P. et Vourc'h, G.: anesthésie et analgésie obstétricales. Rapport du XXIIe Congrès National d'anesthésie et réanimation 1972, Paris, pp. 707–711, Arnette, Paris 1972.

62) *Campbell, A.G.M., Dawes, G.S., Fishman, A.P.* and *Heyman, A.I.:* Regional redistribution of blood flow in the mature foetal lamb. Circulation Res. 21, (1967) 229–235.

63) *Cappe, B.E.* and *Surks, S.N.:* Inferior vena cava syndrome in late pregnancy. Amer. J. Obstet. Gynec. 79, (1960) 162–163.

64) *Cassin, S., Dawes, G.S., Mott, J.C., Ross, B.B.* and *Strang, L.B.:* The vascular resistance of the foetal and newly ventilated lung of the lamb. J. Physiol. 171, (1964) 61–79.

65) *Cattoor, J.P.* et *Wilkin, P.:* Contribution à l'étude anatomo-pathologique des hématomes déciduaux basaux (décollement prématuré des placentas normalement insérés). Bull. Soc. roy. belge Gynec. Obstet. 36, (1966) 495–506.

66) *Cedard, L., Centene, J., Amiel-Tison, C.* and *Henrion, R.:* Assessment of fetal lung maturity by amniocentesis with the lecithin/sphingomyelin ratio. Amer. J. Obstet. Gynec. 115, (1973) 275–276.

67) *Chida, N.* and *Adams, F.H.:* Incorporation of palmitate, glucose, and choline into lecithin by fetal and newborn lamb lung. Pediat. Res. 1, (1967) 364–371.

68) *Clements, J.A.:* The alveolar lining layer. In: De Reuck, A.V.S. and Porter, R.: Development of the lung, pp. 202–228, Churchill, London (1967).

69) *Clements, J.A., Platzker, A.C.G., Thierney, D.F., Hobel, C.J., Creasy, R.K., Margolis, A.J., Thibeault, D.W., Tooley, W.H* and *Oh, W.:* Assessment of the risk of the respiratory-distress syndrome by a rapid test for surfactant in amniotic fluid. New Engl. J. Med. 286, (1972) 1077–1081.

70) *Cockburn, F.:* Resuscitation of the newborn. Brit. J. Anaesth. 43, (1971) 886–902.

71) *Colditz, R.B.* and *Josey, W.E.:* Central venous pressure in supine position during normal pregnancy. Comparative determinations during first, second and third trimester. Obstet. Gynec. 36, (1970) 769–772.

72) *Cook, C.D., Drinker, P.A., Jacobson, H.N., Levison, H.* and *Strang, L.B.:* Control of pulmonary blood flow in the foetal and newly born lamb. J. Physiol. 169, (1963) 10–29.

73) *Cornblath, M., Wybregt, S.H., Baens, G.S.* and *Klein, R.I.:* Symptomatic neonatal hypoglycemia: studies of carbohydrate metabolism in the newborn infant. Pediatrics, 33, (1964) 388–402.

74) *Cornblath, M.* and *Schwartz, R.:* Disorders of carbohydrate metabolism in infancy. W.B. Saunders Company Philadelphia and London, 1966.

75) *Courtney, L.:* Supine hypotension syndrome during caesarean section. Brit. med. J. 1, (1970) 797–798.

76) *Cross, K.W.:* Respiration in the newborn baby. Brit. med. Bull. 17, (1961) 160–163.

77) *Dawes, G.S.:* The umbilical circulation. Amer. J. Obstet. Gynec. 84, (1962) 1634–1648.

78) *Dawes, G.S.:* Pulmonary circulation in the foetus and the newborn. In: De Reuck, A.V.S. and Porter, R.: Development of the lung, pp. 332–347. Churchill, London 1967.

79) *Dawes, G.S.:* Foetal and neonatal physiology. Year Book Medical Publishers, Inc., Chicago 1968.

80) *Dawes, G.S.:* Foetal haemodynamics. In: Nahas, G.-G., Salamagne, J.-C., Viars, P. et Vourc'h, G.: bases fondamentales de l'anesthésie et de la réanimation obstétricales, pp. 251–254. Arnette, Paris 1973.

81) *Dawes, G.S.:* Respiratory movements in utero of the foetal lamb and human infant. In: Nahas, G.-G., Salamagne, J.-C., Viars, P. et Vourc'h, G.: bases fondamentales de l'anesthésie et de la réanimation obstérticales, pp. 311–313. Arnette, Paris 1973.

82) *Dawes, G.S., Mott, J.C., Shelley, H.J.:* The importance of cardiac glycogen for the maintenance of life in foetal lambs and newborn animals during anoxia. J. Physiol. 146, (1959) 516–538.
83) *Dawes, G.S., Mott, J.C., Shelley, H.J.* and *Stafford, A.:* The prolongation of survival time in asphyxiated immature foetal lambs. J. Physiol. 168 (1963) 43–64.
84) *Dawes, G.S., Lewis, B.V., Milligan, J.E., Roach, M.R.* and *Talner, N.S.:* Vasomotor responses in the hind limbs of foetal and newborn lambs to asphyxia and aortic chemoreceptor stimulation. J. Physiol. 195, (1968) 55–81.
85) *Day, R., Curtis, J.* and *Kelly, M.:* Respiratory metabolism in infancy and in childhood: XXVII. Regulation of body temperature of premature infants. Amer. J. Dis. Child. 65, (1943) 376–398.
86) *Day, R.L., Caliguiri, L., Kamenski, C.* and *Ehrlich, F.:* Body temperature and survival of premature infants. Pediatrics 34, (1964) 171–181.
87) *Döring, G.K.* und *Loeschcke, H.H.:* Atmung und Säure-Basen-Gleichgewicht in der Schwangerschaft. Pflügers Arch. ges. Physiol. 249, (1947) 437–451.
88) *Duc, G.:* Assessment of hypoxia in the newborn. Suggestions for a practical approach. Pediatrics 48, (1971) 469–481.
89) *Duc, G.V.:* Oxygen transport and assessment of hypoxia in the newborn. In: Winters, R.W.: The body fluids in pediatrics, pp. 245–264. Little, Brown, Boston 1973.
90) *Duc, G.:* Persönliche Mitteilung.
91) *Duckman, S., Merk, H., Lehmann, W.X.* and *Regan, E.:* The importance of gravity in delayed ligation of the umbilical cord. Amer. J. Obstet. Gynec. 66, (1953) 1214–1223.
92) *Ewerbeck, H.:* Der Fetus, Physiologie. In: Käser, O., Friedberg, V., Ober, K.G., Thomsen, K. und Zander, J.: Gynäkologie und Geburtshilfe. Band II: Schwangerschaft und Geburt, S. 77–105. Thieme, Stuttgart 1967.
93) *Fawcitt, J., Lind, J.* and *Wegelins, C.:* The first breath. A preliminary communication describing some methods of investigation of the first breath of a baby and the results obtained from them. Acta paediat. scand. (Suppl. 123) 49, (1960) 5–17.
94) *Fox, H.:* The villous cytotrophoblast as an index of placental ischaemia. J. Obstet. Gynaec. Brit. Cwlth. 71, (1964) 885–893.
95) *Fox, H.:* The significance of villous syncytial knots in the human placenta. J. Obstet. Gynaec. Brit. Cwlth. 72, (1965) 347–355.
96) *Fox, H.:* The incidence and significance of vasculosyncytial membranes in the human placenta. J. Obstet. Gynaec. Brit. Cwlth. 74, (1967) 28–33.
97) *Fox, H.:* Basement membrane changes in the villi of the human placenta. J. Obstet. Gynaec. Brit. Cwlth. 75, (1968) 302–306.
98) *Frangipani, G.C., Samaja, B.A., Tinti, A., Spandrio, L.* e *Tampalini, L.:* Lattacidemia, piruvicemia ed equilibrio acido-base materno fetali in travaglio di parto. II. Durante iperossigenazione materna. Ann. Ostet. Ginec. 1, (1969) 14–23.
99) *Fujiwara, T., Adams, F.H.* and *Scudder, A.:* Fetal lamb amniotic fluid: Relationship of lipid composition to surface tension. J. Pediat. 65, (1964) 824–830.
100) *Fujiwara, T., Adams, F.H.* and *Sipos, S.:* „Alveolar" and whole lung phospholipids of the developing fetal lamb lung. Amer. J. Physiol. 215, (1968) 375–382.
101) *Gandy, G.M., Adamsons, K., Cunningham, N., Silverman, W.A.* and *James, L.S.:* Thermal environment and acid-base homeostasis in human infants during the first few hours of live. J. Clin. Invest. 43, (1964) 751–758.
102) *Gerbie, M.V., Gerbie, A.B.* and *Böhm, J.:* Diagnosis of fetal maturity by amniotic fluid phospholipids. Amer. J. Obstet. Gynec. 114, (1972) 1078–1082.
103) *Gerlach, E., Duhm, J.* and *Deuticke, B.:* Metabolism of 2,3 diphosphoglycerate in red blood cells under various experimental conditions. In: Brewer, G.J., ed.: Red cell metabolism and function, pp. 155–174. Plenum Press, New York–London 1970.
104) *Gluck, L.:* Surfactant: 1972. Pediat. Clin. N. Amer. 19, (1972) 325–331.
105) *Gluck, L., Kulovich, M.V., Borer, R.C. Jr., Brenner, P.H., Anderson, G.G.* and *Spellacy, W.N.:* Diagnosis of the respiratory distress syndrome by amniocentesis. Amer. J. Obstet. Gynec. 109, (1971) 440–445.
106) *Gluck, L.* and *Kulovich, M.V.:* Lecithin/sphingomyelin ratios in amniotic fluid in normal and abnormal pregnancy. Amer. J. Obstet. Gynec. 115, (1973) 539–546.
107) *Greenhill, J.P.:* Obstetrics. Saunders, Philadelphia 1965.
108) *Greiss, F.G.* and *Anderson, S.G.:* Uterine blood flow during labor. Clin. Obstet. Gynec. 11, (1968) 96–109.
109) *Grünwald, P.:* Chronic fetal distress and placental insufficiency. Biol. Neonat. 5, (1963) 215–265.
110) *Grünwald, P.:* Growth of the human fetus. II. Abnormal growth in twins and infants of mother with diabetes, hypertension or isoimmunization. Amer. J. Obstet. Gynec. 94, (1966) 1120–1132.
111) *Grünwald, P.:* Intrauterine growth. In: Stave, U.: Physiology of the perinatal period, vol. 1, pp. 3–27. Appleton-Century-Crofts Educational Division, Meredith Corp., New York 1970.
112) *Harding, P., Possmayer, F., Milne, K., Jaco, N.T.* and *Walters, J.H.:* Amniotic fluid phospholipids and fetal maturity. Amer. J. Obstet. Gynec. 115, (1973) 298–306.

113) *Hardy, J.B.* and *Mellits, E.D.:* Does maternal smoking during pregnancy have a long-term effect on the child? Lancet II, (1972) 1332–1336.
114) *Haupt, H.:* Das Neugeborene. Thieme, Stuttgart 1971.
115) *Hazeltine, F.G.:* Hypoglycemia and Rh erythroblastosis fetalis. Pediatrics 39, (1967) 696–699.
116) *Hendricks, C.H.:* The hemodynamics of a uterine contraction. Amer. J. Obstet. Gynec. 76, (1958) 969–982.
117) *Hey, E.N.:* The relation between environmental temperature and oxygen consumption in the new-born baby. J. Physiol. 200, (1969) 589–603.
118) *Hey, E.:* The care of babies in incubators. In: Gairdner, D. and Hull, D.: Recent advances in paediatrics, 4th edition, pp. 171–216. Churchill, London 1971.
119) *Hon, E.H.:* zit. in Bartels, H., Riegel, K., Wenner, J. und Wulf, H.: Perinatale Atmung. S. 46–47. Springer, Berlin–Heidelberg–New York 1972.
120) *Hörmann, G.:* Zur Systematik einer Pathologie der menschlichen Placenta. Arch. Gynäk. 191, (1958) 297–344.
121) *Hörmann, G.* und *Lemtis, H.:* Die menschliche Placenta. In: Schwalm, H. und Döderlein, G.: Klinik der Frauenheilkunde und Geburtshilfe, 3. Bd., S. 425–636. Urban und Schwarzenberg, München–Berlin (1965).
122) *Howard, B.K., Grodson, J.D.* and *Mengert, W.F.:* Supine hypotension syndrome in late pregnancy. Obstet. Gynec. 1, (1953) 371–377.
123) *Huault, G.* et *Dehan, M.:* La réanimation du nouveau-né lors de l'accouchement. Dans: Nahas, G.G. Rémond, A., Samama, M., Sureau, C., Viars, P. et Vourc'h, G.: réanimation obstétricale. Rapport du XXIIe Congrès National d'anesthésie et réanimation 1972 Paris, pp. 1127–1231. Arnette, Paris 1972.
124) *Huch, A., Huch, R.* and *Rooth, G.:* Monitoring the intravascular PO_2 in newborn infants. J. Perinat. Med. 1, (1973) 53–59.
125) *Huckabee, W.E.:* Relationship of pyruvate and lactate during anaerob metabolism. I–III. J. clin. Invest. 37, (1958) 244–271.
126) *Hull, D.:* The structure and function of brown adipose tissue. Brit. med. Bull. 22, (1966) 92–96.
127) *James, L.S.:* Onset of breathing and resuscitation. Pediat. Clin. N. Amer. 13, (1966) 621–643.
128) *James, L.S.:* Maternal hyperventilation during labor. Anesthesiology 28, (1967) 804–805.
129) *James, L.S.:* Scientific basis of current perinatal care. Arch. Dis. Childh. 42, (1967) 457–466.
130) *James, L.S.:* Respiratory distress syndrome pathogenesis. In: Nahas, G.-G., Salamagne, J.-C., Viars, P. et Vourc'h, G.: bases fondamentales de l'anesthésie et de la réanimation obstétricales, pp. 491–497. Arnette, Paris 1973.
131) *James, L.S.:* Acid-base changes in the perinatal period. In: Winters, R.W.: The body fluids in pediatrics. pp. 185–206 Little, Brown, Boston 1973.
132) *James, L.S.* and *Rowe, R.D.:* The pattern of response of pulmonary and systemic arterial pressures in newborn and older infants to short periods of hypoxia. J. Pediat. 51, (1957) 5–11.
133) *Jung, H.:* Physiologie und Pathologie der Uteruskontraktion. In: Käser, O., Friedberg, V., Ober, K.G., Thomsen, K. und Zander, J.: Gynäkologie und Geburtshilfe. Band II: Schwangerschaft und Geburt, S. 549–566. Thieme, Stuttgart 1967.
134) *Karlberg, P.:* The adaption of neonatal respiration. In: Wiesner, H.: Intensivpflege bei Neugeborenen, S. 1–5. Thieme, Stuttgart 1971.
135) *Karlberg, P., Adams, F.H., Geubelle, F.* and *Wallgren, G.:* Alteration of the infant's thorax during vaginal delivery. Physiological studies. Acta obstet. gynec. scand. 41, (1962) 223–229.
136) *Karlberg, P., Cherry, R.B., Escardó, F.E.* and *Koch, G.:* Respiratory studies in newborn infants. II. Pulmonary ventilation and mechanics of breathing in the first minutes of life, including the onset of respiration. Acta paediat. scand. 51 (1962) 121–136.
137) *Käser, O.* und *Pallaske, H.J.:* Geburt. In: Käser, O., Friedberg, V., Ober, K.G., Thomsen, K. und Zander, J.: Gynäkologie und Geburtshilfe. Band II: Schwangerschaft und Geburt, S. 713–777. Thieme, Stuttgart 1967.
138) *Keller, B., Schick, A.R., Rüttgers, H.* et *Kubli, F.:* Souffrance foetale. Aspects cliniques. Deuxième partie: Clinique de la souffrance foetale au cours du travail. Dans: Nahas, G.G., Rémond, A., Samama, M., Sureau, C., Viars, P. et Vourc'h, G.: réanimation obstétricale. Rapport du XXIIe Congrès National d'anesthésie et réanimation 1972, Paris pp. 757–849. Arnette, Paris 1972.
139) *Kerr, M.G., Scott, D.B.* and *Samuel, E.:* Studies of the inferior vena cava in late pregnancy. Brit. med. J. 1, (1964) 532–533.
140) *Klaus, M.H., Clements, J.A.* and *Havel, R.J.:* Composition of surface-active material isolated from beef lung. Proc. Nat. Acad. Sci. (Wash.) 47, (1961) 1858–1859.
141) *Klaus, M., Reiss, O.K., Tooley, W.H., Piel, C.* and *Clements, J.A.:* Alveolar epithelial cell mitochondria as source of the surface-active lung lining. Science 137, (1962) 750–751.
142) *Klöck, F.K., Lamberti, G.* und *Sticherling, C.:* Das Kardiotokogramm in der späten

Eröffnungsperiode und in der Austreibungsperiode. Korrelationen zur klinischen Geburtsdiagnose und zur Blutgasanalyse. Geburtsh. Frauenheilk. 31, (1971) 723–738.
143) *Koch, G.:* Lung function and acid-base balance in the newborn infant. Acta. paediat. scand. Suppl. 181, (1968) 1–45.
144) *Koller, E.A.:* Der erste Atemzug. Schweiz. med. Wschr. 101 (1971) 1289–1295.
145) *Krogh, A.:* The comparative physiology of respiratory mechanisms. University of Pennsylvania Press, Philadelphia 1941.
146) *Krüger, H.W.:* Zur Freihaltung der Atemwege des Neugeborenen beim Kaiserschnitt. Z. Prakt. Anästh. Wiederbeleb. 5, (1970) 189–192.
147) *Kubli, F.:* Fetale Gefahrenzustände und ihre Diagnose. Thieme, Stuttgart 1966.
148) *Kubli, F.:* Intrauterine Asphyxie und die Erkennung fetaler Gefahrenzustände. In: Käser, O., Friedberg, V., Ober, K.G., Thomsen, K. und Zander, J.: Gynäkologie und Geburtshilfe. Band II: Schwangerschaft und Geburt, S. 1029–1050. Thieme, Stuttgart 1967.
149) *Kubli, F.:* Die chronische Plazentarinsuffizienz. Gynäkologie 1, (1968) 53–60.
150) *Kubli, F.* und *Budlinger, H.:* Beitrag zur Morphologie der insuffizienten Plazenta. Geburtsh. Frauenheilk. 23, (1963) 37–43.
151) *Kubli, F.* and *Rüttgers, H.:* Iatrogenic fetal hypoxia. In: Gevers, R.H. and Ruys, S.H.: Physiology and pathology in the perinatal period, pp. 57–75. University Press, Leiden 1971.
152) *Künzel, W., Dening, H.H., Caffier, H.* und *Wulf, H.:* Der Säure-Base-Status in der Neugeborenenperiode. Z. Geburts. Gynäk. 170, (1969) 231–242.
153) *Künzel, W., Wulf, H.* und *Dening, D.:* Die Sauerstofftransportfunktion des Blutes in der Neugeborenenperiode. Z. Geburtsh. Gynäk. 171, (1969) 217–238.
154) *Künzel, W.* und *Chelius, H.H.:* Frühabnabelung-Spätabnabelung. Auswirkung auf den Säure-Base-Status und den aktuellen Kohlensäurepartialdruck des Neugeborenen während der ersten Lebensstunden. Z. Geburtsh. Gynäk. 171, (1969) 309–321.
155) *Künzel, W., Wulf, H.* und *Busse, A.:* Der Einfluß der maternen Ventilation auf die aktuellen Blutgase und den Säure-Basen-Status des Feten. Z. Geburtsh. Gynäk. 172, (1970) 1–24.
156) *Kyank, H., Sommer, K.H.* und *Schwarz, R.:* Lehrbuch der Geburtshilfe. VEB Georg Thieme, Leipzig 1971.
157) *Lamberti, G., Klöck, F.K., Closs, H.P., Schwenzel, W.* und *Austermann, R.:* Das fetale Azidoserisiko in der Austreibungsperiode. Z. Geburtsh. Perinat. 176, (1972) 50–60.
158) *Lemons, J.A.* and *Jaffe, R.B.:* Amniotic fluid lecithin/sphingomyelin ratio in the diagnosis of hyaline membrane disease. Amer. J. Obstet. Gynec. 115, (1973) 233–237.

159) *Liggins, G.C.* and *Howie, R.N.:* A controlled trial of antepartum glucocorticoid treatment for prevention of the respiratory distress syndrome in premature infants. Pediatrics 50, (1972) 515–525.
160) *Lind, J., Peltonen, R., Toernwall, L.* und *Wegelins, C.:* Röntgenologische Lungenbefunde beim ersten Atemzug des Neugeborenen. Z. Kinderheilk. 87, (1963) 568–578.
161) *Low, J.A., Boston, R.W.* and *Cervenko, F.W.:* Effect of low maternal carbon dioxide tension on placental gas exchange. Amer. J. Obstet. Gynec. 106, (1970) 1032–1043.
162) *Lubchenco, L.O.* and *Bard, H.:* Incidence of hypoglycemia in newborn infants classified by birth weight and gestational age. Pediatrics 47, (1971) 831–838.
163) *Ludwig, H.:* Mikrozirkulationsstörungen und Diapedeseblutungen im fetalen Gehirn bei Hypoxie. Karger, Basel 1968.
164) *Lumley, J., Renon, P., Newman, W.* and *Wood, C.:* Hyperventilation in obsterics. Amer. J. Obstet. Gynec. 103, (1969) 847–855.
165) *Magnin, P. et Fournié, G.:* Une cause intéressante d'avortement: les scléroses vasculaires au niveau de l'endomètre. Gyn. et Obst. 55, (1956) 324–332.
166) *Magnin, P. et Gabriel, H.:* Néphropathie gravidique récidivante, avec mort du foetus. Néphroangiosclérose et sclérose vasculaire de l'endomètre. Gyn. et Obst. 59 (1960) 514–518.
167) *Mann, T.P.:* Observations on temperatures of mothers and babies in the perinatal period. J. Obstet. Gynaec. Brit. Cwlth. 75, (1968) 316–321.
168) *Marais, W.D.:* Human decidual spiral arterial studies. Part IV. Human atherosis of a few weeks duration. Histopathogenesis. J. Obstet. Gynaec. Brit. Cwlth. 69, (1962) 234–238.
169) *Marais, W.D.:* Human decidual arterial studies. Part V. Pathogenetic patterns of intraplacental lesions. J. Obstet. Gynaec. Brit. Cwlth. 69, (1962) 944–955.
170) *Martin, C. et Cuisinier, J.C.:* La maladie hypoglycémique du nouveau-né secondaire à la malnutrition foetale. Ann. Pédiat. 12, (1965) 631–635.
171) *Marx, G.F.* and *Orkin, L.R.:* Physiology of obstetric anesthesia. Thomas, Springfield, Ill. 1969.
172) *McLennan, C.E.:* Antecubital and femoral venous pressure in normal and toxemic pregnancy. Amer. J. Obstet. Gynec. 45, (1943) 568–591.
173) *Mestyán, J., Fekete, M., Bata, G.* and *Járai, I.:* The basal metabolic rate of premature infants. Biol. Neonat. 7, (1964) 11–25.
174) *Mestyán, J., Fekete, M., Járai, I., Sulyok, E., Imhof, S.* and *Soltész, Gy.:* The postnatal changes in the circulating free amino acid pool in the newborn infant. II. The plasma amino acid ratio in intrauterine malnutrition („small for dates", full term, preterm

175) *Mieth, D.:* persönliche Mitteilung.
176) *Mieth, D.* und *Nüssli, R.:* Thermoregulation beim Neugeborenen. Therap. Umschau 29, (1972) 735–739.
177) *Miller, H.C., Johnson, R.D.* and *Durlacher, S.H.:* A comparison of newborn infants with erythroblastosis fetalis with those born to diabetic mothers. J. Pediat. 24, (1944) 603–615.
178) *Morishima, H.O., Moya, F., Bossers, A.C.* and *Daniel, S.S.:* Adverse effects of maternal hypocapnea on the newborn guineapig. Amer. J. Obstet. Gynec. 88, (1964) 524–529.
179) *Morishima, H.O., Daniel, S.S., Adamsons, K.* and *James, S.:* Effects of positive pressure ventilation of the mother upon the acid-base state of the fetus. Amer. J. Obstet. Gynec. 93, (1965) 269–273.
180) *Motoyama, E.K., Rivard, G., Acheson, F.* and *Cook, C.D.:* Adverse effect of maternal hyperventilation on the fetus. Lancet I, (1966) 286–288.
181) *Motoyama, E.K., Rivard, G., Acheson, F.* and *Cook, C.D.:* The effect changes in maternal pH and pCO_2 on the pO_2 of fetal lambs. Anesthesiology 28, (1967) 891–903.
182) *Mott, J.C.:* Ability of young mammals to withstand total oxygen lack. Brit. med. Bull. 17, (1961) 144–148.
183) *Moya, F., Morishima, H.O., Shnider, S.M.* and *James, L.S.:* Influence of maternal hyperventilation on the newborn infant. Amer. J. Obst. Gynec. 91, (1965) 76–84.
184) *Müller, G., Horka, G.* und *Mann, H.:* Zur Statistik der perinatalen Asphyxie aus morphologischer Sicht. Dtsch. med. Wschr. 96, (1971) 189–195.
185) *Naeye, R.L.:* Arterial changes during the perinatal period. Arch. Path. 71, (1961) 121–128.
186) *Naeye, R.L.* and *Kelly, J.A.:* Judgement of fetal age. III. The pathologist's evaluation. Pediat. Clin. N. Amer. 13, (1966) 849–862.
187) *v. Neergaard, K.:* Eine neue Auffassung der Retraktionskraft der Lunge und ihre Bedeutung für den Kollapszustand. Verh. dtsch. Ges. inn. Med. 41, (1929) 249–257.
188) *v. Neergaard, K.:* Neue Auffassungen über einen Grundbegriff der Atemmechanik. Die Retraktionskraft der Lunge, abhängig von der Oberflächenspannung in den Alveolen. Z. ges. exp. Med. 66, (1929) 373–394.
189) *Neligan, G.A., Robson, E.* and *Watson, J.:* Hypoglycaemia in the new-born. A sequel of intrauterine malnutrition. Lancet I, (1963) 1282–1284.
190) *Oh, W.:* Intrauterine growth retardation. Year Book of Obstetrics and Gynecology, pp. 264–274. Year Book Medical Publishers, Chicago 1968.
191) *Oh, W., Lind, J.* and *Gessner, I.H.:* The circulatory and respiratory adaptation to early and late cord clamping in newborn infants. Acta paediat. scand. 55, (1966) 17–25.
192) *Otteni, J.-Cl., Bertrand, J.-Cl., Fournié, A.* et *Pontonnier, G.:* Anesthésie général chez la femme enceinte. Deucième partie: Anesthésie générale de la femme enceinte en vue de l'accouchement par voie basse ou par l'opération cesarienne. Dans: Nahas, G.G., Rémond, A., Samama, M., Sureau, C., Viars, P. et Vourc'h, G.: anesthésie et analgésie obstétricales. Rapport du XXIIe Congrès National d'anesthésie et réanimation 1972, Paris pp. 20–362, Arnette, Paris 1972.
193) *Panigel, M.:* Placental perfusion experiments. Amer. J. Obstet. Gynec. 84, (1962) 1664–1683.
194) *Pattle, R.E.:* Properties, function and origin of the alveolar lining layer. Nature 175, (1955) 1125–1126.
195) *Poseiro, J.J., Bieniarz, J.:* IV. Congr. Uruguayo de Ginecotocologia, I, (1964) 480.
196) *Purves, M.J.:* Initiation of respiration. In: De Reuck, A.V.S. and Porter, R.: Development of the lung, pp. 317–331, Churchill, London 1967.
197) *Purves, M.J.* and *Biscoe, T.J.:* Development of chemoreceptor activity. Brit. med. Bull. 22, (1966) 56–60.
198) *Quilligan, E.J., Dunnihoo, D.R.* and *Anderson, G.G.:* Effect of elevations of carbon dioxide on fetal carotid blood flow. Amer. J. Obstet. Gynec. 109, (1971) 706–715.
199) *Ramsey, E.M.:* Uteroplacental circulation during labor. Clin. Obstet. Gynec. 11, (1968) 78–95.
200) *Reid, L.:* The embryology of the lung. In: De Reuck, A.V.S. and Porter, R.: Development of the lung, pp. 109–130, Churchill, London 1967.
201) *Renaud, R., Boog, G., Brettes, J.-P., Irrmann, M., De Mot, E., Schumacher, J.-Cl.* et *Gandar, R.:* Souffrance foetale. Aspects thérapeutiques. Dans: Nahas, G.G., Rémond, A., Samama, M., Sureau, C., Viars, P. et Vourc'h, G.: reanimation obstétricale. Rapport du XXIIe Congrès National d'anesthésie et réanimation 1972, Paris pp. 855–1125. Arnette, Paris 1972.
202) *Revaz, C.:* Influence de la contraction utérine sur l'action cardiaque de l'enfant. Nouveaux critères d'évaluation. Gynaecologia 160, (1965) 333–343.
203) *Reynolds, E.O.R.:* Hyaline membrane disease. Amer. J. Obstet. Gynec. 106, (1970) 780–797.
204) *Reynolds, S.R.M.:* Mortalité périnatale consécutive aux complications pulmonaires. Gynéc. Obstét. 69, (1970) 569–580.
205) *Ross, B.B.:* Comparison of foetal pulmonary fluid with foetal plasma and amniotic fluid. Nature (Lond.) 199, (1963) 1100.
206) *Rossier, P.H.* und *Hotz, M.:* Respiratorische Funktion und Säure-Basengleichgewicht in der Schwangerschaft. Schweiz. med. Wschr. 83, (1953) 897–901.

207) *Rudolph, A.M.* and *Yuan, S.:* Response of the pulmonary vasculature to hypoxia and H$^+$ jon concentration changes. J. clin. Invest. 45, (1966) 399–411.

208) *Rüttgers, H., Lorenz, U., Henner, H.-D., Heinrich, D., Herms, V., Haller, U.* und *Kubli, F.:* Wehenpathologie und Geburtsverlauf. In: Saling, E. und Dudenhausen, J.W.: Perinatale Medizin. Bd. III. 4. Dtscher. Kongr. Perinat. Med., Berlin 1971, S. 268–273. Thieme, Stuttgart 1972.

209) *Saling, E.:* Neue Untersuchungsergebnisse über den Kreislauf des Kindes unmittelbar nach der Geburt. Arch. Gynäk. 194, (1960) 287–306.

210) *Saling, E.:* Neue Gesichtspunkte über den Ablauf fetaler Hypoxien. Vortrag vor der Gesellschaft für Geburtshilfe und Gynäkologie Berlin am 19.3.1965. Ref.: Geburtsh. Frauenklinik 25, (1965) 886–887.

211) *Saling, E.:* Das Kind im Bereich der Geburtshilfe. Thieme, Stuttgart 1966.

212) *Saling, E.:* Die O$_2$-Sparschaltung des fetalen Kreislaufes. Geburtsh. Frauenheilk. 26, (1966) 413–419.

213) *Saling, E.Z.:* Oxygen-conserving adaptation of the foetal circulation. In: Apley, J.: Modern Trends in Paediatrics – 3, pp. 51–68. Butterworth, London 1970.

214) *Saling, E.* and *Ligdas, P.:* The effect on the fetus of maternal hyperventilation during labour. J. Obstet. Gynaec. Brit. Cwlth. 76, (1969) 877–880.

215) *Scarpelli, E.M.:* Lung, tracheal fluid and lipid metabolism of the fetus. Pediatrics 40, (1967) 951–961.

216) *Scarpelli, E.M.:* Physiologie und Pathologie des pulmonalen oberflächenaktiven Systems. Triangel 10, (1971) 47–56.

217) *Schreiner, W.E.:* Fruchtwasser und Fetus. Karger, Basel–New York 1964.

218) *Schreiner, W.E.:* Die placentaren Funktionen und ihre Störungen. Gynaecologia 161, (1966) 372–408.

219) *Schreiner, W.E., Tsakiris, A.* und *Bühlmann, A.:* Der Einfluß der mütterlichen Atmung auf die fetale Kohlensäurespannung (pCO$_2$) Arch. Gynäk. 197, (1962) 93–100.

220) *Schuhmann, R.:* Histomorphologische Befunde an Plazenten bei EPH-Gestose. In: Saling, E. und Dudenhausen, J.W.: Perinatale Medizin, Band III, 4. Dtscher Kongr. Perinat. Medizin, Berlin 1971, S. 649–654. Thieme, Stuttgart 1972.

221) *Scott, D.B.* and *Kerr, M.G.:* Inferior vena caval pressure in late pregnancy. J. Obstet. Gynaec. Brit. Cwlth. 70, (1963) 1044–1049.

222) *Scott, D.B., Lees, M.M., Davie, I.T., Slawson, K.B.* and *Kerr, M.G.:* Observations on cardiorespiratory function during caesarean section. Brit. J. Anaesth. 41, (1969) 489–495.

223) *Sexton, L.I., Hertig, A.T., Reid, D.E., Kellogg, F.S.* and *Patterson, W.S.:* Premature separation of the normally implanted placenta. Amer. J. Obstet. Gynec. 59, (1950) 13–24.

224) *Shelley, H.J.:* Carbohydrate reserves in the newborn infant. Brit. med. J. 1, (1964) 273–275.

225) *Shelley, J.H.:* Energy requirements: Summary of the chairman. In: Huntingford, P.J., Hüter, K.A. and Saling, E.: Perinatal Medicine. 1st European Congress, Berlin, p. 193. Thieme, Stuttgart and Academic Press, New York – London 1969.

226) *Shelley, H.J.:* The metabolic response of the foetus to hypoxia. J. Obstet. Gynaec. Brit. Cwlth. 76, (1969) 1–15.

227) *Shelley, H.J.* and *Neligan, G.A.:* Neonatal hypoglycaemia. Brit. med. Bull. 22, (1966) 34–39.

228) *Silverman, W.A.:* The physical environment and the premature infant. Pediatrics 23, (1959) 166–171.

229) *Silverman, W.A., Fertig, J.W.* and *Berger, A.P.:* The influence of the thermal environment upon the survival of the newly born premature infants. Pediatrics 22, (1958) 876–886.

230) *Sinclair, J.C.:* Metabolic rate and temperature control in the newborn baby. In: Saling, E. und Schulte, F.-J.: Perinatale Medizin, Band II, 3. Dtscher Kongr. Perinat. Med. Berlin 1970, S. 200–205. Thieme, Stuttgart 1972.

231) *Sinclair, J.C.* and *Coldiron, J.S.:* Low birthweight and postnatal physical development. Develop. Med. Child. Neurol. 11, (1969) 314–329.

232) *Singh, H.A.* and *Symonds, E.M.:* Red-cell potassium in chronic fetal asphyxia. J. Obstet. Gynaec. Brit. Cwlth. 79, (1972) 941–945.

233) *Sisson, T.R.C.:* Blood volume. In: Stave, U.: Physiology of the perinatal period, p. 209–228. Appleton-Century Crofts. Educational Division Meredith Corporation, New York 1970.

234) *Smith, C.A.:* The first breath. Scient. Amer. 209, (1963) 27–35.

235) *Spellacy, W.N., Buhi, W.C., Riggall, F.C.* and *Holsinger, K.L.:* Human amniotic fluid lecithin/sphingomyelin ratio changes with estrogen or glucocorticoid treatment. Amer. J. Obstet. Gynec. 115, (1973) 216–218.

236) *Spierdijk, J.:* The influence of anaesthesia on the acid-base values of the newborn baby. Progress in Anaesthesiology – Proceedings of the fourth World Congress of Anaesthesiologists. London, Sept. 1968, Exerpta Medica, Amsterdam 1970.

237) *Stafford, A.* and *Weatherall, J.A.C.:* The survival of young rats in nitrogen. J. Physiol. 153, (1960) 457–472.

238) *Stembera, Z.K., Hodr, J.* and *Janda, J.:* Umbilical blood flow in healthy newborn infants during the first minutes after birth. Amer. J. Obstet. Gynec. 91, (1965) 568–574.

239) *Stephenson, J.M., Du, J.N.* and *Oliver, Th.K.:*

The effect of cooling on blood gas tensions in newborn infants. J. Pediat. 76, (1970) 848–852.
240) *Strang, L.B.:* Pulmonary circulation in the respiratory distress syndrome. Pediat. Clin. N. Amer. 13, (1966) 693–701.
241) *Strang, L.B.:* Uptake of liquid from the lungs at the start of breathing. In: De Reuck, A.V.S. and Porter, R.: Development of the lung, pp. 348–375. Churchill, London 1967.
242) *Stoll, W.:* Die Reanimation des Neugeborenen. Kinderarzt 18, (1970) 10–13.
243) *Stoll, W.* und *Bretscher, J.:* Der Säure-Basen-Haushalt und die Sauerstoffversorgung des Feten unter subpartualer Natriumbikarbonatinfusion. Schweiz. Z. Gynäk. Geburtsh. 3, (1972) 183–200.
244) *Stoll, W.* und *Bader, P.:* Der Säure-Basen-Haushalt und die Sauerstoffversorgung des Feten unter subpartualer Trispufferinfusion. Gynäk. Rundschau 13, (1973) 231–240.
245) *Tominaga, T.* und *Page, E.W.:* Accomodation of the human placenta to hypoxia. Amer. J. Obstet. Gynec. 94, (1966) 679–691.
246) *Ueland, K.* and *Hansen, J.M.:* Maternal cardiovascular dynamics. II. Posture and uterine contractions. Amer. J. Obstet. Gynec. 103, (1969) 1–7.
247) *Usher, R., Shephard, M.* and *Lind, J.:* The blood volume of the newborn infant and placental transfusion. Acta paediat. scand. 52, (1963) 497–512.
248) *Vernon, R.G.* and *Walker, D.G.:* Changes in activity of some enzymes involved in glucose utilization and formation in developing rat liver. Biochem. J. 106, (1968) 321–329.
249) *Villee, C.A.:* Aerobic and anaerobic metabolism in the fetus and newborn. In: Lanman, J.T.: Physiology of prematurity. Transactions of the second conference 1957. Macy, Ed., New York 1958.
250) *Vorys, N., Ullery, J.C.* and *Hanusek, G.E.:* The cardiac output changes in various positions in pregnancy. Amer. J. Obstet. Gynec. 82, (1961) 1312–1321.
251) *Wagenvoort, C.A., Neufeld, H.N.* and *Edwards, J.E.:* The structure of the pulmonary arterial tree in fetal and early postnatal life. Lab. Invest. 10, (1961) 751–762.
252) *Weinschenk, J.R.:* Erfahrungsbericht über 107 Fälle von Nabelschnurvorfall. Med. Diss. Zürich 1960.
253) *Wenner, J.:* Untersuchungen zur zerebralen O_2-Versorgung des menschlichen Neugeborenen im Vergleich zum älteren Säugling. In: Saling, E. und Dudenhausen, J.W.: Perinatale Medizin, Band III, 4. Dtscher Kongr. Perinat. Med., Berlin 1971, S. 317–320. Thieme, Stuttgart 1972.
254) *Wenner, J.:* Hirnvenöse O_2-Drucke unter Normoxie und Hypoxie. In: Saling, E. und Dudenhausen, J.W.: Perinatale Medizin, Band III, 4. Dtscher Kongr. Perinat. Med., Berlin 1971, S. 322–323. Thieme, Stuttgart 1972.
255) *Wenner, J.:* Bedeutung des geringen zerebralen Energiebedarfs für die Anoxie- und Hypoxietoleranz. In: Saling, E. und Dudenhausen, J.W.: Perinatale Medizin, Band III, 4. Dtscher Kongr. Perinat. Med., Berlin 1971 S. 335–337. Thieme, Stuttgart 1972.
256) *Westin, B., Nyberg, R., Miller, J.A.jr.* and *Wedenberg, E.:* Hypothermia and transfusion with oxygenated blood in the treatment of asphyxia neonatorum. Acta paediat. scand. (Suppl. 139) 51, (1962) 1–80.
257) *Wigglesworth, J.S.:* The Langhans layer in late pregnancy: a histological study of normal and abnormal cases. J. Obstet. Gynaec. Brit. Cwlth. 69, (1962) 355–365.
258) *Wilkin, P.:* Pathologie du placenta. Etude clinique et anatomique. Masson, Paris 1965.
259) *Wöckel, W.:* Morphologische Aspekte der Lungenbelüftung und ihrer Störungen beim Neugeborenen. Schweiz. med. Wschr. 99, (1969) 453–458.
260) *Wolf, H., Sabata, V., Frerichs, H.* and *Melichar, V.:* Energy supply to the fetus under physiological and pathological conditions. In: Huntingford, P.J., Hüter, K.A. and Saling, E.: Perinatal Medicine. 1st European Congress, Berlin, pp. 174–180. Thieme, Stuttgart and Academic Press, New York – London 1969.
261) *Wolf, H.* und *Stave, U.:* Postnatale Thermoregulation und Fettstoffwechsel. In: Wiesener, H.: Intensivpflege bei Neugeborenen, S. 105–114, Thieme, Stuttgart 1971.
262) *Wood, C.* and *Beard, R.W.:* Temperature of the human foetus. J. Obstet. Gynaec. Brit. Cwlth. 71, (1964) 768–769.
263) *Wulf, H.:* Störungen der intrauterinen Atmung. Arch. Gynäk. 198, (1963) 40–50.
264) *Wulf, H.:* Physiologie der perinatalen Adaptation. Gynäkologie 1, (1968) 47–53.
265) *Yao, A.C., Wist, A.* and *Lind, J.:* The blood volume of the newborn infant delivered by caesarean section. Acta paediat. scand. 56, (1967) 585–592.
266) *Yeh, S.* und *Hon, E.H.:* Nabelschnurkomplikationen unter der Geburt. Gynäkologie 1, (1968) 71–77.
267) *Zeek, P.M.* and *Assali, N.S.:* The formation, regression and differential diagnosis of the infarcts of the placenta. Amer. J. Obstet. Gynec. 64, (1952) 1191–1200.

III. Maßnahmen zur Behandlung des hypoxisch gefährdeten Feten unter der Geburt

Ausgehend von den pathophysiologischen Grundlagen scheinen Möglichkeiten, die Sauerstoffversorgung und die Stoffwechsellage des Feten bei Hypoxiegefahr durch therapeutische Maßnahmen über die Mutter zu beeinflußen, theoretisch offen zu stehen. Die Idee einer solchen „intrauterinen Reanimation" ist nicht neu. Seit langem hat man in der Geburtshilfe Verfahren zur Bekämpfung fetaler Gefahrenzustände angewandt, dazu gehören vor allem die Sauerstoffgabe und Glukoseinfusionen bei subakuter Gefährdung beziehungsweise protrahierter Geburt, Spasmolytika bei hypertoner Wehentätigkeit und schließlich Narkose bei akuter Notfallsituation. Vor Einführung der modernen biochemischen und biophysikalischen Überwachungsmethoden lag die Schwierigkeit in Anbetracht der geringen Aussagekraft der konventionellen Gefahrenzeichen besonders darin, den Schweregrad der Gefährdung richtig abzuschätzen und die Wirkung der getroffenen Maßnahmen zu objektivieren.

Das erweiterte Spektrum der therapeutischen Möglichkeiten von heute in Kombination mit den neuen diagnostischen Verfahren hat schon die Frage aufkommen lassen, ob die Formel „akute fetale Gefährdung = operative Entbindung" noch richtig sei (55). Von der Pathophysiologie her gesehen, ergeben sich zur intrauterinen Behandlung des gefährdeten Kindes die folgenden Richtlinien:
1. Verbesserung der plazentaren Zirkulation
   a) durch Ausschluß ungünstiger hämodynamischer Faktoren, wie sie in Rückenlage auftreten können,
   b) durch Unterdrückung einer pathologischen Wehentätigkeit,
   c) durch pharmakologische Verbesserung der plazentaren Durchblutung
2. Erhöhung der Sauerstoffzufuhr zum Feten durch mütterliche Sauerstoffatmung
3. Ergänzung der Kohlehydratreserven
4. Korrektur des Säure-Basengleichgewichts durch Pufferinfusionen.

Es sei vorweggenommen, daß nur wenigen der in dieser Richtung erprobten Verfahren eine klinisch-praktische Bedeutung beizumessen ist.

Auf die Therapie spezifischer Krankheitsbilder, wie zum Beispiel vorzeitige Lösung der normal sitzenden Plazenta, Eklampsie usw., wird im folgenden nicht eingegangen, ebenfalls nicht auf Maßnahmen zur Beeinflußung der chronischen Plazentarinsuffizienz in graviditate. Es sei lediglich darauf hingewiesen, daß die beste Prophylaxe der akuten fetalen Gefährdung sub partu in der frühzeitigen Erfassung und Behandlung von krankhaften Veränderungen in der Schwangerschaft besteht (67).

1. Verbesserung der plazentaren Zirkulation

a) Ausschluß ungünstiger hämodynamischer Faktoren durch Lagewechsel

Die Rückenlage der schwangeren und gebärenden Frau schließt die Gefahr von Störungen der Zirkulation im uteroplazentaren Raum und damit die hypoxische Gefährdung des Feten in sich. Auf die pathophysiologischen Grundlagen des Vena-cava-Kompressionssyndroms (S. 7) und des Poseiro-Effektes (S. 9) sind wir eingegangen.

Mit der Einnahme der linken Seitenlage werden die großen venösen und arteriellen Gefäße im Beckenraum und untern Abdominalbereich entlastet. Die Kreislaufsituation wird optimal. In linker Seitenlage weisen Schwangere nahe am Termin das größte Herzminutenvolumen auf (S. 8), die Verbesserung der uteroplazentaren Durchblutung konnte auch direkt nachgewiesen werden (58).

Der Wechsel von der Rückenlage in die linke oder rechte Seitenlage führt bei 90% der spontan ablaufenden und bei 76% der mit Oxytocin induzierten Geburten zu wesentlichen Veränderungen der Uterusaktivität: die Wehenfrequenz und der Grundtonus nehmen ab, die Kontraktionen nehmen an Intensität zu und laufen koordiniert ab. Diese Effekte ließen sich schon unmittelbar nach dem Lagewechsel nachweisen, sie hielten an, solange die Seitenlage eingehalten wurde. Parität, Zeitpunkt des Blasensprungs oder Lage des Feten waren ohne Einfluß (15). In Anbetracht der längeren Wehenpausen und der besseren Koordination der Wehen ist wiederum mit einem günstigen Effekt auf die uteroplazentare Durchblutung zu rechnen. Die veränderte und wirkungsvollere Wehentätigkeit führt im weiteren zum rascheren Fortschreiten der Geburt. Die hämodynamischen Verbesserungen, die durch den Lagewechsel der gebärenden Frau zu erzielen sind, können ausreichend sein, fetale Hypoxiezeichen im Sinne von späten Herztondezelerationen zum Verschwinden zu bringen (58).

Bei Nabelschnurumschlingungen kann die Seitenlagerung ebenfalls zu einer Verbesserung der fetalen Situation führen. Das Verschwinden von variablen Dezelerationen im Kardiotokogramm ist ein Hinweis, daß die mechanische Beeinträchtigung der funikulären Zirkulation vermindert wird (30, 57). Schließlich stellt die Beckenhochlagerung die erste Notfallmaßnahme beim Nabelschnurvorfall dar.

Bei abdominalen Entbindungen erfolgt die Lagerung der Patientin auf dem Operationstisch meist auf den Rücken. Es ist aber durchaus möglich, durch Kippen des Tisches nach links die großen mütterlichen Gefäße zu entlasten. Bereits eine Neigung von 10 Grad scheint zur Verbesserung der kindlichen Sauerstoffversorgung beizutragen. Vergleichsmessungen bei Schnittentbindungen zeigten, daß Kinder, die bei der erwähnten leichten Seitenlagerung der Mutter entbunden wurden, höhere Sauerstoffspannungen und höhere Sauerstoffsättigungswerte in den Nabelschnurgefäßen aufwiesen als Neugeborene eines entsprechenden Vergleichskollektivs, die bei mütterlicher Rückenlage zur Entbindung kamen (4). Allerdings muß einschränkend gesagt werden, daß die Differenzen der Sauerstoffwerte zwischen den beiden Kollektiven nur statistisch signifikant waren bei Anwendung der Spinalanästhesie, nicht aber bei Allgemeinnarkose. Andere Autoren gehen weiter, indem sie die Schnittentbindung bei einer Seitenlagerung von 90° ausführen und so die vollen zirkulatorischen Vorteile dieser Position ausnützen (71). Es sind auch Stützvorrichtungen konstruiert worden, mit deren Hilfe bei der Schnittentbindung in Rückenlage der Uterus von außen nach links abgedrängt werden kann (25).

Auf die Möglichkeit der Potenzierung der ungünstigen Effekte der nicht korrekt durchgeführten Beatmung in Narkose und des Vena-cava-Kompressionssyndroms wurde hingewiesen (S. 12).

Aus diesen Darlegungen geht hervor, daß die Zeitspanne, während der eine schwangere Frau im Rahmen einer operativen Geburtsbeendigung aus irgendwelchen Gründen Rückenlage einnimmt, auf ein Minimum reduziert werden muß.

Mit dem Suchen von Blutdruckdifferenzen zwischen Rücken- und Seitenlage bei Frauen nahe am Geburtstermin können Fälle mit Tendenz zum Vena-cava-Kompressionssyndrom frühzeitig erkannt werden (10). Diese Praxis sollte vermehrt empfohlen werden, besonders für Fälle, bei denen eine operative Entbindung ins Auge gefaßt wird.

b) Unterdrückung der pathologischen Wehentätigkeit

Jede Uteruskontraktion führt zu einer gewissen Belastung der plazentaren und fetalen Reservekapazität. Bei ausgewogenen Verhältnissen ist die Sauerstoffversorgung des Feten nicht gefährdet. Anderseits zieht die pathologische Uterusaktivität, die uterine Hypertonie, die Tachysystolie und die diskoordinierte Wehentätigkeit, sehr rasch fetale Beeinträchtigungen nach sich. Leichte Fälle sind möglicherweise durch Seitenlagerung beeinflußbar (S. 58).

Narkose. Bei schweren Störungen liegt das Ziel der therapeutischen Maßnahmen in der unverzüglichen Ruhigstellung des Uterus, in klassischer Weise erfolgt dies durch Inhalationsnarkose. Bewährt hat sich die Halothan-Lachgasnarkose. Halothan vermag in verhältnismäßig geringer Dosierung die Wehentätigkeit in wenigen Minuten vollständig zu unterdrücken (10). Bereits schon 30 sec nach Anästhesiebeginn ließ sich die Substanz im Nabelschnurblut nachweisen. In geringer Dosis appliziert dürfte Halothan nicht zu Depressionszuständen beim Kind führen (21). Allerdings spielt in dieser Hinsicht die Dauer der Narkose eine Rolle (10). Wird daher nicht unverzüglich eine operative Geburtsbeendigung vorgenommen, ist der Fetus biochemisch und biophysikalisch zu überwachen.

Betasympathikomimetika. Ein anderer Weg zur vollständigen Unterdrückung der Wehentätigkeit eröffnet sich mit der Anwendung der Betasympathikomimetika in der intravenösen Tropfinfusion (17). Diese Substanzen wirken direkt auf die glatten Muskelfasern, das gilt sowohl für das Herz-Kreislaufsystem, als auch für die Uterusmuskulatur. Die wichtigsten Effekte im geburtshilflichen Bereich sind die Hemmung der Uteruskontraktionen, die Senkung des Grundtonus und die Vasodilatation. Dadurch ist eine Verbesserung der uteroplazentaren Durchblutung zu erwarten. Neben diesen Effekten dürfte auch die Erhöhung des Blutzeitvolumens bei Mutter und Kind von Bedeutung sein (47). Die Wirkung auf den Uterus setzt bereits nach 3–5 min ein und hält in der Regel solange an, als die Infusion läuft (55, 56).

Da bei höherer Dosierung die Wirkung auf die Kreislaufperipherie (periphere Vasodilatation) und auf das Herz (positive Inotropie, positive Dromotropie und positive Chronotropie) zu groß wird, sind dem allgemeinen Einsatz der Betaadrenergika als Wehenhemmer Grenzen gesetzt (73). Subjektiv unangenehme Nebenerscheinungen, vor allem Herzklopfen und Stenokardie, können durch Iproveratril (Isoptin®) gemildert werden. Dieses Präparat hat in der üblichen Dosierung keinen tokolytischen Effekt, es verstärkt aber die Uteruswirkung der Betamimetika (47). Eine weitere Nebenwirkung der Betamimetika im mütterlichen Organismus ist die Stimulierung der Glukogenolyse in der Leber und der Lipolyse mit folgender Hyperglykämie und leichter Zunahme saurer Metaboliten (40, 55, 56).

Bei einer fetalen Hypoxie, deren Ursache in einer Einschränkung der uteroplazentaren Durchblutung infolge pathologischer Wehentätigkeit liegt, dürfte die Applikation von Betasympathikomimetika zu einer Verbesserung der fetalen Situation führen. Die Mitteilungen über die erzielten Resultate sind mehrheitlich günstig, in der Regel zeigten die Kinder ein Ansteigen der pH-Werte, eine Verbesserung der Kardiotokographiebefunde und bessere Apgarnoten (17, 24, 55, 56).

Es fehlt aber nicht an Berichten über Fälle, bei denen sich die kindlichen Verhältnisse verschlechterten im Sinne abfallender pH-Werte (58, 59, 78). In einer Untersuchungsreihe von 21 Fällen (58,59) mit azidotischen oder präazidotischen pH-Werten stellte sich bei 4 Kindern während der Behandlung mit Betasympathikomimetika eine Zunahme der Azidose ein. Der mittlere pH-Wert vor Behandlungsbeginn betrug bei diesen Kindern 7.10. Bei den anderen Kindern, die eine Verbesserung ihrer Säure-Basenverhältnisse unter der tokolytischen Behandlung aufwiesen, lag der mittlere pH-Ausgangswert bei 7.19. Aufgrund dieser Erfahrung muß angenommen werden, daß sich besonders bei stark azidotischen Kindern eine weitere Verschlechterung der Säure-Basenverhältnisse unter Betasympathikomimetika einstellen kann.

Sehr wahrscheinlich verursachen Betasympathikomimetika, die die Plazentarbarriere passieren, auch eine Vasodilatation beim Feten. Damit wird aber die Sauerstoffsparschaltung (S.20) aufgehoben, es kommt zur Einschwemmung von Milchsäure aus den von der Vasokonstriktion betroffenen Organen in den zentralen Kreislauf. Dies führt naturgemäß zu einem Abfallen der pH-Werte in den Blutproben aus der kindlichen Kopfhaut (58). Wir haben bereits auf die verhängnisvolle Wirkung der intrauterinen Aufhebung der Sparschaltung auf die lebenswichtigen Zentren hingewiesen (S. 21).

Wegen der möglichen Gefahr der zusätzlichen Beeinträchtigung des Feten durch Aufhebung der Sparschaltung erachten wir die Anwendung von Betaadrenergika bei der Bekämpfung akuter fetaler Gefahrenzustände nicht als geeignet. Ein weiterer Faktor, der uns bestärkt, bei einer fetalen Azidose unverzüglich die Geburt operativ zu beenden, liegt in unserer Unsicherheit, die fetale Reservekapazität nach einer hypoxischen Belastung abzuschätzen. Wenn sich eine fetale Azidose während der Unterdrückung der Wehentätigkeit zurückgebildet hat, ist es im Einzelfall sehr schwer zu sagen, ob sich das Kind auch in energetischer Hinsicht ausreichend erholt hat, um einer allfällig neuen Hypoxie standzuhalten. Die rezidivierende Azidose schließt wegen der Erschöpfung der Kohlehydratreserven die Gefahr der schweren und rasch ablaufenden Dekompensation in sich (S. 19).

Betasympathikomimetika werden ferner zur Regulierung von frequenten, unkoordinierten Uteruskontraktionen mit erhöhtem Basaltonus eingesetzt (33, 47). Es wird in diesen Fällen auch die kombinierte Anwendung mit Spasmolytika vom Papaverintypus empfohlen (47). Dieses Vorgehen scheint uns nur indiziert, solange keine Hinweise für das Bestehen einer fetalen Sparschaltung vorliegen.

c) *Pharmakologische Verbesserung der plazentaren Zirkulation*

In diesem Abschnitt sollen kurz einige Substanzen erwähnt werden, die aufgrund klinischer und experimenteller Beobachtungen einen günstigen Einfluß auf die uteroplazentare Durchblutung zu haben scheinen. In Anbetracht der Tatsache, daß die Uterusgefäße in der Spätschwangerschaft normalerweise fast maximal dilatiert sind (8), darf die Wirkung von Stoffen mit vorwiegend vasodilatatorischem Effekt grundsätzlich nicht überschätzt werden. Wegen ihres umfassenden Wirkungsspektrums haben wir die Betasympathikomimetika in gesonderter Weise besprochen (S. 59).

Thermoelektrische Durchblutungsmessungen mit Hilfe von Wärmeleitsonden am Myometrium bei Frauen mit Abortus incompletus haben ergeben, daß *Theophyllinpräparate* zu einer Mehrdurchblutung des Uterus führen (52). Von der Annahme ausgehend, daß auch an der Plazentarhaftstelle eine vermehrte Durchblutung auftreten dürfte, ist eine Verbesserung des diaplazentaren Gas- und Stoffaustausches zu erwarten. Untersuchungen bei 245 Frauen sub partu (53), bei denen Theophyllin dann injiziert wurde, wenn eine fetale Bradykardie mit Werten unter 120/min auftrat, zeigten, daß in 84% der Fälle die kindliche Herzaktion wieder auf 120 Schläge/min und darüber für mindestens 10 min anstieg.

Diese Resultate könnten für eine Verbesserung der fetalen Sauerstoffversorgung sprechen, sie sind aber nicht beweisend, da entsprechende biochemische Messungen in der erwähnten Untersuchungsreihe nicht ausgewertet wurden.

Die zitierten Autoren weisen darauf hin, daß eine kindliche Azidose durchaus verschleiert werden kann durch eine vorübergehende Normalisierung der kindlichen Herztonfrequenz. Die Applikation von Theophyllinpräparaten wird von den Autoren für die Vorbereitungsphase zu einer operativen Geburtsbeendigung oder Mikroblutuntersuchung empfohlen (53). Eine neuere Arbeit (38) hat ergeben, daß bei Normalfällen unter subpartualer Theophyllinmedikation eine signifikante Verbesserung der folgenden Parameter im fetalen Kopfschwartenblut auftrat: pH, pCO_2, Basenexzess und pO_2.

Es stellt sich die Frage, ob die Applikation von Theophyllinpräparaten auch bei azidotischen Kindern sinnvoll ist. Da wir bei der Gabe von Vasodilatantien aufgrund pathophysiologischer Überlegungen eine ungünstige Beeinflussung des an den Sauerstoffmangelzustand adaptierten kindlichen Kreislaufs befürchten (S. 21), wenden wir diese Therapie nicht an.

Unter der Infusion von *Xantinolnicotinat* (Complamin®) konnte thermofluometrisch im Bereich der Plazentarhaftstelle eine Zunahme der Uterusdurchblutung nachgewiesen werden (58). Die Wirkung setzte wenige Minuten nach Infusionsbeginn ein und hielt nach Absetzen der Medikation noch während 10–20 min an. Wohl konnte auch gezeigt werden, daß sich in einem Einzelfall ein azidotischer pH-Wert beim Fetus korrigieren ließ, unsere Vorbehalte zur klinischen Anwendung der Substanz bei akuter fetaler Gefährdung sind aber die gleichen, wie wir sie oben dargelegt haben.

Ebenfalls thermofluometrisch wurde eine Zunahme der Myometriumsdurchblutung nach intramuskulärer Verabfolgung von *ATP* nachgewiesen (31). Die Zunahme der Durchblutung war aber erst bei Schwangerschaften am Termin signifikant. Kinder, die sub partu Hypoxiezeichen zeigten und deren Mütter ATP erhielten, wiesen bei der Geburt in Relation zu einem Vergleichskollektiv signifikant höhere pH- und Glukosewerte und einen signifikant höheren Sauerstoffgehalt auf (32). Die Aussagen basieren allerdings lediglich auf Messungen im Blut der Nabelschnurgefäße. Es scheint uns, daß zur sicheren Beweisführung des Behandlungserfolges die Nabelschnurwerte auf biochemische Ausgangswerte vor Therapiebeginn bezogen werden müßten.

Die Verabreichung von *Dipyridamol* (Persantin®) sub partu hat zu signifikanten Verbesserungen der fetalen pH-Werte geführt, und zwar besonders dann, wenn die Ausgangswerte im präpathologischen Bereich lagen (44). Es wird allerdings angenommen, daß die gefäßaktive Wirkung der Substanz unwesentlich ist, vielmehr dürften die günstigen Effekte auf einer direkten Beeinflussung des fetalen Energiestoffwechsels beruhen (44, 45). Die bisherigen Erfahrungen sprechen dafür, daß bei fetalen Azidosen (pH unter 7.20) keine Verbesserung der Säure-Basenverhältnisse erzielt werden kann.

Die Infusion von *niedermolekularem Dextran* schließlich scheint ebenfalls die plazentare Durchblutung zu verbessern. Bei einer Gruppe von Frauen mit einer verminderten plazentaren Clearance für Xenon 133 ließ sich dieser Parameter in 15 Fällen durch die Dextraninfusion zum Normalwert zurückführen (55).

Aufgrund unserer heutigen Kenntnisse sehen wir für Substanzen zur Verbesserung der plazentaren Durchblutung bei der Behandlung eines akuten fetalen Gefahrenzustandes sub partu keinen Platz. Die Anwendung von Vasodilatantien, die die Plazentarbarriere passieren, halten wir wegen der Gefahr der Aufhebung der Sparschaltung im fetalen Organismus und damit wegen der Gefahr der abrupten Minderversorgung der lebenswichtigen Zentren nicht für angezeigt. Die beiden letztgenannten Substanzen dürften die fetale Sparschaltung nicht wesentlich beeinflussen, da in einem Fall (Dipyridamol) das Präparat den fetalen Energiestoffwechsel wahrscheinlich direkt beeinflußt und im andern Fall (niedermolekulares Dextran) ein Übertritt der Substanz in den kindlichen Kreislauf nicht anzunehmen ist. Die Erfahrungen mit diesen Präparaten scheinen uns aber noch zu gering, als daß es schon möglich wäre, für den Routinebetrieb verläßliche Richtlinien zu deren Anwendung festzulegen.

2. Mütterliche Sauerstoffatmung

Aufgrund der allgemeinen klinischen Erfahrungen scheint die mütterliche Sauerstoffatmung die fetale Sauerstoffversorgung zu verbessern. Wirksamkeit und Indikationen dieser Maßnahme stehen aber nach wie vor in Diskussion. Wir möchten im folgenden vorerst einige uns wesentlich erscheinende Ergebnisse tierexperimenteller und klinischer Untersuchungen herausgreifen.

Tierexperimentell konnte beim trächtigen Schaf gezeigt werden, daß bei reiner Sauerstoffatmung der fetale Sauerstoffdruck nicht proportional der maternen Sauerstoffspannung anstieg. Eine lineare Beziehung zwischen maternem und fetalem pO_2 war nur nachweisbar, solange der arterielle Sauerstoffdruck des Muttertiers unter 100 mmHg lag (37). Während der mütterlichen Hyperoxie änderte sich also der materno-fetale Sauerstofftransfer. Es scheint, daß die Plazenta regulierend wirkt. Möglicherweise liegt in dieser Regulierung eine Sicherung der fetalen Zirkulationsverhältnisse. Würde die fetale Sauerstoffspannung über 60 mmHg ansteigen, käme es zur Konstriktion des Ductus arteriosus vor der Geburt (37). Erst die hyperbare Sauerstoffzufuhr bei 3 Atmosphären mit maternen Sauerstoffspannungen von 1200 mmHg und Nabelschnurwerten von 300 mmHg führt beim Feten zur Abnahme oder gar zur Stromumkehr im Ductus arteriosus und zur gleichzeitigen Zunahme der pulmonalen Durchblutung (6).

Auf welcher Basis die erwähnten Regulationsmechanismen der Plazenta spielen, ist nicht bekannt. Signifikante Änderungen der uterinen Durchblutung konnten während der mütterlichen Hyperoxie nicht nachgewiesen werden (37).

Im gleichen Sinne sprechen neuere Untersuchungen, die ebenfalls an Schafen zur Ausführung kamen. Bei Sauerstoffspannungen, wie sie bei normobarer materner Hyperoxie erreicht werden können, ließen sich weder auf der maternen noch auf der fetalen Seite der Plazenta vasomotorische Veränderungen nachweisen (9).

Nicht unbedeutend scheinen uns Beobachtungen an Primaten, die ergeben haben, daß bei fetaler Hypoxie, Azidose und Hypotonie pathologische Herzfrequenzmuster durch die materne Sauerstoffatmung zum Verschwinden gebracht werden konnten, wobei die fetale Azidose und Hypotonie weiter bestanden (35). Daraus ergibt sich der Schluß, daß die primäre Ursache später Herztondezelerationen in der fetalen Hypoxie liegt. In Kenntnis dieser Resultate muß auch an die Möglichkeit der Verschleierung einer fetalen Azidose, das heißt eines Gefahrenzustandes, gedacht werden bei Sauerstoffgabe an die Mutter.

Klinische Untersuchungen haben ebenfalls ergeben, daß unter mütterlicher Sauerstoffatmung die fetale Sauerstoffspannung ansteigen kann (36, 51). In einer Untersuchungsreihe erhielten 20 gebärende Frauen über ein halb geschlossenes Narkosesystem Sauerstoff in einer Konzentration von 100% während mindestens 1 Stunde angeboten (36). Alle 15 min erfolgten bei Mutter und Kind Blutentnahmen. Über die ganze Zeitspanne der Sauerstoffapplikation hin waren die Mittelwerte der mütterlichen und kindlichen Sauerstoffspannungen signifikant höher als die Ausgangswerte. Bei den Müttern betrug die größte Zunahme der Sauerstoffspannung 298.6 mmHg, bei den Kindern 5.8 mmHg. Signifikante Änderungen der Parameter des Säure-Basengleichgewichts traten nicht auf.

Es ist darauf hingewiesen worden (51), daß ein Ansteigen des fetalen Sauerstoffdruckes erst dann auftrat, wenn die mütterliche Sauerstoffspannung um mehr als 100 mmHg zunahm. Dies ließ sich nur mit einer Zufuhr von 100% Sauerstoff erreichen und nur bei Anwendung einer Gesichtsmaske.

Im Gegensatz zu normalen Vergleichsfällen zeigten hypoxische Feten bei mütterlicher Sauerstoffatmung ein verzögertes Ansteigen ihres Sauerstoffdruckes (2). Bei schweren Graden der Plazentarinsuffizienz liessen sich überhaupt keine Änderungen der fetalen Sauerstoffspannung feststellen (72).

Bei gebärenden Frauen, denen Sauerstoff mit der Maske angeboten wird, kann häufig eine Hyperventilation beobachtet werden (8). Wir haben im Rahmen der Besprechung der präplazentaren Ursachen der fetalen Hypoxie auf die fetale Gefährdung durch die mütterliche Hyperventilation hingewiesen (S. 10). Unsere eigenen Versuche liessen erkennen, daß es willkürlich nur mit sehr stark forcierter Hyperventilation gelingt, die kritischen Hypokapnie- beziehungsweise die kritischen alkalotischen pH-Werte zu erreichen.

Im Gegensatz dazu sind auch Fälle beschrieben worden, bei denen unter mütterlicher Sauerstoffatmung im mütterlichen und fetalen Blut die pH-Werte abfielen und die Kohlensäuredrucke anstiegen (63). Zur Erklärung dieses Phänomens wurde eine hyperoxämische Hypoventilation diskutiert.

Unklar in ihrer Deutung sind Erfahrungen, die bei Schnittentbindungen gemacht wurden und die dahin gingen, daß bis zu mütterlichen Sauerstoffdrucken von 300 mmHg eine Zunahme, darüber aber eine Abnahme der fetalen Sauerstoffspannung festgestellt wurde (62). Anderseits zeigte eine weitere Studie, daß vergleichbare Sectiokinder umso bessere Apgarziffern aufwiesen, je höher die Sauerstoffspannung während der Narkose im mütterlichen Blut war (43). Die mütterlichen Sauerstoffdruckwerte lagen dabei zwischen 200 und 736 mmHg. Da keine biochemischen Messwerte fetaler Blutproben ausgewertet wurden, ist die Aussagekraft dieser Studie naturgemäß eingeschränkt.

Aufgrund der dargelegten Resultate und aufgrund theoretischer Überlegungen darf unseres Erachtens die mütterliche Sauerstoffatmung bei fetalen Gefahrenzuständen empfohlen werden. Damit folgen wir den Empfehlungen anderer Autoren (16, 30, 76). Die Einatmung von reinem Sauerstoff führt bei der Mutter, sofern kein nennenswerter Rechts-Links-Shunt vorliegt, zur Vollsättigung des arteriellen Blutes und darüber hinaus zur Erhöhung des physikalisch gelösten Sauerstoffs von 0.3 auf theoretisch maximal 2.1 ml/100 ml Blut (8). Wohl wird im fetalen Blut die Sauerstoffspannung nur um einige mmHg ansteigen, aber auch ein geringer Druckgewinn könnte im steilen Bereich der Hämoglobindissoziationskurve und bei der grösseren Sauerstoffaffinität und -kapazität des fetalen Blutes eine wesentliche, bei entsprechender Gefährdung eventuell entscheidende Zunahme im Sauerstoffgesamtgehalt bedeuten (77).

Selbstverständlich läßt sich der Erfolg einer subpartualen Sauerstoffbehandlung niemals im voraus abschätzen, er ist abhängig von den Besonderheiten der Störung im Einzelfall.

Die kontrollierte mütterliche Sauerstoffatmung scheint uns immer dann indiziert, wenn es darum geht, die Zeitspanne zwischen Auftreten von fetalen Gefahrenzeichen und weiterer diagnostischer Abklärung oder operativer Geburtsbeendigung zu überbrükken.

3. Ergänzung der Kohlehydratreserven

Glukose tritt wesentlich rascher durch die Plazentarmembran hindurch als nach den Gesetzen der einfachen Diffusion zu erwarten wäre, man spricht von der erleichterten Diffusion und führt diese zurück auf das Vorhandensein von Trägermolekülen (Carriers) im Bereich der Zellmembran (74). Im fetalen Blut liegt die Glukosekonzentration um 20–30% tiefer als bei der Mutter, da die Plazenta einen Teil der transferierten Glukose für ihren eigenen Energiebedarf benötigt und die fetale Glukose rasch verwertet wird (64). Bei einer Gruppe von gebärenden Frauen wurde ein Mittelwert von 89 mg% (± 11 mg%) ermittelt, während der mittlere fetale Wert 69 mg% (± 9 mg%) betrug (12).

Ausgehend von der erleichterten Diffusion der Glukose durch die Plazentarmembran dürfte die Möglichkeit der raschen Zufuhr von Glukose zum Kind offen stehen. Dieser Annahme entsprechen die Resultate klinischer Studien: Die intravenöse Applikation von hypertonen Glukoselösungen bei Frauen unter der Geburt führt zu einem Anstieg des mütterlichen Blutzuckerspiegels, dem auch eine fetale Hyperglykämie folgt (12, 19, 54).

Einer Gruppe von 19 gebärenden Frauen wurde innerhalb eines Zeitraums von 10 min pro Kilogramm Körpergewicht 1 gr Glukose infundiert (19). Bei den Müttern waren die höchsten Werte bereits am Ende der Infusion erreicht, sie lagen bei 440 mg% und fielen dann relativ stark ab, ohne schon nach 90 min den Ausgangspunkt erreicht zu haben. Die kindlichen Werte erreichten 10 min nach dem mütterlichen Gipfel ein Plateau, das bei 220 mg% lag. Die kindlichen Werte zeigten dann einen flacheren Abfall und waren nach 90 min ebenfalls noch etwas höher als die Ausgangswerte. Ein paralleles Verlaufen der mütterlichen und fetalen Glukosewerte ließ sich nicht nachweisen (19).

Das rasche Ansteigen (innerhalb Minuten) der fetalen Glukosewerte nach mütterlicher Glukosebelastung und das Zurückgehen auf die Ausgangswerte innerhalb 1–2 Stunden ist auch von anderen Autoren gezeigt worden (12, 46, 54). Es wurde auch darauf hingewiesen, daß die Differenzen zwischen maternem und fetalem Glukosespiegel nach der Glukosebelastung sehr unterschiedlich sein können (12, 46).

Herauszuheben ist die Tatsache, daß die kleinsten feto-maternellen Glukosegradienten bei Fällen mit chronischer fetaler Mangelversorgung zur Beobachtung kamen (11, 12). Besonders deutlich konnte dies gezeigt werden, wenn die Mutter einer doppelten Glukosebelastung ausgesetzt wurde, in dem Sinne, daß in einem Abstand von 30 min je eine Glukosegabe von 1/3 gr pro Kilogramm Körpergewicht erfolgte. Nach der zweiten Glukoseapplikation war der feto-maternelle Gradient sehr viel niedriger als nach der ersten. Eine Erklärung für dieses Verhalten intrauterin mangelversorgter Kinder kann nicht gegeben werden (11).

Die subpartuale Glukoseinfusion führt bei Mutter und Kind zur vermehrten Ausschüttung von Insulin (13, 75). Es zeigte sich, daß beim Feten der Insulinanstieg verspätet einsetzte, erst 40 min nach Ende der Glukoseinfusion waren höhere Spiegel nachweisbar, die höchsten Werte wurden nach ungefähr einer Stunde erreicht (20). Am ehesten dürfte es sich dabei um das verzögerte Ansprechen des endokrinen Pankreas handeln, wie dies bei Glukosebelastung auch beim Neugeborenen bekannt ist. Ein langsamer plazentarer Insulintransfer von der Mutter her wird abgelehnt (20). Das Insulinregulationssystem des Feten scheint völlig unabhängig zu sein von jenem der Mutter (13).

Im verzögerten Anstieg des fetalen Insulinspiegels könnte insofern eine Gefahr liegen, als beim Neugeborenen mit verstärkten Hypoglykämien zu rechnen wäre (1).

Es stellt sich die Frage nach der Wirksamkeit der hypertonen Glukoseinfusion bei akuter fetaler Gefährdung. Berichte über eine Regularisierung fetaler Bradykardien, ansteigende pH- und abfallende pCO_2-Werte unter hypertoner Glukoseinfusion (60) sind beim Kind durch andere Untersucher nicht bestätigt worden (3, 46). Auch experimentelle Untersuchungen bei Schaffeten, die einer Hypoxie ausgesetzt wurden, zeigten, daß unter hypertoner Glukosezufuhr keine Verbesserung der fetalen Situation auftrat (42).

Bei Schafen konnte mit der kombinierten Anwendung von Glukose und Puffer die anaerobe Energiebereitstellung beim Feten fast unbeschränkt aufrecht erhalten werden, ohne daß es zu einem stärkeren Anstieg des Kaliums im Plasma gekommen wäre (22). Das gleiche Vorgehen angewandt bei einem Fall mit schwerer Plazentarinsuffizienz, erwies sich aber als sehr enttäuschend (54): Vor der kombinierten Glukose-Trispufferinfusion lag der kindliche Glukosespiegel bei 38 mg%, der pH-Wert betrug 7.13, der pCO_2 48 mmHg und das Standardbikarbonat 14 meq/l. Unter der Infusion stieg wohl der Glukosespiegel auf 108 mg%, anderseits verschlechterten sich die Säure-Basenverhältnisse rapid: pH 6.79, pCO_2 79 mmHg, Standardbikarbonat 7.6 meq/l. Das Kind starb unter der Geburt ab.

Offensichtlich ist es möglich, auch bei schwerer Plazentarinsuffizienz dem Feten Glukose zuzuführen, während mit Puffer keine Beeinflussung der Säure-Basenverhältnisse mehr möglich ist.

Bei einer vorbestehenden metabolischen Azidose muß bei brüsker Glukosezufuhr eine Verschlimmerung der fetalen Stoffwechselsituation befürchtet werden. Dies geht aus Parallelbestimmungen der Glukose- und Laktatkonzentrationen bei mütterlicher Glukosebelastung hervor. Mit dem Ansteigen des Glukosespiegels nimmt bei Mutter und Kind auch die Milchsäurekonzentration zu (13).

Die stoßweise Applikation hypertonischer Glukoseinfusionen scheint aufgrund der uns bekannten Erfahrungen nicht geeignet zu sein zur Behandlung akuter fetaler Gefahrenzustände unter der Geburt. Anderseits dürfte die langsame Zufuhr von Glukose im prophylaktischen Sinn günstig sein. Dafür sprechen auch kürzlich mitgeteilte Resultate von Tierversuchen (26): Man hat Schaffeten über eine Zeitspanne von 2 Stunden Glukose in einer Dosierung von ca 6 mg pro kg Körpergewicht und min infundiert. Der fetale Blutzuckerspiegel stieg dabei lediglich um 6–8 mg%. Es ließ sich ein signifikanter Anstieg des pH-Wertes und der Sauerstoffspannung und ein signifikanter Abfall der pCO_2 nachweisen. Zur Erklärung dieser Resultate wird die Verbesserung der feto-plazentaren Durchblutung, die ihrerseits bedingt wäre durch die Zunahme des fetalen Herzminutenvolumens diskutiert (26).

4. Pufferinfusionen

Pufferinfusionen an die Mutter beeinflussen die fetalen Säure–Basenverhältnisse (34, 50, 61). Diese Tatsache legt den Gedanken nahe, bei hypoxischer Beeinträchtigung des Kindes die Neutralisierung der angeschoppten sauren Metaboliten durch Puffergabe an die

Mutter zu versuchen. In zwei Reihen haben wir die Wirkung subpartualer Natriumbikarbonat- und Trispufferinfusionen auf das Säure-Basengleichgewicht und die Sauerstoffversorgung des Feten bei normalen Geburtsabläufen untersucht (69, 70). Parallel dazu haben wir Erfahrungen gesammelt mit der Anwendung von Puffer bei Fällen mit Zeichen intrauteriner kindlicher Gefährdung.

Eine Puffertherapie ist naturgemäß lediglich eine symptomatische Behandlung, indem die Azidose bekämpft wird. Die Ursache der fetalen Gefährdung, der Sauerstoffmangel, kann nicht beeinflußt werden.

a) *Natriumbikarbonatinfusionen*

Schon während der Schwangerschaft und dann besonders unter der Geburt weist die Mutter eine alkalotische Stoffwechsellage auf, die aus einer deutlichen respiratorischen Alkalose und einer mäßig starken, gegen Ende der Geburt zunehmenden metabolischen Azidose resultiert (S. 10). Um vergleichbare Verhältnisse zu schaffen, haben wir die intravenöse Natriumbikarbonat-Dauertropfinfusion sub partu so dosiert, daß die metabolische Azidose neutralisiert wurde. Das Ziel lag also darin, den mütterlichen Basenexzess (BE) auf 0 zu bringen und zu halten. Es blieb die respiratorische Alkalose mit entsprechend deutlich alkalotischem pH-Wert.

Mit dieser Versuchsanordnung wurden folgende Faktoren berücksichtigt beziehungsweise ausgeglichen: verschiedenes Körpergewicht der Mütter, verschiedene Grade der mütterlichen Azidosebildung, verschieden lange Geburtsdauer. Die applizierten Natriumbikarbonatmengen schwankten zwischen 120 und 360 meq. Die mütterlichen BE-Werte konnten größtenteils in einem Schwankungsbereich von ± 2 meq/1 gehalten werden; nur vereinzelt sind unter der Pufferinfusion grössere Abweichungen aufgetreten. Die aktuellen pH-Werte im mütterlichen Blut lagen anfänglich zwischen 7.41 und 7.57, unter der Natriumbikarbonatinfusion zwischen 7.44 und 7.62.

Die Untersuchungsreihe umfaßte 10 Erstgebärende mit normalem Schwangerschaftsverlauf. Ernsthaftere Komplikationen sub partu kamen nicht vor. Die Ausgangssituation hinsichtlich mütterlicher und fetaler Säure-Basenverhältnisse und fetaler Sauerstoffsättigung war normal.

Die Natriumbikarbonatinfusion wurde jeweils im Laufe der Eröffnungsperiode angelegt; simultane Blutentnahmen, bei der Mutter aus dem Ohrläppchen (für Laktat- und Pyruvatbestimmungen auch aus einer ungestauten Armvene), beim Kinde aus der Kopfhaut, erfolgten unmittelbar vor der Pufferinfusion und dann − je nach Geburtsverlauf − in Abständen von ca. 2 Stunden bis zur Geburt. Die letzte Messung haben wir bei der Mutter nach Austritt des kindlichen Kopfes vorgenommen. Die letzten Proben kindlichen Blutes wurden durch Punktion der Nabelschnurgefäße aus einem sofort nach der Geburt beidseitig abgeklemmten Stück Nabelschnur gewonnen. Lediglich in einem Fall konnte die Geburt aus technischen Gründen nicht bis zum Ende verfolgt werden.

Bei Mutter und Kind sind folgende Größen gemessen worden: aktueller pH-Wert (pHakt), äquilibrierter pH-Wert bei 40 mmHg pCO_2 (pHqu40), Laktat- und Pyruvatkonzentration. In allen kindlichen Blutproben haben wir die Sauerstoffsättigung (SO_2) gemessen. Die pCO_2-Werte wurden nomographisch bestimmt.

Im weiteren sind die Konzentrationen für Natrium, Kalium und Chlorid kontrolliert worden, und zwar bei der Mutter vor der Pufferinfusion und am Ende der Geburt, beim Kind im Blut der Nabelschnurvene.

Aus dem Untersuchungsgut der Universitäts-Frauenklinik Zürich stehen uns für folgende Parameter Normalwerte zu den einzelnen Geburtsabschnitten zur Verfügung: pHakt und pHqu40 des Feten (65), SO_2 des Feten (5), Laktat und Pyruvat von Mutter und Fet (14). Diesen Normalwerten liegen Messungen bei streng ausgewählten Kollektiven von Erstgebärenden und deren Kindern mit völlig unauffälligem Schwangerschafts- und Geburtsverlauf zugrunde. Die Unterteilung der Geburt erfolgte durchwegs gleich:

EP_1 = frühe Eröffnungsperiode (Zervikaldilatation 1–5cm)
EP_2 = späte Eröffnungsperiode (Zervikaldilatation 6–10cm)
BB = frühe Austreibungsperiode (Zervikaldilatation vollständig, Leitstelle auf Beckenboden)
BA = späte Austreibungsperiode (Leitstelle im Beckenausgang)
NA, NV = Geburtsende (Werte aus A. und V. umbilicalis)

Rechnerisch haben wir Mittelwerte verglichen und die Differenzen auf ihre statistische Signifikanz geprüft. Diese Prüfung wurde mit Hilfe des t-Tests, nach vorangegangenem Vergleich der Varianzen mit dem f-Test, durchgeführt. Bei der Berechnung mit pH-Werten erfolgte vorerst deren Umwandlung in negative Antilogarithmen.

Das Verhalten der aktuellen pH-Werte bei Mutter und Kind unter subpartualer Natriumbikarbonatinfusion geht aus den Abb. 21 und 22 hervor. Abb. 21 zeigt die beim Kind gemessenen pHakt-Werte in Relation zum Kollektiv von Normalfällen. Signifikante Differenzen der Mittelwerte in den einzelnen Geburtsabschnitten liegen nicht vor.

Abb. 22 gibt eine Gegenüberstellung des Verlaufs der mütterlichen und kindlichen pH-Werte. Auf der Ordinate ist das Abweichen vom Ausgangswert vor der Pufferinfu-

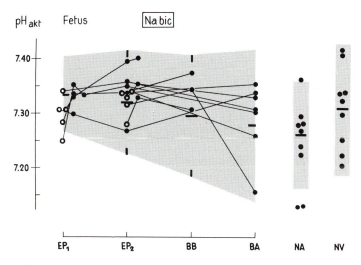

Abb. 21. Aktuelle fetale pH-Werte unter mütterlicher Natriumbikarbonatinfusion.
Zeichen:
Schearze Ringe: Ausgangswerte vor der Pufferinfusion
Schwarze Punkte: Kontrollmessungen unter der Pufferinfusion
Graue Flächen: 95%-Bereich eines Kollektivs von Normalfällen
Übrige Zeichen siehe oben.

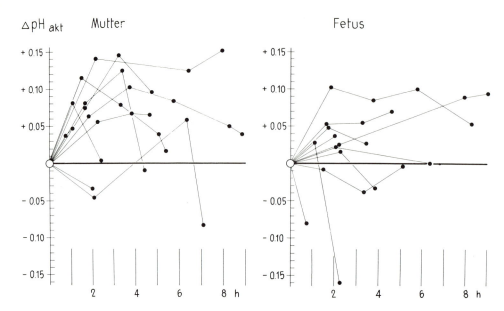

Abb. 22. Differenzen der aktuellen pH-Werte in den mütterlichen und kindlichen Blutproben, bezogen auf den Ausgangswert vor der Natriumbikarbonatinfusion. Auf der Abszisse Zeit ab Beginn der Pufferinfusion.

sion (0-Wert) aufgezeichnet. Die Abszisse dient als Zeitachse (Zeit ab Beginn der Pufferinfusion). Bei Mutter und Fet steigt der aktuelle pH bezogen auf den Ausgangswert mehrheitlich an.

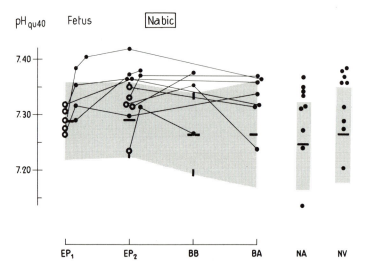

Abb. 23. Fetale pHqu40-Werte unter mütterlicher Natriumbikarbonatinfusion. Zeichen siehe bei Abb. 21.

Als Maßstab für die metabolische Komponente des Säure-Basengleichgewichts haben wir den pHqu40 gemessen. Über alle Geburtsabschnitte hin wiesen die Kinder im Vergleich zum Normalkollektiv signifikant höhere Werte auf, einzig im Blut der Nabelschnurarterie war die Differenz nicht gesichert, wohl aber wieder in der Nabelschnurvene (Abb. 23) (Tab. 4).

Tabelle 4 Vergleich der kindlichen pHqu40-Mittelwerte in den einzelnen Geburtsabschnitten.
Zeichen: n = Anzahl Messungen, ±s Standardabweichung des Mittelwertes ($\bar{x}$),
P = Signifikanzschranke der Irrtumswahrscheinlichkeit. Übrige Zeichen siehe oben.

	EP_1				EP_2			
	n	$\bar{x}$	±s	P	n	$\bar{x}$	±s	P
Vergl. koll.	23	7.288	0.035	<0.005	28	7.291	0.034	<0.001
Unter Na bic.	5	7.348	0.047		8	7.359	0.039	
	BB				BA			
	n	$\bar{x}$	±s	P	n	$\bar{x}$	±s	P
Vergl. koll.	29	7.265	0.038	–	22	7.266	0.049	<0.01
Unter Na bic.	3	7.329	0.060		7	7.328	0.048	
	NA				NV			
	n	$\bar{x}$	±s	P	n	$\bar{x}$	±s	P
Vergl. koll.	27	7.248	0.040	<0.20	32	7.267	0.042	<0.005
Unter Na bic.	9	7.292	0.080		9	7.324	0.064	

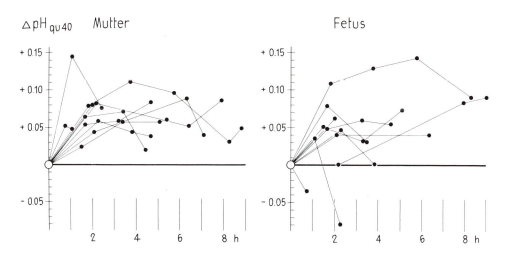

Abb. 24. Differenzen der pHqu40-Werte in den mütterlichen und kindlichen Blutproben, bezogen auf den Ausgangswert vor der Natriumbikarbonatinfusion.

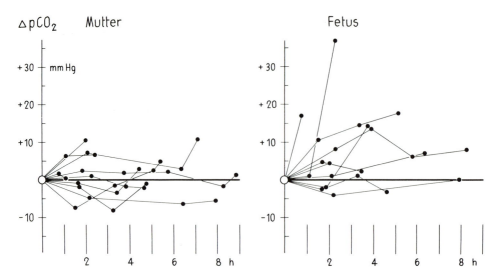

Abb. 25. Differenzen der pCO_2-Werte in den mütterlichen und kindlichen Blutproben, bezogen auf den Ausgangswert vor der Natriumbikarbonatinfusion.

Gegenüber den Ausgangswerten lagen bei der Mutter alle pHqu40-Kontrollwerte höher, beim Feten wurde nur zweimal ein pHqu40 gemessen, der tiefer als der 0-Wert war (Abb. 24).

Die mütterlichen Kohlensäuredrucke zeigten eine nur geringgradige und insbesondere symmetrische Abweichung vom Ausgangswert. Das durch Pufferung entstandene CO_2 ($HCO_3^- + H^\circ \rightarrow H_2O + CO_2$) wurde offensichtlich sofort abgeatmet. In den fetalen Blutproben fanden wir mehrheitlich ein Ansteigen der Kohlensäurespannung (Abb. 25).

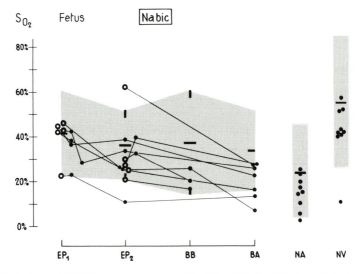

Abb. 26. Fetale Sauerstoffsättigungswerte unter mütterlicher Natriumbikarbonatinfusion. Zeichen siehe bei Abb. 21.

Die Sauerstoffsättigung im kindlichen Blut wies unter der subpartualen Natriumbikarbonatinfusion eine abfallende Tendenz auf (Abb. 26 und 27). Diese Beobachtung

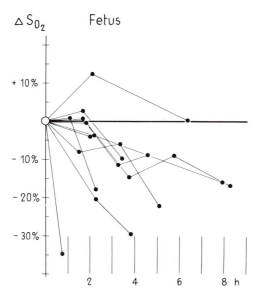

Abb. 27. Differenzen der fetalen Sauerstoffsättigungswerte, bezogen auf den Ausgangswert vor der Natriumbikarbonatinfusion.

haben auch andere Autoren gemacht (18). Signifikant tiefer als im Vergleichskollektiv lagen die Mittelwerte am Beckenausgang, ferner auch in der Nabelschnurvene und -arterie (Tab. 5).

In Anbetracht der unveränderten oder eher höheren aktuellen pH-Werte muß auch die Sauerstoffspannung abgenommen haben.

Tabelle 5. Vergleich der kindlichen SO_2-Mittelwerte am Beckenausgang, in der Nabelschnurarterie und -vene.
Zeichen siehe Tabelle 4.

	BA							
	n	x̄	±s	P				
Vergl. koll.	20	33.98	9.10	<0.005				
Unter Na bic.	7	20.18	7.92					
	NA				NV			
	n	x̄	±s	P	n	x̄	±s	P
Vergl. koll.	32	24.05	10.10	<0.02	24	55.33	14.96	<0.05
Unter Na bic.	9	15.04	7.66		9	42.48	13.25	

Bei Mutter und Kind ließ sich ein gesteigerter anaerober Glukoseabbau ausschließen aufgrund des normalen Verlaufs der Laktat/Pyruvat-Quotienten. Die Kontrolle der Elektrolyte ergab lediglich bei der Mutter einen signifikanten Anstieg des Natriums, beim Feten zeigten sich keine gesicherten Abweichungen von den Normalwerten.

Die Apgarnoten wiesen die folgende Verteilung auf: 1 min post partum erhielten 8 Kinder 10 Punkte, 8 und 6 Punkte erreichte je ein weiteres Kind. Diese beiden Kinder adaptierten sich dann in den folgenden Minuten prompt.

Das Wesentliche der Veränderungen der fetalen Situation unter der Natriumbikarbonatinfusion liegt einerseits in einer signifikanten Zunahme des Parameters für die metabolische Komponente des Säure-Basengleichgewichts, des pHqu40, und anderseits in einem Anstieg der Kohlensäurespannung und einem gegen Geburtsende zu signifikant werdenden Abfall der Sauerstoffsättigung. Das Kind gewinnt also Pufferreserven. Das durch Pufferung freigesetzte CO_2 kann aber nur unvollständig der Mutter abgegeben werden. Die Sauerstoffversorgung verschlechtert sich.

Zur Erklärung der verschlechterten Sauerstoffversorgung des Kindes sind folgende Möglichkeiten zu diskutieren (68, 69):
1. Die Verschiebung der mütterlichen pH-Werte in alkalischer Richtung führt zu einer Verschiebung der Hämoglobindissoziationskurve nach links. Die fetale Kurve dürfte wegen des praktisch unveränderten aktuellen pH nur wenig verschoben worden sein, die beiden Hämoglobindissoziationskurven werden näher beisammenliegen. Dies könnte die Ursache eines erschwerten Sauerstofftransfers von der Mutter zum Kinde sein.
2. Bei alkalotischer Stoffwechsellage ist die Durchblutung der Gewebe allgemein schlechter. Wir haben bei der Besprechung der Hyperventilation (S. 10) bereits auf die verschlechterte Versorgung des Feten bei Alkalose hingewiesen. Es ist denkbar, daß nicht nur eine respiratorische, sondern auch eine metabolische Alkalose vasokonstriktorische Effekte im uteroplazentaren Raum oder im umbilikalen Kreislauf hat (48,49). Dieser zweite Erklärungsversuch verliert aber an Bedeutung in Anbetracht unserer Resultate aus der Untersuchungsreihe mit Trispuffer (S. 77).

Aufgrund der vorgelegten Resultate darf die Applikation einer Natriumbikarbonatinfusion an die Mutter im Sinne der medikamentösen Prophylaxe einer drohenden intrauterinen Gefährdung des Kindes nicht empfohlen werden. Es ist zu befürchten, daß die Puffergabe eine fetale Sauerstoffmangelsituation verschleiert. Normalisierte pH-Werte könnten die Illusion ungestörter fetaler Verhältnisse bedingen bei möglicherweise schon ernsthaft eingeschränkter Sauerstoffversorgung.

b) Trispufferinfusionen

Nach Abschluß der Untersuchungsreihe mit Natriumbikarbonat interessierte uns, ob sich mit der Anwendung von Trispuffer, der primär keine Freisetzung von CO_2 verursacht, die erwähnten ungünstigen Nebenwirkungen vermeiden lassen.

Trispuffer (Trishydroxymethylaminomethan, THAM) kam in der üblichen 0.3 molaren Lösung zur Anwendung. Die Pufferung von nicht flüchtigen Säuren, wie zum Beispiel Milchsäure, ist nach folgender Gleichung möglich:

$$R-NH_2 + H\,La = R-NH_3^+ + La^-$$

Mit CO_2 reagiert Trispuffer wie folgt:

$$R-NH_2 + H_2O + CO_2 = R-NH_3^+ + HCO_3^-$$

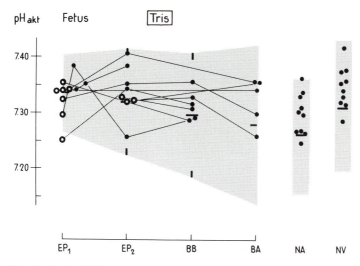

Abb. 28. Aktuelle fetale pH-Werte unter mütterlicher Trispufferinfusion.
Zeichen siehe bei Abb. 21.

Wiederum haben wir die intravenöse Pufferinfusion so dosiert, daß die unter der Geburt auftretenden sauren Metaboliten im mütterlichen Blut neutralisiert wurden.

Die applizierten Trismengen schwankten zwischen 135 und 456 meq. Wieder konnte der mütterliche Basenexzess größtenteils in einem Schwankungsbereich von ± 2 meq/l gehalten werden. Die aktuellen pH-Werte lagen in dieser Serie anfänglich zwischen 7.40 und 7.55, unter der Pufferinfusion zwischen 7.41 und 7.60.

Die Untersuchungsreihe umfaßte wie in der ersten Studie 10 Erstgebärende mit normalem Schwangerschafts- und Geburtsverlauf. Im Gegensatz zur Untersuchungsreihe mit Natriumbikarbonat wurde lediglich auf die Bestimmung des Laktats und Pyruvats verzichtet.

Unter der subpartualen Trispufferinfusion waren die aktuellen pH-Werte des Feten im Vergleich zu einem Normalkollektiv am Ende der Geburt in alkalischer Richtung verschoben (Abb. 28). In den Blutproben aus der Nabelschnurvene erwies sich die Differenz der Mittelwerte als statistisch signifikant, in den Blutproben aus der Nabelschnurarterie als knapp signifikant (Tab. 6).

Abb. 29 zeigt das Abweichen der mütterlichen und kindlichen pHakt-Werte vom Ausgangswert vor der Pufferinfusion (0-Wert). In einem Fall trat bei der Mutter ein zuneh-

Tabelle 6. Vergleich der kindlichen pHakt-Mittelwerte in der Nabelschnurarterie und -vene.
Zeichen siehe Tabelle 4

	NA				NV			
	n	$\bar{x}$	$\pm s$	P	n	$\bar{x}$	$\pm s$	P
Vergl. koll.	32	7.263	0.050	= 0.05	32	7.312	0.062	< 0.05
Unter Tris	10	7.299	0.036		10	7.348	0.037	

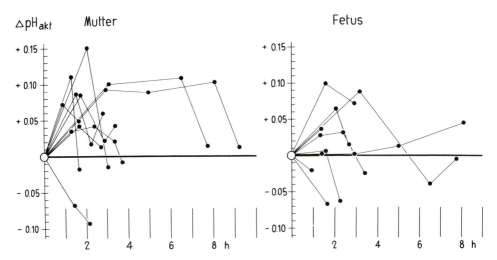

Abb. 29. Differenzen der aktuellen pH-Werte in den mütterlichen und kindlichen Blutproben, bezogen auf den Ausgangswert vor der Trispufferinfusion.

mender pH-Abfall auf, es lag hier anfänglich eine starke respiratorische Alkalose mit nur mäßig starker metabolisch-azidotischer Komponente vor. Im weiteren Geburtsverlauf ging die Hyperventilation dann schrittweise zurück.

Das Verhalten der pHqu40-Werte geht aus den Abb. 30 und 31 hervor. Auf Beckenboden, am Beckenausgang und in den Nabelschnurgefäßen sind die unter der Trisinfusion errechneten Mittelwerte signifikant höher als im Vergleichskollektiv (Tab. 7). Gemäß der

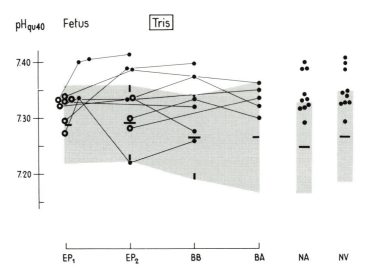

Abb. 30. Fetale pHqu40-Werte unter mütterlicher Trispufferinfusion.
Zeichen siehe bei Abb. 21.

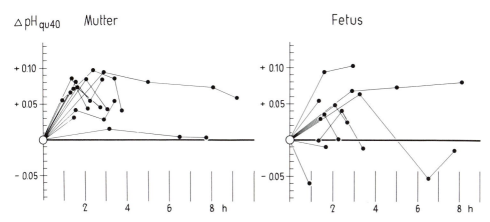

Abb. 31. Differenzen der pHqu40-Werte in den mütterlichen und kindlichen Blutproben, bezogen auf den Ausgangswert vor der Trispufferinfusion.

Versuchsanordnung lagen bei der Mutter alle pHqu40-Kontrollwerte höher als die Ausgangswerte. Beim Feten sahen wir in 4 Fällen tiefere Kontrollwerte (Abb. 31). Es dürfte sich dabei um leichte interkurrente Störungen gehandelt haben, deren Ursache unklar ist. Alle Nabelschnurwerte lagen wieder deutlich höher als im Vergleichskollektiv.

In Abb. 32 sind die unter Trispuffer ermittelten Kohlensäurespannungen bezogen auf die Ausgangslage aufgezeichnet. Sowohl bei der Mutter als auch beim Feten weichen die Werte im grossen ganzen nur geringgradig und mehr oder weniger symmetrisch vom 0-Punkt ab.

Unter der Trisinfusion wies die Sauerstoffsättigung im kindlichen Blut nur geringfügige Abweichungen vom Normalkollektiv auf (Abb. 33 und 34). Einzig am Beckenausgang fanden wir signifikant tiefere Werte als in der Vergleichsgruppe. Die Messungen in den Blutproben aus den Nabelschnurgefäßen lagen aber völlig im Normalbereich.

Hinsichtlich Elektrolytveränderungen trat bei den Müttern ein signifikanter Abfall der Chloridkonzentration auf. Bei den Kindern zeigten sich keinerlei Abweichungen des Natriums, Kaliums oder Chlorids von den Normalwerten.

Tabelle 7 Vergleich der kindlichen pHqu40-Mittelwerte auf Beckenboden, am Beckenausgang, in der Nabelschnurarterie und -vene. Zeichen siehe Tabelle 4.

	BB				BA			
	n	$\bar{x}$	±s	P	n	$\bar{x}$	±s	P
Vergl. koll.	29	7.265	0.038	<0.005	22	7.266	0.049	<0.02
Unter Tris	6	7.323	0.054		5	7.334	0.025	
	NA				NV			
	n	$\bar{x}$	±s	P	n	$\bar{x}$	±s	P
Vergl. koll.	27	7.248	0.040	<0.001	32	7.267	0.042	<0.001
Unter Tris	10	7.345	0.036		10	7.350	0.036	

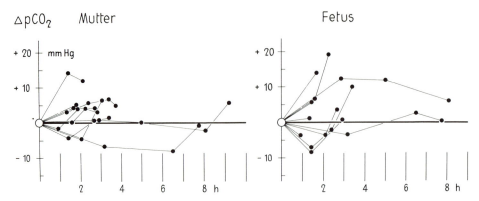

Abb. 32. Differenzen der pCO$_2$-Werte in den mütterlichen und kindlichen Blutproben, bezogen auf den Ausgangswert vor der Trispufferinfusion.

Die Apgarnoten wiesen folgende Verteilung auf: 1 min post partum erhielten 2 Kinder 10 Punkte, 5 Kinder 9 Punkte, 1 Kind 7 Punkte und schließlich 2 Kinder 5 Punkte. Nach 5 min erreichten 9 Kinder 10 Punkte und eines kam erst auf 8 Punkte. Bei 2 Kindern beobachteten wir in den ersten Lebensminuten eine deutliche Atemdepression.

Sowohl mit Natriumbikarbonat- als auch mit Trispufferinfusionen lassen sich beim ungestörten Geburtsverlauf die fetalen pH-Verhältnisse verbessern. Während in der Bikarbonatreihe lediglich die äquilibrierten pH-Werte signifikant angehoben wurden, zeigte sich unter Trispuffer auch ein signifikanter Anstieg der aktuellen pH-Werte in den Blutproben aus den Nabelschnurgefäßen. Ein wesentliches Ansteigen der Kohlensäurespannung unter Trispuffer trat nicht auf.

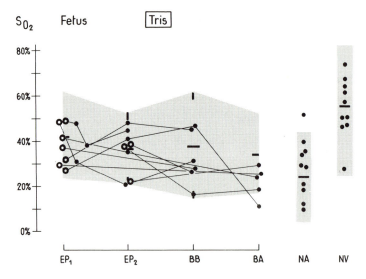

Abb. 33. Fetale Sauerstoffsättigungswerte unter mütterlicher Trispufferinfusion. Zeichen siehe bei Abb. 21.

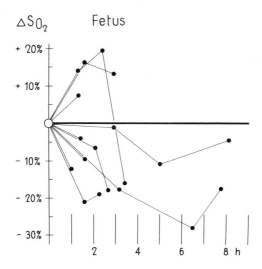

Abb. 34. Differenzen der fetalen Sauerstoffsättigungswerte, bezogen auf den Ausgangswert vor der Trispufferinfusion.

In der Bikarbonatreihe nahm die fetale Sauerstoffsättigung ab. Dieser ungünstige Effekt kam unter Trispuffer nicht zur Beobachtung. Wohl liegt der Mittelwert für die Sauerstoffsättigung der unter Trispuffer stehenden Feten am Beckenausgang signifikant tiefer als im Vergleichskollektiv; aus der Tatsache, daß die Werte in den Nabelschnurgefäßen völlig normal sind, glauben wir aber schliessen zu dürfen, daß eine systematische Beeinflußung der Sauerstoffsättigung unter Trispuffer sehr unwahrscheinlich ist.

Zur Erklärung der verschlechterten fetalen Sauerstoffsättigung unter Natriumbikarbonat haben wir zwei Möglichkeiten diskutiert (S. 72): erstens die ungünstigere Relation zwischen mütterlicher und fetaler Sauerstoffbindungskurve und zweitens ungünstigere zirkulatorische Verhältnisse bei alkalotischer Stoffwechsellage.

In Kenntnis der Resultate der Trispufferreihe könnte die erste Erklärungsmöglichkeit noch aufrecht erhalten werden. Im Gegensatz zur Bikarbonatreihe wurden unter Trispuffer auch die fetalen pHakt-Werte in alkalischer Richtung verschoben, die Relation zwischen mütterlicher und fetaler Sauerstoffbindungskurve dürfte also kaum wesentlich verändert sein, beide Kurven sind in analoger Weise nach links verschoben.

Der zweite Erklärungsversuch, daß bei der vorliegenden Alkalose mit einer merklich verminderten Uterusdurchblutung zu rechnen ist, verliert an Bedeutung. Die mütterlichen pH-Werte sind in beiden Untersuchungsreihen praktisch identisch. Bei der Festlegung unserer Versuchsanordnung haben wir auch darauf geachtet, daß die physiologischen Verhältnisse nur geringfügig beeinflußt wurden: Mit der Pufferapplikation sollten lediglich die sub partu auftretenden sauren Metaboliten neutralisiert werden, die Überkorrektur (mütterlicher BE>0) haben wir vermieden. Es scheint also, daß dieser relativ mäßige Grad der verstärkten mütterlichen Alkalose (es blieb die reine respiratorische Alkalose) keinen wesentlichen Einfluß auf die uterine oder umbilikale Zirkulation hat.

Die subpartuale Trisinfusion dürfte gemäß unseren Resultaten bei normalen Fällen keine ungünstige Nebenwirkung haben. Es stellt sich schließlich die Frage, ob in der Trisinfusion eine therapeutische Möglichkeit liegt. Aufgrund weiterer Erfahrungen müssen wir diese Frage verneinen. Als Beispiele sollen zwei Geburtsprotokolle diskutiert werden (7):

Arch. Nr. 1649/68 (Abb. 35): Diese Patientin kommt mit einer Übertragung von 12 Tagen erstmals in unsere Kontrolle. Bei der Amnioskopie sieht man grünes Fruchtwasser. Die Mikroblutuntersuchung ergibt normale pH-Werte. Es wird die Trispufferinfusion angelegt. Die Kontrollmessungen ergeben ein annähernd paralleles Verlaufen der mütterlichen und fetalen pH-Werte. Die Sauerstoffsättigung weist eine absinkende Tendenz auf. Da nach der Blasensprengung keine geregelte Wehentätigkeit in Gang kommt, wird eine Syntocinon-Dauertropfinfusion angelegt. Geburt spontan aus Hinterhauptslage. Kind: Apgar 5, Sauerstoffsättigung in der Nabelarterie 1%, in der Nabelvene 19%.

Möglicherweise hätte sich in diesem Fall ohne Puffergabe eine Azidose entwickelt, die abfallende Sauerstoffsättigung könnte ein Hinweis dafür sein. Die relativ schlechte Apgarnote des Kindes wirft aber die Frage auf, ob die Pufferinfusion wirklich mehr ist als bloße „pH-Kosmetik". Man könnte in ihr auch die Gefahr der Verschleierung einer zunehmenden Sauerstoffmangelsituation sehen.

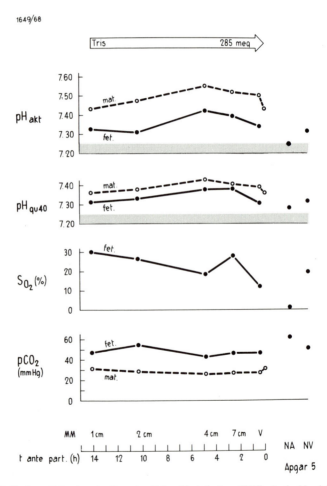

Abb. 35. Protokoll eines Geburtsverlaufs unter Trispufferinfusion (FKZ, Arch. Nr. 1649/68).

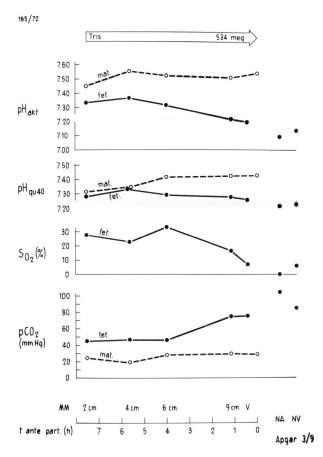

Abb. 36. Protokoll eines Geburtsverlaufs unter Trispufferinfusion (FKZ, Arch. Nr. 165/72).

Arch. Nr. 165/72 (Abb. 36): Eine Geburt am Termin, primäre Wehenschwäche, Syntocinon-Dauertropfinfusion. Fetale Herzfrequenz zeitweise zwischen 160 und 170. Die Trispufferinfusion läuft ab Geburtsbeginn. Bei einer Muttermundsdilatation von 9 cm messen wir erstmals einen präpathologischen pH-Wert. 30 min später liegt der pH-Wert noch tiefer. Das Kind wird per Vakuum entwickelt, Apgar 3/9, pH-Werte und Sauerstoffsättigung im Blut der Nabelschnurgefäße präpathologisch beziehungsweise pathologisch.

Trotz ausreichender Dosierung der Trispuffermedikation war es hier nicht möglich, die fetale Azidose aufzuhalten.

5. Weitere Substanzen zur Vermeidung der intrauterinen Gefährdung

Stärkere intrauterine Inspirationsbewegungen, wie sie bei Hypoxie und Azidose auftreten können, schließen die Gefahr des Eindringens von Fruchtwasser und darin enthaltenen korpuskulären Elementen in die tieferen Atemwege in sich (S. 26). Untersuchungen an verschiedenen Tierspezies haben ergeben, daß das intrauterine Gasping unterdrückt werden kann durch Applikation verschiedener Substanzen an das Muttertier. Als besonders wirksam haben sich Barbiturate, Atropin und Scopolamin erwiesen (28).

Mit Barbituraten und Sedativa ließ sich gemäß einer Reihe von Studien eine Verminderung des Sauerstoffverbrauchs der fetalen Gewebe und damit ein gewisser Schutz vor Anoxie erreichen (29). Mit Morphiumpräparaten erzielte man eine höhere Überlebensrate anoxischer neugeborener Kaninchen (66).

Magnesiumsulfat, das ebenfalls leicht die Plazentarbarriere passiert, scheint analoge Effekte zu haben. Der Schutzmechanismus dieser Substanz gegen Anoxie könnte erklärt werden durch Verhinderung der Katecholaminausschüttung und eine verminderte Utilisation des kardialen Glykogens (23).

Unter den Vitaminen haben das Vitamin B_1 und C eine antioxydative Wirkung (27).

Zur günstigen Beeinflussung von fetalen Blutungsstörungen bei Hypoxie und Azidose (S. 19) ist die Verabreichung von Antifibrinolytika an die Mutter diskutiert worden (39, 41).

Die in diesem Abschnitt erwähnten Resultate und Folgerungen basieren praktisch alle auf tierexperimentellen Untersuchungen. Ihre praktisch-klinische Bedeutung kann zur Zeit noch nicht abgeschätzt werden.

6. Zusammenfassende Betrachtungen

Die uns heute zur Verfügung stehenden Kenntnisse und Erfahrungen über die transmaternale Therapie unter der Geburt erlauben nicht, feste Behandlungsschemata zur intrauterinen Reanimation des hypoxisch beeinträchtigten Fetus aufzustellen. Die Resultate verschiedener Verfahren und verschiedener Autoren sind noch zu kontrovers, um Schlußfolgerungen zuzulassen. Die außerordentlich komplexen Wirkungsmechanismen machen es schwierig, Behandlungserfolge und eventuelle Gefahren richtig abzuschätzen.

Eine unbestrittene Maßnahme zur günstigen Beeinflussung der fetalen Situation stellt der Lagewechsel der gebärenden Frau dar. Allein durch Einnahme der linken Seitenlage können Störungen eliminiert werden.

Ebenfalls unbestritten ist die sofortige Ruhigstellung des Uterus bei jeder perakuten Gefährdung des Feten durch Einleitung einer Inhalationsnarkose, in der Regel einer Halothan-Lachgas-Narkose, und Vorbereitung der operativen Geburtsbeendigung. Die Blockierung der Wehentätigkeit durch Betasympathikomimetika bei entsprechender Überwachung des Feten steht in Diskussion. Wegen der möglichen Gefahr der Aufhebung der fetalen Sauerstoffsparschaltung durch die Betaadrenergika kann dieses Vorgehen nicht allgemein empfohlen werden. Einen festen Platz kommt ihm aber zu bei der Regulierung der unkoordinierten Uterusaktivität, solange keine ernsthafte fetale Gefährdung vorliegt.

Der Einsatz von Substanzen mit vorwiegend vasodilatatorischem Effekt zur Verbesserung der uteroplazentaren Durchblutung wird in Frage gestellt, weil eine wesentliche Steigerung der uterinen Durchblutung in Anbetracht des primär fast maximal dilatierten Gefäßbettes kaum möglich ist und weil wiederum eine ungünstige Beeinflußung des an den Sauerstoffmangelzustand adaptierten fetalen Kreislaufs befürchtet werden muß.

Die überwachte und richtig durchgeführte Sauerstoffatmung dürfte gemäß neuerer Arbeiten sinnvoll sein, obwohl der Effekt nicht überschätzt werden darf.

Die Applikation hypertoner Glukoselösungen bei akuten fetalen Gefahrenzuständen scheint uns ungeeignet, weil mit dem Ansteigen des fetalen Glukosespiegels auch das Laktat zunimmt.

Auch die Versuche, mit Pufferinfusionen den gefährlichsten Faktor, die fetale Azidose, anzugehen, haben enttäuscht. Natriumbikarbonat ist abzulehnen wegen der Verschlechterung der kindlichen Sauerstoffsättigung. Zu erwägen wäre höchstens die Anwendung von Trispuffer, dessen Wirkung aber bei bereits vorhandener Azidose sicher nicht verläßlich ist. Wohl könnte man eine Infusionsazidose behandeln, diese bringt aber den Feten nicht in Gefahr (S. 18).

Die Therapie einer rasch fortschreitenden fetalen Hypoxie und Azidose kann nach unserer Meinung nur in der sofortigen operativen Beendigung der Geburt und in der optimalen primären Reanimation des Neugeborenen liegen. Ebenfalls muß die Geburt in jenen Fällen beendet werden, wo sich bei bekannter Plazentarinsuffizienz erste Anzeichen einer fetalen Azidose einstellen. Es ist nicht zu erwarten, daß bei gestörtem diaplazentarem Stoffaustausch infolge morphologischer Veränderungen an der Plazenta irgendeine der erwähnten Maßnahmen erfolgreich sein könnte.

Anderseits soll aber die Zeitspanne zwischen Auftreten der fetalen Gefahrenzeichen und operativer Entbindung genutzt werden. Zu fordern sind die Einnahme der Seitenlage und die Sauerstoffatmung, bei wehenbedingter Hypoxie die unverzügliche Ruhigstellung des Uterus.

Für ein konservatives Vorgehen kommen lediglich langsam progrediente Gefahrenzustände in Betracht, wobei die strenge biochemische und biophysikalische Überwachung Voraussetzung sind. Es bedarf aber weiterer klinischer Untersuchungen, um geeignete Verfahren und ihre Indikationsstellung auszuarbeiten.

Literatur

1) *Alexander, D.P., Britton, H.G.* and *Nixon, D.A.:* A comparison of the metabolism of the human fetus and fetal sheep: problems of measurement: Effects of glucose administration. In: Huntingford, P.J., Hüter, K.A. and Saling, E.: Perinatal Medicine, 1st European Congress, Berlin pp. 183–187. Thieme, Stuttgart and Academic Press, New York–London 1969.
2) *Althabe, O., Jr., Schwarcz, R.L., Pose, S.V. Escarcena, L.* and *Caldeyro-Barcia, R.:* Effects on fetal heart rate and fetal pO$_2$ of oxygen administration to the mother. Amer. J. Obstet. Gynec. 98, (1967) 858–870.
3) *Anderson, G.G., Cordero, L. Jr.* and *Hon, E.H.:* Hypertonic glucose infusion during labor. Effect on acid-base status, fetal heart rate, and uterine contractions. Obstet. Gynec. 36, (1970) 405–414.
4) *Ansari, I., Wallace, G., Clemetson, C.A.B., Mallikarjuneswara, V.R., Clemetson, C.D.M.:* Tilt caesarean section. J. Obstet. Gynaec. Brit. Cwlth. 77, (1970) 713–721.
5) *Artaria, A.:* Die photometrisch bestimmte Sauerstoffsättigung im Blut des menschlichen Feten während der einzelnen Geburtsabschnitte. Med. Diss. Zürich 1969.
6) *Assali, N.S., Kirschbaum, T.H.* and *Dilts, P.V.:* Effects of hyperbaric oxygen on uteroplacental and fetal circulation. Circulation Res. 22, (1968) 573–588.
7) *Bader, P.* und *Stoll, W.:* Zur Wirkung subpartualer Trisinfusionen auf den Feten. Schweiz. Z. Gynäk. Gebursth. 3, (1972), 451–453.
8) *Bartels, H., Riegel, K., Wenner, J.* und *Wulf, H.:* Perinatale Atmung. Springer, Berlin–Heidelberg–New York 1972.
9) *Battaglia, F.C.:* Placental clearance and fetal oxygenation. Pediatrics 45 (1970) 563–575.
10) *Beck, L.:* Geburtshilfliche Anästhesie und Analgesie. Thieme, Stuttgart 1968.
11) *Bossart, H.:* Glucose tolerance tests during labour. In: Huntingford, P.J., Hüter, K.A. and Saling, E.: Perinatal Medicine. 1st European Congress, Berlin, pp. 180–182. Thieme, Stuttgart and Academic Press, New York–London 1969.
12) *Bossart, H.* et *Papadopoulos, S.:* La glycémie maternelle et foetale sub partu. Gynaecologia 162, (1966) 360–368.

13) *Bossart, H., Sistek, J., Chabot, V.* et *Felber, J.-P.:* Surcharge glucosique et insulinémie chez le foetus et la mère sub partu. Schweiz. med. Wschr. 99, (1969) 1350–1354.
14) *Bretscher, J.* und *Schmid, J.:* Untersuchungen über die metabolische Komponente des Säure-Basenhaushaltes beim menschlichen Feten. I. Laktat- und Pyruvatparameter beim ungestörten Geburtsablauf. Arch. Gynäk. 208, (1970) 283–316.
15) *Caldeyro-Barcia, R., Noriega-Guerra, L., Ciblis, L.A., Alvarez, H., Poseiro, J.J., Pose, S.V., Sica-Blanco, Y., Mendez-Bauer, C., Fielitz, C., Gonzalez-Panizza, V.H.:* Effect of position changes on the intensity and frequency of uterine contractions during labor. Amer. J. Obstet. Gynec. 80, (1960) 284–290.
16) *Caldeyro-Barcia, R., Casacuberta, C., Bustos, R., Giussi, G., Gulin, L., Escarcena, L.* and *Mendez-Bauer, C.:* Correlation of intrapartum changes in fetal heart rate with fetal blood oxygen and acid-base state. In: Adamsons, K.: Diagnosis and treatment of fetal disorders, pp. 205–225. Springer, New York 1967.
17) *Caldeyro-Barcia, R., Magana, J.M., Castillo, J.B., Poseiro, J.J., Mendez-Bauer, C., Pose, S.V., Escarcena, L., Casacuberta, C., Bustos, J.R., Giussi, G.:* A new approach to the treatment of acute intrapartum fetal distress. In: Perinatal factors affecting human development. Scientific Publication no. 185, pp. 248–253. Pan American Health Organization, Washington, 1969.
18) *Clark, R.B., Stephens, St.R.* and *Greifenstein, F.E.:* Fetal and maternal effects of bicarbonate administration during labor. Anesth. Analg. 50, (1971) 713–718.
19) *Cordero, L. Jr., Yeh, S.-Y., Grunt, J.A.* and *Anderson, G.G.:* Hypertonic glucose infusion during labor. Maternal-fetal blood glucose relationships. Amer. J. Obstet. Gynec. 107, (1970) 295–302.
20) *Cordero, L. Jr., Grunt, J.A.* and *Anderson, G.G.:* Hypertonic glucose infusion during labor. Maternal-fetal serum insulin relationships. Amer. J. Obstet. Gynec. 107, (1970) 560–564.
21) *Crawford, J.S.:* Principles and practice of obstetric anaesthesia. Third edition. Blackwell, Berlin, Oxford–London–Edinburgh–Melbourne 1972.
22) *Dawes, G.S., Mott, J.C., Shelley, H.J.* and *Stafford, A.:* The prolongation of survival time in asphyxiated immature foetal lamb. J. Physiol. 168 (1963) 43–64.
23) *Dunne, J.T., Milligan, J.E.* and *Thomas, B.W.:* The effect of magnesium sulfate on anoxia and resuscitation in the neonate. Amer. J. Obstet. Gynec. 109, (1971) 369–374.
24) *Esteban-Altirriba, J., Gamissans, O., Duran, P., Calaf, J.* and *Rene, A.:* Administration of betamimetic agents to the mother as a conservative therapy in cases of intrapartum fetal acidosis (with special reference to the validity of the methods of control). In: Saling, E. und Dudenhausen, J.W.: Perinatale Medizin, Band III, 4. Dtscher Kongr. Perinat. Med., Berlin, 1971 S. 198–208, Thieme, Stuttgart 1972.
25) *Finley, R.K.:* A device to prevent the inferior vena cava syndrome. Amer. J. Obstet. Gynec. 113, (1972) 856–857.
26) *Fiser, R.H., Erenberg, A., Fisher, D.A.* and *Oh, W.:* Blood gas and pH changes during glucose infusion in the fetal sheep. Amer. J. Obstet. Gynec. 115, (1973) 942–945.
27) *Goodlin, R.C.:* Drug protection for fetal anoxia. Obstet. Gynec. 26, (1965) 9–14.
28) *Goodlin, R.C.:* Suppression of fetal breathing to prevent aspiration of meconium. Obstet. Gynec. 36, (1970) 944–947.
29) *Goodlin, R.C.* and *Lloyd, D.:* Use of drugs to protect against fetal asphyxia. Amer. J. Obstet. Gynec. 107, (1970) 227–231.
30) *Hon, E.H.:* The diagnosis and treatment of fetal distress. In: Mack, H.C.: Prenatal life, pp. 91–108. Wayne State University Press, Detroit 1970.
31) *Horska, S., Hodr, J.* and *Bortanek, V.:* The mechanism of action of exogenous ATP for the treatment of fetal hypoxia during delivery. J. Obstet. Gynaec. Brit. Cwlth. 77, (1970) 994–997.
32) Horska, S., Stembera, Z.K. and *Vondracek, J.:* The effect of ATP on the fetus in danger during labour. J. Obstet. Gynaec. Brit. Cwlth. 77, (1970) 998–1002.
33) *Hüter, J.* und *Rippert, C.:* Geburtswehennormalisierung durch Beta-Mimetica. In: Baumgarten, K. and Wesselius- de Casparis, A.: Proceedings of the international symposium on the treatment of foetal risks. Baden, Austria May 1972, p. 97. Philips Duphar B.V., Amsterdam 1973.
34) *Jacobson, L.* and *Rooth, G.:* The biochemical influence on the fetus of intravenous alkali given to the mother during normal labour. In: Huntingford, P.J., Hüter, K.A. and Saling, E.: Perinatal Medicine. 1st European Congress, Berlin, pp. 156–163. Thieme, Stuttgart and Academic Press, New York–London 1969.
35) *James, L.S., Morishima, H.O., Daniel, S.S., Bowe, E.T., Cohen, H.* and *Niemann, W.H.:* Mechanism of late deceleration of the fetal heart rate. Amer. J. Obstet. Gynec. 113, (1972) 578–582.
36) *Khazin, A.F., Hon, E.H.* and *Hehre, F.W.:* Effects of maternal hyperoxia on the fetus. Amer. J. Obstet. Gynec. 109, (1971) 628–637.
37) *Kirschbaum, Th.H., Lucas, W.E., De Haven,*

J.C. and *Assali, N.S.:* The dynamics of placental oxygen transfer. I. Effects of maternal hyperoxia in pregnant ewes and fetal lambs. Amer. J. Obstet. Gynec. 98, (1967) 429–443.
38) *Kopecky, P., Closs, H.-P., Liedtke, B., Schulte, H.-J.* und *Chantraine, H.:* Beeinflussung der fetalen Blutgase durch eine Euphyllinmedikation sub partu. In: Kepp, R. und Schmidt-Matthiesen, H.: Verhandlungen der Deutschen Gesellschaft für Gynäkologie und Geburtshilfe, Sept. 1972, S. 188–189. Bergmann, München 1973.
39) *Kullander, S.* and *Nilsson, I.M.:* Human placental transfer of an antifibrinolyte agent (A.M.C.A.). Acta Obstet. Gynec. Scand. 49, (1970) 241–242.
40) *Lippert, T.H., Kubli, F.* und *Rüttgers, H.:* Hyperglycemic activity of uterine relaxants (tokolytica). Klin. Wschr. 50, (1972) 119–121.
41) *Ludwig, H.:* Mikrozirkulationsstörungen und Diapedeseblutungen im fetalen Gehirn bei Hypoxie. Karger, Basel 1968.
42) *Mann, L.I., Prichard, J.W.* and *Symmes, D.:* The effect of glucose loading on the fetal response to hypoxia. Amer. J. Obstet. Gynec. 107, (1970) 610–618.
43) *Marx, G.F.* and *Matheo, C.V.:* Effects of different oxygen concentrations during general anaesthesia for elective caesarean section. Canad. Anaesth. Soc. J. 18, (1971) 587–593.
44) *Michel, C.F.:* Die konservative Therapie der intrauterinen Asphyxie. In: Saling, E. und Dudenhausen, J.W.: Perinatale Medizin, Band III, 4. Dtscher Kongr. Perinat. Med., Berlin, 1971, S. 210–214. Thieme, Stuttgart 1972.
45) *Michel, C.F.* und *Heckeroth, V.:* Untersuchungen zur Frage der medikamentösen Therapie der intrauterinen Asphyxie. Z. Geburtsh. Perinat. 176, (1972) 453–460.
46) *Moretti, M., Zinelli, G., Mansani, F.E.. Bevilacqua, G., Ottaviani, A..* e *Pecorari, D.:* La glicemia del feto e del neonato ed effetti della infusione di glucosio alla madre in partum. Monit. obstet.-ginec. N.S. 38 (Suppl. 5), (1967) 45–59.
47) *Mosler, K.H.* und *Rosenboom, H.G.:* Neuere Möglichkeiten einer tokolytischen Behandlung in der Geburtshilfe. Z. Geburts. Perinat. 176, (1972) 85–96.
48) *Motoyama, E.K., Rivard, G., Acheson, F.M.* and *Cook, C.D.:* The relation between maternal pCO_2 and pH and fetal oxygenation. Physiologist 8, (1965) 238.
49) *Motoyama, E.K., Rivard, G., Acheson, F.M.* and *Cook, C.D.:* Adverse effect of maternal hyperventilation on the fetus. Lancet I, (1966) 286–288.
50) *Newman, W., Mitchell, P.* and *Wood, C.:* Fetal acid-base status. II. Relationship between maternal and fetal blood bicarbonate concentrations. Amer. J. Obstet. Gynec. 97, (1967) 52–57.
51) *Newman, W., McKinnon, L., Phillips, L., Paterson, P.* and *Wood, C.:* Oxygen transfer from mother to fetus during labor. Amer. J. Obstet. Gynec. 99, (1967) 61–70.
52) *Nobel, J.* und *Hille, H.:* Meßergebnisse über die medikamentöse Beeinflussung der Myometriumsdurchblutung des Menschen. Arch. Gynäk. 202, (1964) 490–492.
53) *Nobel, J.* und *Meyburg, V.:* Zur Frage einer medikamentösen Asphyxie-Prophylaxe des Feten mit Theophyllin-Präparaten. Geburtsh. Frauenheilk. 30, (1970) 903–911.
54) *Paterson, P., Phillips, L.* and *Wood, C.:* Relationship between maternal and fetal blood glucose during labor. Amer. J. Obstet. Gynec. 98, (1967) 938–945.
55) *Pontonnier, G., Tournier, C., Dat, S., Delmas, H., Monrozies, M.* et *Pontonnier, A.:* Premiers essais de réanimation du foetus humain „in utero" pendant l'accouchement. I. Le bilan des moyens. Rev. franç. Gynéc. 66, (1971) 517–523.
56) *Pontonnier, G., Tournier, C., Dat, S., Grandjean, H., Monrozies, M., Pontonnier, A., De la Fuente, P., Gonzalez, A., Castellanos, R.D., Ezcurdia, M., Prieto, A.G., Marquez, C., Wong, J.* et *Usandizaga, J.A.:* Premiers essais de réanimation du foetus humain pendant l'accouchement. II. A propos de 18 observations. Rev. franç. Gynéc. 67, (1972) 1–16.
57) *Poseiro, J.J.:* Causes of fetal distress in labor Internat. J. Gynaec. Obstet. 8, (1970) 913–920.
58) *Renaud, R., Boog, G., Brettes, J.-P., Irrmann, M., De Mot, E., Schumacher, J.-Cl.* et *Gandar, R.:* Le traitement de la souffrance foetale pendant le travail. Dans: Nahas, G.G., Rémond, A., Samama, M., Sureau, C., Viars, P. et Vourc'h, G.: réanimation obstétricale. Rapport du XXIIe Congrès National d'anesthésie et réanimation 1972, Paris, pp. 1034–1125, Arnette, Paris 1972.
59) *Renaud, R., Brettes, P., Boog, G., Irrmann, M., Schumacher, J.C., Van Lierde, M.* and *Gandar, R.:* The place of beta-mimetics in the treatment of acute foetal distress during labour. In: Baumgarten, K. and Wesselius-de Casparis, A.: Proceedings of the international symposium on the treatment of foetal risks, Baden, Austria, May 1972, pp. 177–179. Philips Duphar B.V., Amsterdam 1973.
60) *Romney, S.L.* and *Gabel, P.V.:* Maternal glucose loading in the management of fetal distress. Amer. J. Obstet. Gynec. 96, (1966) 698–709.
61) *Rooth, G.:* Early detection and prevention of foetal acidosis. Lancet I, (1964) 290–293.
62) *Rorke, M.J., Davey, D.A.* and *Dutoit, H.J.:* Foetal oxygenation during caesarean section. Anaesthesia 23, (1968) 585–596.
63) *Saling, E.:* Die Wirkung einer O_2-Atmung der Mutter auf die Blutgase und den Säure-Basenhaushalt des Feten. Geburtsh. Frauenheilk. 23, (1963) 528–538.
64) *Schreiner, W.E.:* Die placentaren Funktionen

und ihre Störungen. Gynaecologia 161, (1966) 372–408.
65) *Senn, U.:* pH-Analysen fetaler Blutproben unter der Geburt bei mekoniumhaltigem Fruchtwasser. Med. Diss. Zürich 1969.
66) *Snyder, F.F.:* Obstetrics Analgesia and Anesthesia Saunders, Philadelphia 1949.
67) *Stembera, Z.K.:* The management of fetal distress before and during labour. In: Huntingford, P.J., Beard, R.W., Hytten, F.E. and Scopes, J.W.: Perinatal Medicine. 2nd European Congress on Perinatal Medicine, London 1970, pp. 124–130. Karger, Basel 1971.
68) *Stoll, W.:* Bikarbonatinfusion an die Mutter – Nutzen oder Schaden für den Feten? In: Saling, E. und Dudenhausen, J.W.: Perinatale Medizin, Band III, 4. Dtscher Kongr. Perinat. Med. Berlin 1971, S. 225–229. Thieme, Stuttgart 1972.
69) *Stoll, W.* und *Bretscher, J.:* Der Säure-Basen-Haushalt und die Sauerstoffversorgung des Feten unter subpartualer Natriumbikarbonatinfusion. Schweiz. Z. Gynäk. Geburtsh. 3, (1972) 183–200.
70) *Stoll, W.* und *Bader, P.:* Der Säure-Basen-Haushalt und die Sauerstoffversorgung des Feten unter subpartualer Trispufferinfusion. Gynäk. Rundschau 13 (1973), 231–240.
71) *Waldron, K.W.* and *Wood, C.:* Cesarean section in the lateral position. Obstet. Gynec. 37, (1971) 706–710.
72) *Walker, A., Maddern, L., Day, E., Renou, P., Talbot, J.* and *Wood, C.:* Fetal scalp tissue oxygen tension measurements in relation to maternal dermal oxygen tension and fetal heart rate. J. Obstet. Gynaec. Brit. Cwlth. 78, (1971) 1–12.
73) *Weidinger, H.* und *Wiest, W.:* Die Behandlung der drohenden Frühgeburt mit Th 1165a und Verapamil und deren Wirkung auf die Mutter, den Foeten und das Neugeborene. In: Baumgarten, K. and Wesselius -de Casparis, A.: Proceedings of the international symposium on the treatment of foetal risks, Baden, Austria, May 1972, pp. 39–41. Philips Duphar B.V., Amsterdam 1973.
74) *Widdas, W.F.:* Transport mechanisms in the foetus. Brit. med. Bull. 17, (1961) 107–111.
75) *Wolf, H., Sabata, V., Frerichs, H.* and *Melichar, V.:* Energy supply to the fetus under physiological and pathological conditions. In: Huntingford, P.J., Hüter, K.A. and Saling, E.: Perinatal Medicine, 1st European Congress, Berlin, pp. 174–180. Thieme, Stuttgart and Academic Press, New York–London 1969.
76) *Wood, C.:* Studies on the human fetus. In: Mack, H.C.: Prenatal life, pp. 183–204. Wayne State University Press, Detroit 1970.
77) *Wulf, H.* und *Künzel, W.:* Die Sauerstoffbehandlung in der Geburtshilfe (Nutzen und Gefahren einer alten Therapieform). Arch. Gynäk. 207, (1969) 38–39.
78) *Zilianti, M.* and *Aller, J.:* Action of orciprenaline on uterine contractility during labor, maternal cardiovascular system, fetal heart rate, and acid-base balance. Amer. J. Obstet. Gynec. 109, (1971) 1073–1079.

IV. Die Praxis der primären Reanimation

Das Ziel dieser Arbeit liegt in erster Linie darin, das praktische Vorgehen bei der primären Reanimation des Neugeborenen, wie es an der Universitäts-Frauenklinik Zürich geübt wird, zu beschreiben und zu begründen.

Unsere Bemühungen der letzten Jahre gingen dahin, eine einfache, leicht erlernbare, sichere und wirksame Technik auszuarbeiten. Ausgehend von den patho-physiologischen Besonderheiten des hypoxisch beeinträchtigten Feten sehen wir Schwerpunkte, die bei der Betreuung des Neugeborenen unbedingt zu beachten sind: Freilegen der Atemwege, Schutz vor Auskühlung, Sauerstoffzufuhr, Korrektur der Azidose.

Aufgrund unserer Erfahrungen scheint es möglich, mit einfachen technischen und organisatorischen Maßnahmen diesen Anforderungen zu genügen. Wohl kann ein spezialisiertes Team unter größerem apparativem und personellem Aufwand eine höhere Perfektion erreichen, die aber bei der Beeinflussung der perinatalen Mortalität und Morbidität nicht ins Gewicht fallen dürfte.

In Anbetracht der Tatsache, daß die ersten Lebensminuten eines Kindes auch die entscheidendsten seines Lebens sein können, ist es eine vordringliche Aufgabe, überall dort, wo Geburtshilfe betrieben wird, eine sofort anwendbare und möglichst wirksame Reanimationstechnik einzuführen.

A. Allgemeines

1. Allgemeiner Arbeitsplan

Bei der Geburt eines Kindes darf es über den Ablauf der zu treffenden Maßnahmen keine Zweifel geben. Unser Vorgehen ist in allen Fällen das gleiche. Auch bei völlig normaler Geburt werden die ersten Maßnahmen des Arbeitsplanes durchgeführt (Absaugen und Schutz vor Auskühlung sind obligatorisch bei jedem Neugeborenen). Wenn sich das Kind in befriedigender Weise adaptiert, erübrigen sich weitere Schritte. Verläuft die Adaptation an das extrauterine Leben erschwert, wie dies nach fetaler Hypoxie zu erwarten ist, führen wir die Behandlung weiter gemäß Plan (Tab. 8).

Tabelle 8. Allgemeiner Arbeitsplan

---

1. Absaugen
2. Wärme
3. Sauerstoffbeatmung mit Maske
4. Intubation
5. Nabelvenenkatheter
    Glukose 10%ig   } zu gleichen Teilen
    Natriumbikarbonat 8,4%ig } gemischt infundieren
6. Transport zum Zentrum für neonatologische Intensivbehandlung

Apgar-Status nach 1,5 und 10 min

Die Technik, die Indikationen und die Gefahren der einzelnen Maßnahmen dieses allgemeinen Arbeitsplans kommen im Rahmen dieses Kapitels zur Besprechung, zum Teil erfolgen die Darlegungen in größerem Zusammenhang. Auf zusätzliche Behandlungen, die bei besonderen Verhältnissen oder in Extremfällen zur Anwendung gelangen, wird noch einzugehen sein.

2. **Vorbereitung**

Die primäre Reanimation des Neugeborenen kann nicht improvisiert werden, die Gebärsäle müssen in entsprechender Weise ausgerüstet sein. Will man sich vor unliebsamen Überraschungen schützen und das Kind vor katastrophalen Folgen bewahren, ist es unumgänglich, das Material regelmäßig auf seine Vollständigkeit und Funktionstüchtigkeit zu prüfen. Auf Einzelheiten werden wir bei der Beschreibung unserer Reanimationseinheit eingehen (S. 142).

Da bei der Reanimation ganz allgemein oftmals Sekunden über den Erfolg entscheiden, muß man vorbereitet sein. Wenn wir von Sekunden sprechen, geht die Meinung nicht dahin, daß die unmittelbare postnatale Behandlung eines beeinträchtigten Neugeborenen in rasantem Tempo abzulaufen habe, vielmehr sei ausgedrückt, daß es keine Zeitverluste durch Unklarheiten im Arbeitsablauf und durch Suchen von Geräten und Ersatzgeräten geben darf. Das Kind wird nur dann optimal betreut, wenn die Reanimationsarbeit besonnen und ungestört abläuft.

Die Geburt eines deprimierten Kindes ist bei sorgfältiger Beobachtung des Schwangerschafts- und insbesondere des Geburtsverlaufs in über 90% der Fälle voraussehbar (15). Die unterbliebene Vorbereitung zur Reanimation des Neugeborenen muß daher auch als ein rein geburtshilfliches Versagen bezeichnet werden.

In organisatorischer Hinsicht stellen Zwillings- beziehungsweise Mehrlingsgeburten besondere Probleme dar. Da bei Mehrlingskindern wegen der Unreife und der vermehrten Geburtskomplikationen mit einem höheren Risiko zu rechnen ist, muß die Reanimation entsprechend geplant werden. Grundsätzlich sollte für jedes Kind ein Arzt und eine Schwester und ein voll ausgerüsteter Reanimationsplatz zur Verfügung stehen. Bei Zwillingsgeburten stellen wir zwei Reanimationseinheiten (S. 142) bereit und bestimmen im voraus, wer das erste und wer das zweite Kind zu übernehmen hat. Vor allen Dingen sind daher bei Mehrlingsgeburten rechtzeitig genügend Helfer zu mobilisieren.

Eine gute Vorbereitung ist im Gebärsaal umso wichtiger, als es dem Geburtshelfer nach einer anstrengenden geburtshilflichen Operation, wie sie beispielsweise eine Forcepsentbindung darstellen kann, nicht leicht fällt, sofort auf den richtigen Arbeitsstil für die minutiöse Reanimation des Neugeborenen zu wechseln. Es sind vor allem 2 Punkte, die immer wieder schlecht beachtet werden, nämlich die Erhaltung der Körpertemperatur des Kindes und die Asepsis.

Wärmestrahler am Reanimationsplatz müssen möglichst 10–20 min vor der Geburt eingeschaltet werden, damit auch die Unterlage, auf die das Kind zu liegen kommt, in ausreichender Weise durchwärmt ist. Sobald die Maßnahmen im Rahmen der primären Reanimation abgeschlossen sind, erfolgt die weitere Überwachung des Kindes möglichst in einem Inkubator (S. 131). Es soll daher jederzeit im Kreißsaal ein Inkubator zur Verfügung stehen, dessen Lufttemperatur auf 36°C eingestellt ist (S. 43).

Bei der Vorbereitung und bei der Durchführung der Reanimationsarbeit müssen von den Ärzten und den assistierenden Hebammen und Schwestern die Grundsätze der Asepsis beachtet werden. Der Erfolg einer Reanimation steht in Frage, wenn das Neugeborene durch die lebensrettenden Maßnahmen infiziert wird.

Wir waschen Hände und Vorderarme wie vor einem operativen Eingriff. In Überraschungssituationen werden auf alle Fälle sterile Operationshandschuhe angezogen. Nach einer geburtshilflichen Operation wechselt der Operateur die Handschuhe. Sämtliche Geräte, die mit den Luftwegen des Kindes in Berührung kommen, liegen steril bereit, dazu gehören Absaugkatheter, Beatmungsmaske, Laryngoskopspatel, endotracheale Tubi. Strengste Asepsis fordern wir für das Einlegen eines Nabelvenenkatheters. Operateur und assistierende Schwester tragen sterile Operationsmäntel, die Handschuhe werden selbstverständlich gewechselt.

Wir sind uns bewußt, daß diese Vorschriften recht streng sind, sie scheinen uns aber für die besonderen Verhältnisse des Kreißsaalbetriebs angezeigt.

B. Zustandsdiagnostik

Eine exakte Zustandsdiagnostik des Neugeborenen unmittelbar post partum ist sowohl für die Geburtshilfe als auch für die Neonatologie grundlegend. Anstelle alter und unzulänglicher Bezeichnungen wie „lebensfrisch", „blau-" und „weißasphyktisch" sind Punkteschemata getreten mit wesentlich stärkerer Aussagekraft.

Einerseits erlaubt eine genauere Diagnostik die zuverlässigere epikritische Beurteilung des Schwangerschafts- und Geburtsverlaufs, anderseits bringt sie mehr Information für prognostische Folgerungen. Die weiteste Verbreitung hat der 1953 vorgeschlagene Zahlenstatus von Virginia Apgar gefunden.

1. Apgar-Schema

Die Beurteilung des Kindes basiert auf der Bewertung folgender 5 klinischer Zeichen: Herzaktion, Atmung, Muskeltonus, Reflexerregbarkeit und Hautfarbe (4, 6). Jede der einzelnen Lebensäußerungen wird mit den Noten 0–2 belegt, die Summe der Einzelnoten ergibt den Vitalitätsgrad. Die Maximalnote beträgt demnach 10 (Abb. 37).

Die Statusaufnahme erfolgt erstmals 60 sec nach vollständiger Geburt des Kindes, der Zeitpunkt der Abnabelung spielt keine Rolle. Zur 60-sec-Grenze kam man nach einer Reihe von Vorstudien, wobei Kollektive von Neugeborenen sofort nach der Geburt, nach 30 sec, nach 1, 3, 5 min und noch später untersucht wurden. Es zeigte sich, daß die Kinder 1 min post partum die tiefsten Punktzahlen aufwiesen (4, 5, 6, 7, 60). Weitere Beurteilungen 5 und 10 min post partum und Ergänzungen durch weitere Parameter, auf die noch eingegangen wird (S. 98), ergeben ein Längsprofil der neonatalen Adaptation. Zusätzliche Apgar-Staten 2 und 3 min post partum (5, 40) scheinen uns aus rein praktischen Gründen nicht empfehlenswert.

a) Die klinischen Zeichen

Herzaktion. Herzfrequenzen über 160–170 oder unter 100 pro min sind abnorm. In der Regel bedeuten beschleunigte Herztöne einen leichten Sauerstoffmangelzustand, während

Universitäts-Frauenklinik
Zürich

J. Nr.:

Reanimation

Name: Datum:

	0	1	2	1 Min.	5 Min.	10 Min.
Kolorit	blau oder weiss	Stamm rosig Extr. blau	rosig			
Atmung	keine	Schnappatmung unregelmässig	regelm. kräftig schreiend			
Tonus	schlaff	mittel, träge Flexionsbew.	gut, Spontanbewegungen			
Reflexe beim Absaugen	keine	»Grimassen«	Husten oder Niessen			
Herzfrequenz	keine	unter 100	über 100			

Hautrötung am Stamm   :   min   sec pp
Schnappatmung   :   min   sec pp
erster kräftiger Schrei   :   min   sec pp
regelmässige Atmung   :   min   sec pp
Spontanbewegungen   :   min   sec pp
HT über 100   :   min   sec pp
Nabelschnur bei Geburt: prall / mittel / schlaff

Aspiration: Rachen:
            Magen: Menge Aspirat   ml

Massnahmen:
- O_2, Spontanatmung
- **Beatmung:**   Maske und Beutel, Beginn   min   sec pp
                   Intubation erstmals   min   sec pp
                   Definitive Extubation   min   sec pp
                   Intubation wie oft:
                   Aspirat positiv / negativ
- **Medikamente:**   i. m.   min   sec pp
- **Nabelvenenkatheter:** eingelegt   min pp
                   Venendruck vor Med.   cc (über Sternum)

    Infundierte Medikamente:
    1.   von   min pp bis   min pp
    2.   von   min pp bis   min pp
    3.   von   min pp bis   min pp
    4.   von   min pp bis   min pp
                   Venendruck nach Med.   cc (über Sternum)

Abb. 37. Reanimationsprotokollblatt der Universitäts-Frauenklinik Zürich, Vorderseite.

	pH akt.	pH qu 40
NS - Art		
NS - Vene		
Ferse min pp		
Ferse min pp		

pH - Werte: (applies to above)

Hämatokrit:		
NS - Art	%	
Ferse min pp	%	
Ferse min pp	%	

Dextrostix:		
Ferse min pp	mg%	
Ferse min pp	mg%	

Temperatur:		
rect. min pp	°C	
rect. min pp	°C	

Status des Neonatologen: min pp

Besondere Massnahmen:

Verlegung in Abt. für Neonatologie: min pp

Unterschrift:

Abb. 38. Reanimationsprotokollblatt der Universitäts-Frauenklinik Zürich, Rückseite.

eine Bradykardie meist auf einen schwereren Grad der Beeinträchtigung hinweist. Das Ansteigen der Herzfrequenz bei deprimierten Kindern während der Beatmung gilt als gutes prognostisches Zeichen. Unverändert tiefe Frequenzen auch nach Expansion der Lungen sind prognostisch ungünstig (7). Liegt die Herzfrequenz über 100 pro min, bekommt das Kind für dieses Kriterium 2 Punkte, liegt sie unter 100, bekommt es einen Punkt. Ist keine Herzaktion bei der Auskultation zu hören, wird die Note 0 erteilt (4).

Das alleinige Registrieren der Herzschlagfrequenz zur Beurteilung des Kindes nach Ablauf der ersten Lebensminute ist nicht unbedingt ein zuverlässiges Kriterium. Es gibt beeinträchtigte Neugeborene mit ausschließlicher Herztonbeschleunigung, und umgekehrt kommen Bradykardien vor ohne wesentliche kindliche Gefahr (115). Für diese Fälle resultiert aufgrund der Apgarziffer eine falsche Einschätzung. Eine Herzfrequenz von über 100 darf daher nicht als sicheres Zeichen des kindlichen Wohlbefindens gewertet werden (153).

Ein weiterer Nachteil, der der Beurteilung der Herzaktion anhaftet, ist die Umständlichkeit seiner Registrierung. Wenn die Verhältnisse nicht ganz eindeutig liegen, müssen die Herzschläge mit der Stoppuhr ausgezählt werden.

Atmung. Trotz großer Variationen lassen sich beim Ingangkommen der Atmung Gesetzmäßigkeiten erkennen. Zu Beginn des extrauterinen Lebens tritt eine apnoische Phase auf, die physiologischerweise maximal 30 sec dauert und die durch kräftige, besonders exterozeptive Reize vorzeitig aufgehoben werden kann. Ein längerer Atemstillstand ist Ausdruck einer Depression. Die ersten unregelmäßigen Atemzüge gehen dann nach spätestens 90 sec in eine regelmäßige, frequente Atmung über (S. 31), die häufig mit Schreiexspirien verbunden ist. Nur bei 2–3% der Neugeborenen fehlen nach 60 sec sichtbare Atemexkursionen, 85% haben schon geschrien und bei 75% besteht zu diesem Zeitpunkt eine kontinuierliche, frequente Atmung (154).

Gemäß anderen Untersuchungen gelten für ein uneingeschränkt lebensfrisches Kind folgende äußere Normalgrenzen: Für das Einsetzen des ersten Atemzuges 20 sec, für das Auftreten des ersten Schreis 75 sec und für das Einsetzen einer regelmäßigen Spontanatmung 90 sec (115, 116).

Für die Zustandsdiagnostik ergibt sich eine Dreiteilung. Als optimal sind kontinuierliche, frequente Ventilationen, meist mit Schreiphasen verbunden, einzustufen. Das Fehlen sichtbarer Atembewegungen ergibt die Ziffer 0, und dazwischen liegt die diskontinuierliche, schnappende Atmung. Allerdings bedeutet nicht jede sichtbare Atemexkursion auch einen Gasaustausch in den Alveolen. Im allgemeinen kann jedoch bei einer frequenten, kontinuierlichen Atemform auf einen adäquaten Gaswechsel geschlossen werden (154).

Hautfarbe. Ein indirektes Verfahren zur Abschätzung des Ventilationseffektes stellt die Beurteilung des Kolorits dar. Die Aussagekraft ist allerdings eingeschränkt durch die Tatsache, daß bei Vorliegen einer Polyglobulie schon eine geringe Untersättigung zur Zyanose führt, während eine Blauverfärbung bei starker Anämie selbst bei ausgeprägtem Sättigungsdefizit fehlen kann.

Eine Zyanose tritt auf, wenn im Kapillarblut ein absoluter Gehalt von 5 g% reduzierten Hämoglobins vorliegt. Das lebensfrische Neugeborene ist mindestens peripher zyanotisch. Nach 2 min steigt die Sauerstoffsättigung auf ca 75%, nach 4 min auf 80% (154). Bei einem mittleren Hämoglobingehalt von 18 g% ist also mit dem Verschwinden der Zyanose nicht vor 2 min zu rechnen.

Dem entsprechen klinische Beobachtungen: Periumbilikal wird die Haut bei 80% der Neugeborenen in den ersten 3 min, bei 90% nach 4 min und bei 98% nach 5 min deutlich rosig. Dabei bleiben die Akren noch länger zyanotisch (152). Nach 1 min weist nur etwa ein Viertel aller Neugeborenen ein rosiges Kolorit auf (154). Gemäß Untersuchungen an einem Kollektiv von uneingeschränkt lebensfrischen Kindern gilt der Zeitpunkt von 5 1/4 min als äußere Normalgrenze für das Auftreten der Hautrötung am Stamm oder

Gesicht (115, 116). Wenn das Kind am Stamm und den Extremitäten rosig ist, werden 2 Punkte erteilt. Diese Note erhalten aber nach 1 min im besten Fall 15% der Neugeborenen (7). Sind nur noch Hände und Füße blau und die übrigen Körperbereiche rosig, wird 1 Punkt gegeben. Ist der ganze Körper blau oder blaß, erteilt man die Note 0.

Das Kolorit ist nicht nur von der Farbe des Blutes, sondern auch vom Füllungszustand der Hautkapillaren abhängig. Mit der Hautfarbe werden daher Atmung und Kreislauf beurteilt. Neugeborene, die eine hypoxische Zentralisation des Kreislaufs (S. 20) aufweisen, sind blaß. Diesem Zeichen kommt im Hinblick auf die Adaptation insofern eine größere Bedeutung zu, als anzunehmen ist, daß auch im pulmonalen Kreislauf eine Vasokonstriktion besteht.

Zyanotische Akren bei rosiger Haut an Lippen und Skrotum im Laufe der weiteren Adaptation weisen auf eine noch nicht vollständige Eröffnung der peripheren Strombahn hin. Neben einer noch nicht völlig aufgehobenen Sauerstoffsparschaltung kommt als Ursache eine Unterkühlung in Betracht.

Muskeltonus. Als Zeichen mit besonderer Aussagekraft für den Vitalitätsgrad des Neugeborenen erachten wir den Muskeltonus und die Motilität. Das gesunde Terminkind bewegt sich aktiv, meist in Form reflektorischer extrapyramidaler Massenbewegungen. Die Beine sind angezogen, die Arme angewinkelt, erhoben, häufig auch gestreckt, der Muskeltonus ist kräftig. Dieses Zustandsbild wird mit der Note 2 belegt. Schwer beeinträchtigte Kinder dagegen liegen bewegungslos ausgestreckt. Angehobene Glieder fallen ungehemmt herab. Hautreize werden reflektorisch nicht beantwortet. Diese Tonusverhältnisse entsprechen der Note 0. Zwischen diesen beiden Zustandsbildern liegen leichtere Grade der Beeinträchtigung, die die Note 1 ergeben (154). Leichtere Grade der Azidose drücken sich in der Regel durch einen Punktverlust beim Tonus aus. Sehr selten ist indes die Note 0 für den Tonus bei gleichzeitiger Maximalnote für die Herzfrequenz, die Atmung und die Reflexerregbarkeit. Bei der Erholung von einem Depressionszustand normalisiert sich die Tonuslage meist als letztes der klinischen Zeichen (34). Bei Frühgeborenen liegen physiologischerweise andere Tonusverhältnisse vor als bei Terminkindern. Bis zu einem Gestationsalter von 30 Wochen besteht eine völlige Hypotonie, die Extremitäten befinden sich in Streckstellung. Mit 32-34 Wochen tritt die Flexionshaltung der unteren Extremitäten in Erscheinung, die oberen Extremitäten bleiben gestreckt. Erst ab 36 Wochen liegen Verhältnisse vor, wie wir sie oben beschrieben haben. Kinder, die vor der 36. Woche geboren wurden, können also aus physiologischen Gründen nicht auf 10 Apgar-Punkte kommen.

Reflexerregbarkeit. Im Apgar-Schema erfolgt die Prüfung der Reflexerregbarkeit und des Muskeltonus getrennt. Die Auslösbarkeit der Reflexe verläuft aber mit dem Grad des Muskeltonus weitgehend parallel, der Sinn der separaten Prüfung der Reflexe wird daher in Frage gestellt (115, 153).

Die Prüfung der Reflexerregbarkeit erfolgt üblicherweise auf 2 Wegen. Durch zwei- oder dreimaliges Anschnellenlassen des Fingers an die Fußsohle des Neugeborenen werden Reize gesetzt, die bei vitalen Kindern Schreien auslösen. Für diese Reaktion werden 2 Punkte gegeben. Grimassiert das Kind lediglich, bekommt es einen Punkt. Keine Reaktion ergibt Ziffer 0.

Häufiger werden die Reflexe des Kindes geprüft durch Einstufung der Reaktion beim Absaugen. Optimal sind Nießen und Husten, Grimassieren ergibt wiederum einen Punkt, und keine Reaktion entspricht der Ziffer 0.

Nabelschnurzeichen. Als gutes Kriterium zur Beurteilung der Kreislauffunktionen hat sich die Beobachtung des Füllungszustandes und der Pulsationen der Nabelschnur erwiesen. Der Füllungszustand der Nabelschnur ist ein zuverlässiges Zeichen für den Grad einer metabolischen Azidose (115). Die Beobachtung der Pulswelle in den Nabelschnurgefäßen wird als guter klinischer Anhaltspunkt für die Blutdruckverhältnisse betrachtet (153).

Die leicht feststellbaren Nabelschnurzeichen fehlen im Apgar-Schema, sie finden sich im Zahlenstatus nach Saling (115) und im Neugeborenenindex nach Wulf (153). Auf diese beiden Schemata wird unten kurz eingegangen.

Optimal ist eine prallgefüllte Nabelschnur mit kräftigen, schnellen Pulsationen. Die schlaffe Nabelschnur ohne Pulsationen gilt als bedrohliches Symptom. Schwache, langsame Pulsationen und ein geringer Turgor weisen auf eine mittelgradige Depression hin. 1 min post partum erhalten ca 60% der Neugeborenen die höchste Punktzahl und weniger als 2% keinen Punkt (154). Wir arbeiten mit dem Apgar-Schema und registrieren zusätzlich den Füllungszustand der Nabelschnur (Abb. 37).

Aus den gegebenen Erläuterungen geht hervor, daß das Apgar-Schema nicht ohne Unzulänglichkeiten ist. Darin lag auch der Grund für die Einführung neuer Beurteilungsschemata. Der Zahlenstatus nach Saling (115, 116) umfaßt ein Hauptschema, das folgende 4 klinische Zeichen berücksichtigt: Füllungszustand der Nabelschnur, Hautfarbe, Muskeltonus und Bewegungen, Atmung während der ersten 1 1/2 min. Es werden Noten von 0–3 erteilt, die Maximalnote ist 12. In einem Nebenschema wird der Zeitpunkt des ersten Atemzuges, des ersten Schreis, des Auftretens der regelmäßigen Atmung und der Hautrötung erfaßt. Schließlich kommen noch die letzten sub partu gemessenen pH-Werte und jene im Nabelarterienblut zur Berücksichtigung.

Der Neugeborenenindex nach Wulf bewertet ebenfalls 4 klinische Zeichen, nämlich den Nabelschnurpuls, die Atmung, den Muskeltonus und die Hautfarbe. Die Einzelnoten liegen zwischen 0 und 2, Maximalnote ist 8.

Wenn in einer Klinik das Apgar-Schema gut eingeführt ist, besteht kein Grund, auf ein anderes Verfahren zu wechseln. Vergleichende Untersuchungen zwischen den 3 erwähnten Systemen haben ergeben, daß es fast gleichgültig ist, welches Schema man benutzt, solange man es exakt anwendet (14).

Neuerdings ist auch eine Gruppeneinteilung vorgeschlagen worden, die die Benutzung jedes der 3 Punkteschemata gestattet und die auch den sofortigen Vergleich zwischen den einzelnen Systemen erlaubt (119) (Tab. 9).

Tabelle 9. Vergleich zwischen Apgar-, Wulf- und Saling-Schema (nach 119)

Apgar	Wulf	Saling (Hauptschema)	Klinischer Zustand	
9–10	8	9–12	optimal lebensfrisch	
7– 8	6–7	7– 8	noch lebensfrisch	
5– 6	4–5	5– 6	leichter	
3– 4	2–3	3– 4	mittelgradiger	Depressionszustand
0– 2	0–1	0– 2	schwerer	

b) Praktisches Vorgehen

Die Erhebung des Apgar-Status soll rasch und exakt zur richtigen Zeit erfolgen. Ein geübter Beobachter braucht nicht länger als 5-10 sec, um alle 5 klinischen Zeichen zu registrieren (5, 34).

Nach Beachtung der Haltung und Motilität des Neugeborenen nehmen wir ein Füßchen in die Hand, beurteilen seine Farbe und prüfen den Tonus des Beines, indem dieses gestreckt und auf die Unterlage fallen gelassen wird. Ein Blick auf den Ansatz der Nabelschnur läßt die Stärke und Frequenz der Pulsationen der Gefäße erkennen, dabei haben wir auch die Hautfarbe am Stamm beachtet.

Der Kollaps der Nabelschnurgefäße stellt sich bei einem nicht ausgewählten Kollektiv durchschnittlich nach 82 sec ein (152). Sind keine Pulsationen zu sehen, kann die Nabelschnur an ihrer Basis leicht zwischen Zeigefinger und Daumen gehalten werden. Nur schwach palpable Pulswellen innerhalb der ersten Lebensminute weisen, wie erwähnt, auf einen zirkulatorischen Depressionszustand hin mit tiefem arteriellem Blutdruck und einem geringen Schlagvolumen. Ein routinierter Geburtshelfer kann Frequenzen auf mindestens 20 Schläge/min genau abschätzen, andernfalls ist es eine Sache des Trainings, sich diese Fähigkeit anzueignen. Liegt die Herzfrequenz um 100, muß mit einer Stoppuhr ausgezählt werden, in diesem Fall ergibt sich ein Zeitverlust, wir haben auf diesen Nachteil bei der Anwendung des Apgar-Schemas hingewiesen. Steht eine geübte Hilfskraft zur Verfügung, kann die Überwachung der Herzaktion delegiert werden. Die Hilfskraft wird die Herzfrequenz auskultatorisch erfassen.

Über die Atmung und die Reflexerregbarkeit sind wir innerhalb der ersten Lebensminute ständig im Bild, denn wir beschäftigen uns ja vorerst mit nichts anderem. Wir saugen die oberen Luftwege und den Magen ab und registrieren dabei die kindlichen Reaktionen. Besonders gut lassen sich die kindlichen Reaktionen beurteilen bei Berührung der Naseneingänge mit der Katheterspitze und gleichzeitigem Absaugen. Bei Unklarheit über die Reflexerregbarkeit darf man nicht, in der Absicht, stärkere Reize zu setzen, mit dem Katheter in die Naseneingänge eingehen. Die Gefahr der Verletzung der Mukosa und damit der Obstruktion der nasalen Atemwege ist groß (S. 105). Man wird in solchen Fällen durch Anschnellenlassen des Fingers an der Fußsohle die Reflexe des Neugeborenen prüfen (34). Wir beobachten im weiteren ständig die Atembewegungen, denn wir sind bereit, sofort mit der Beatmung einzusetzen, wenn die Spontanatmung nicht in Gang kommt.

Und wieder zeigt sich, welch große Rolle der Vorbereitung zur Reanimation des Neugeborenen zukommt. Wenn wir erst nach der Geburt Wärmequellen installieren und Instrumente bereit legen müssen, ist es unmöglich, einen exakten 1-min-Apgar-Status zu erheben. Ganz abgesehen davon setzen dann auch die therapeutischen Maßnahmen zu spät ein.

Die konzentrierte Beobachtung des Neugeborenen macht es unmöglich, noch auf eine Uhr zu achten. Man hat daher die Anwendung von Timern mit akustischer Zeitangabe empfohlen (5). Wir benutzen eine elektronische Uhr[1] (Abb. 43), die im Augenblick des vollständigen Austritts des Kindes in Gang gesetzt wird und nach 1, nach 5 und nach 10 min ein Signal ertönen läßt. Das Anzeigen der Minuten und Sekunden erfolgt digital. Die Erfahrungen mit diesem Gerät sind ausgezeichnet, seine Einführung hat wesentlich

---

[1] Apgar-Timer *Medrowa*, nach einer Idee von Prof. *G. Duc* gebaut

zur Förderung der Präzision der Diagnostik und der Protokollierung des therapeutischen Vorgehens beigetragen. Es hat sich auch gezeigt, daß diesem organisatorischen Detail ein großer erzieherischer Wert zukommt.

Behelfsmäßig können bei der Geburt Labortimer gestellt werden, ein erster auf 1 min, ein zweiter auf 5 min und allenfalls noch ein dritter auf 10 min. Schließlich könnte eine Hilfsperson eine Stoppuhr bedienen und die Zeiten ansagen. Dies ist insofern unbefriedigend, als eine Hilfskraft für eine recht banale Aufgabe beansprucht würde.

Der Routinierte kann wohl die Daten eines Apgar-Status im Kopf behalten und später notieren. Mit Vorteil prägt man sich bei schweren Depressionszuständen nur die „Positivpunkte" ein (zum Beispiel Atmung 1, Herzfrequenz 1, alles andere 0) und bei vitalen Neugeborenen nur die „Negativpunkte" (zum Beispiel Kolorit 1, Atmung 1, alles andere 2). Im Interesse, mögliche Fehlerquellen zu eliminieren, ist es aber doch empfehlenswert, die Zahlen sofort zu diktieren und auf dem Reanimationsbogen (Abb. 37) eintragen zu lassen. Für den weniger Geübten erachten wir dies als unumgänglich. Gleichzeitig mit der Protokollierung dieser Daten sollen auch alle Maßnahmen zur Reanimation mit präzisen Zeitangaben notiert werden (Abb. 37).

Geburtshelfer und Hebammen, die die Geburt überwacht und geleitet haben, geben dem Neugeborenen erfahrungsgemäß zu gute Apgarnoten. Es ist durchaus einfühlbar, daß die für den Geburtsablauf Verantwortlichen das Kind zu optimistisch beurteilen, denn ein schlechter Apgar bedeutet nicht selten auch ein schlechtes Zeugnis für die Geburtsleitung. Eine zu gute und damit falsche Apgarnote schließt die Gefahr der unberechtigten Sicherheit in sich, dringend notwendige therapeutische Maßnahmen könnten auf diese Weise nicht oder zu spät getroffen werden.

Die Forderung, den Apgar-Status durch einen nicht direkt an der Geburt beteiligten

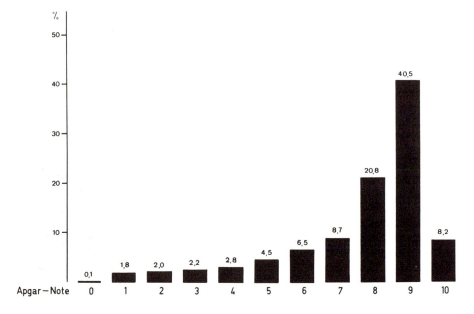

Abb. 39. Verteilung der 1-min-Apgar-Noten in einem Kollektiv von 27176 Einlingsgeburten aus 12 verschiedenen Kliniken (nach 5).

Arzt oder eine entsprechend ausgebildete Schwester erheben zu lassen, hat durchaus seine Berechtigung (5, 31, 40), in praxi ist dies jedoch nur an wenigen Orten möglich. An der Universitäts-Frauenklinik Zürich wird die Zustandsdiagnostik bei allen Risikogeburten vom Geburtshelfer und Neonatologen gemeinsam vorgenommen. Dieses Vorgehen entspricht übrigens der Originalbeschreibung des Apgar-Schemas (4).

c)   *Bedeutung der Apgar-Ziffer*

Vergleichende Aufstellungen der Verteilung der Apgar-Ziffern an verschiedenen Kliniken ergeben zum Teil erhebliche Abweichungen (5). Diese Differenzen dürften bedingt sein durch Unterschiede in der Zusammensetzung des Patientengutes, durch verschiedenartige Anwendung der mütterlichen Analgesie und Anästhesie, durch Unterschiede in der Indikationsstellung zu geburtshilflichen Eingriffen und schließlich auch durch eine nicht einheitliche Praxis in der Zustandsdiagnostik. Immerhin geht aus größeren Zusammenstellungen hervor, daß 1 min post partum die Noten 8 und 9, nach 5 min die Noten 9 und 10 am häufigsten erteilt werden. Ferner zeigen die Frequenzen der Ziffern 1–4 nach 1 und 5 min nur geringfügige Schwankungen (5) (Abb. 39 und 40). Ein lebensfrisches Terminkind kommt nach 1 min auf 7–10 Punkte (14, 31, 40, 97, 119). Diese Punktzahl hat keine prognostische Bedeutung. Kinder mit 6 Punkten und weniger befinden sich in einem Depressionszustand, der in verschiedene Grade unterteilt werden kann (Tab. 9).

Für die verschiedenen Apgar-Ziffern ergibt sich eine charakteristische Gruppierung von vorhandenen und fehlenden klinischen Zeichen (Tab. 10).

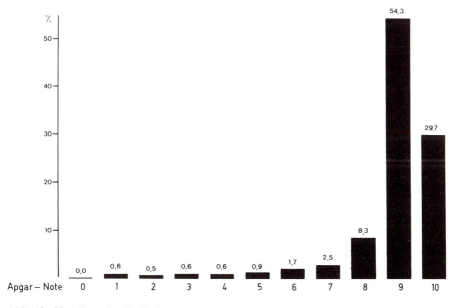

Abb. 40. Verteilung der 5-min-Apgar-Noten in einem Kollektiv von 27 176 Einlingsgeburten aus 12 verschiedenen Kliniken (nach 5).

Neugeborene, die unter der Wirkung von Narkotika und Analgetika stehen, weisen bei der Geburt eine Atemdepression auf, die Apgar-Ziffer wird entsprechend niedrig sein. Wenn bei der Atmung Verlustpunkte registriert werden, geht dies in der Regel mit Punktverlusten beim Tonus und etwas weniger ausgeprägt bei der Reflexerregbarkeit einher (34). Typisch sind – sofern keine hypoxische Beeinträchtigung vorliegt – Noten zwischen 4–6 (58). Eine prognostische Bedeutung ist diesen tiefen Apgar-Noten nicht beizumessen, vorausgesetzt, daß eine wirkungsvolle Reanimation einsetzt. Im wesentlichen muß die Wirkung der Medikamente unter Beatmung ausgeleitet werden.

Tabelle 10. Charakteristische Gruppierung optimal vorhandener, ungenügend vorhandener und fehlender klinischer Zeichen, wie sie üblicherweise bei verschiedenen Apgar-Noten beobachtet wird (nach 40)

Apgar	in der Regel Maximalnote für:	in der Regel Note 1 für:	in der Regel Note 0 für:
7–10	Herzfrequenz Muskeltonus Reflexerregbarkeit	Kolorit Respiration	–
4– 6	Herzfrequenz Reflexerregbarkeit	Muskeltonus Respiration	Kolorit
0– 3	–	Herzfrequenz Reflexerregbarkeit	Kolorit Respiration Muskeltonus

Eine hypoxische Beeinträchtigung läßt sich aufgrund rein klinischer Gesichtspunkte nicht von einer medikamentös bedingten Depression unterscheiden, dies ist nur möglich durch Hinzuziehung biochemischer Parameter, vor allem des aktuellen pH-Wertes (119). Eine Blutprobe direkt vom Kind entnommen ist dabei repräsentativer für den augenblicklichen Status des Kindes als Meßwerte von der Nabelschnurarterie, denn die Säure-Basenverhältnisse sind während der ersten Lebensminuten sehr instabil (60).

Bei beeinträchtigten Kindern, die bei der Geburt keine von der Norm abweichenden pH-Werte aufweisen, sind als Ursache des Depressionszustandes neben der Wirkung von Medikamenten vor allem intrauterine Infektionen, mechanische Belastungen und Mißbildungen in Betracht zu ziehen (103).

Untersuchungen des Säure-Basenstatus im Blut des Neugeborenen während der ersten Lebensminuten ergeben weit gestreute Resultate, insbesondere können auch bei guten Apgar-Noten tief azidotische Werte gemessen werden (133). Zum Teil lassen sich diese schweren Azidosegrade durch die Einschwemmung saurer Metabolite aus spargeschalteten Körperpartien in den zentralen Kreislauf erklären (S. 40). Typischerweise kommen azidotische pH-Werte bei guten Apgar-Noten bei Komplikationen vor, die erst unmittelbar vor der Geburt in Erscheinung treten, als Beispiel seien gewisse Nabelschnurumschlingungen erwähnt (147).

Mittelwerte der Parameter des Säure-Basenhaushaltes aus größeren Untersuchungsreihen wiesen eine Korrelation zu den Apgar-Ziffern unter 7 auf (133), allerdings zeigten die gemessenen Werte eine weite Streuung. Bei Kindern nach Schnittentbindung korrelierten die erwähnten Parameter nicht mit den Apgar-Zahlen (33, 112). Die häufig schlechten Noten nach Entwicklung der Kinder in Narkose bedeuten nicht unbedingt einen schlechten

Allgemeinzustand, da das Kind lediglich unter der Wirkung der Anästhetika stehen kann. Am besten reflektieren bei Sectiokindern der Muskeltonus und die Reflexe den biochemischen Status (83). Wir haben bereits darauf hingewiesen, daß wir diesen klinischen Zeichen große Bedeutung beimessen (S. 91).

Im weiteren besteht auch keine Korrelation zwischen dem Spiegel verschiedener Narkotika im fetalen Blut und dem klinischen Status des Neugeborenen (97).

Die Apgar-Ziffer allein ergibt unseres Erachtens nicht eine strenge Indikation für bestimmte Reanimationsmaßnahmen, wie zum Beispiel Intubation und Pufferung. Schemata für das Vorgehen bei der Reanimation basierend auf Punktezahlen erscheinen uns zu starr. Wohl ist das klinische Bild wegleitend für das weitere Procedere, aber es muß in Relation zur geburtshilflichen Gesamtsituation gewertet werden:

Ein „verschlafenes" Kind mit schlechter Apgarnote nach Entbindung in Narkose benötigt lediglich eine Beatmung, solange nicht gleichzeitig eine Azidose vorliegt. Zur Klärung ist, wie erwähnt, eine pH-Messung vorzunehmen. Neugeborene, die manifesterweise einer lang andauernden Hypoxie ausgesetzt waren, weisen in der Regel klinisch ausgeprägte Depressionszeichen auf (64, 117), wobei die pH-Werte nicht extrem tief zu liegen brauchen. Solche Kinder müssen auch medikamentös im Sinne der Pufferung behandelt werden. Anderseits sind die initialen pH-Werte allein ebenfalls nicht maßgebend, denn wie dargelegt, kann eine kurz dauernde Störung zu sehr ausgeprägten Azidosegraden führen, wobei klinisch nur geringe Depressionszeichen vorliegen können. Sehr oft beobachtet man in solchen Fällen innerhalb eines kurzen Zeitintervalls eine spontane Korrektur der Azidose. Wir werden bei der Besprechung der Indikation zur Pufferung auf diese Probleme zurückkommen.

Allgemein ist das Zusammentreffen einer tiefen Apgar-Ziffer mit tiefen pH-Werten schwerwiegender zu werten als die Diskrepanz zwischen Apgar-Note und pH-Wert (147).

Die prognostische Bedeutung der Apgar-Ziffer geht aus langfristigen prospektiven Untersuchungen großer Kollektive hervor (13, 38, 39): Es konnte eine hochsignifikante Beziehung zwischen der Apgar-Ziffer, besonders der 5-min-Apgar-Ziffer, und dem Vorliegen neurologischer Schäden am Ende des ersten Lebensjahres nachgewiesen werden, wobei man alle neurologischen Anomalien ohne Rücksicht auf ihren Typus gemeinsam betrachtete. Im speziellen bestand eine signifikante Beziehung zwischen Apgar-Ziffer und der Häufigkeit von Retardierungen der lokomotorischen Entwicklung, von Anomalien des Muskeltonus und von pathologischen Greifbewegungen. Bei der Analyse wurde das Geburtsgewicht in Berücksichtigung gezogen. Bei allen Gewichtsklassen war die erwähnte Beziehung nachweisbar. Im Einzelfall dürfen selbstverständlich allein aufgrund der Apgar-Ziffer keine zwingenden prognostischen Schlüsse gezogen werden.

Eine strenge Korrelation besteht ferner zwischen tiefen Apgarwerten und der neonatalen Mortalität innerhalb der ersten 2 Lebenstage (38).

Der 5-min-Apgar-Wert spiegelt zum Teil die Qualität der Reanimation. Die von den erwähnten Untersuchungen umfaßten Kinder mit tiefen 5-min-Noten setzen sich aus 2 Kollektiven zusammen, nämlich aus solchen Kindern, die primär sehr stark deprimiert waren und die sich trotz korrekter Reanimation nach 5 min noch nicht genügend erholt hatten, und solchen Neugeborenen, die mäßige Grade der Beeinträchtigung aufwiesen und deren Zustand sich während der ersten Lebensminuten verschlechterte, weil wirkungsvolle Reanimationsmaßnahmen nicht getroffen wurden (34). Die Interpretation prospektiver Studien läßt daher einen gewissen Spielraum frei. Das Schicksal der ersterwähnten Kinder hat sich im wesentlichen bereits ante partum entschieden, während die Beeinträchtigung der letztgenannten Kinder durch eine korrekte primäre Reanimation hätte vermieden werden können.

Zu erwähnen sind in diesem Zusammenhang ferner die Kinder mit Mißbildungen der Lungen und des Kreislaufes. Trotz einwandfreier Reanimation zeigen diese Kinder während der ersten Lebensminuten eine zunehmende Verschlechterung, weil die Adaptation an das extrauterine Leben durch die Mißbildung empfindlich gestört oder verunmöglicht ist.

2. Ergänzende Parameter zur Zustandsdiagnostik

Die klinische Beurteilung eines Neugeborenen anhand eines Punktestatus kann nicht als vollumfassende Zustandsdiagnostik angesehen werden. Die Aufnahme des kurzen Status stellt lediglich ein Verfahren dar, Kinder mit einem erhöhten Risiko in der unmittelbaren postnatalen Phase zu erfassen. Zur Ergänzung der Gesamtzustandsdiagnostik sind einige weitere klinische und biochemische Untersuchungen hinzuzuziehen. Wir besprechen im folgenden nur jene zusätzlichen Untersuchungen, die für die primäre Reanimation Bedeutung haben.

a) pH-Messung

Auf die Bedeutung der Bestimmung des Azidosegrades ist wiederholt hingewiesen worden. Es hat sich gezeigt, daß mit der alleinigen Messung des aktuellen pH-Wertes zusammen mit der klinischen Beurteilung des Neugeborenen eine ausreichend sichere Diagnostik betrieben werden kann. Eine Azidose bei einem Neugeborenen, das in optimaler Weise beatmet wird, ist praktisch mit Sicherheit metabolisch bedingt und erfordert, je nach klinischer Gesamtsituation, die Pufferung. Das Resultat der einfachen pH-Messung ist in wenigen Minuten erhältlich. An der Universitäts-Frauenklinik Zürich werden diese Messungen, wie auch die pH-Bestimmungen unter der Geburt, durch die diensttuenden Kreißsaalärzte vorgenommen.

Bei allen Risikokindern bestimmen wir die pH-Werte im Blut der Nabelschnurgefäße. Diese Werte sagen in erster Linie über das „passé" aus, sie sind als die letzten Daten des Geburtsverlaufs zu betrachten. Für die Indikationsstellung einer Pufferbehandlung haben sie insofern eine geringe Bedeutung, als sich nach Ingangkommen der Atmung oder unter einer wirkungsvollen Beatmung die pH-Werte sehr rasch ändern können (S. 119). Zur Überblickung des Längsprofils der neonatalen Adaptation sind aber die Nabelschnurwerte sehr wertvoll. Zur sicheren Beurteilung der aktuellen Situation müssen kutane Blutproben ausgemessen werden.

Die anaerobe Entnahme von Blutproben aus den Gefäßen eines doppelseitig abgeklemmten Stückes Nabelschnur erfolgt am einfachsten durch Punktion der Gefäße mit einer mitteldicken Injektionskanüle, der eine heparinisierte Glaskapillare aufgesetzt wird. Nach der Blutentnahme wird die Nadel durch das Gefäß durchgestochen. Damit fließt kein Blut aus, allfällige weitere Blutentnahmen aus dem gleichen Gefäß sind möglich (Abb. 41). Werden die Messungen nicht unmittelbar nach der Geburt vorgenommen, muß die Nabelschnur bei 4°C asserviert werden.

Der Mittelwert für den aktuellen pH in der Nabelschnurarterie lebensfrischer Kinder

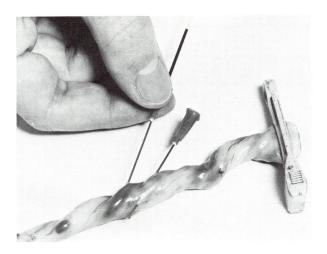

Abb. 41. Entnahme von Blutproben aus Nabelschnurgefäßen.

beträgt 7.27, der 95%-Bereich ($\bar{x} \pm 2s$) erstreckt sich von 7.12–7.42. Die entsprechenden Werte für die Nabelschnurvene sind 7.33 und 7.20–7.46 (27).

Bei der Blutentnahme von der kindlichen Fersenhaut ist eine gute Vorwärmung der Ferse zu fordern, um Proben zu erhalten, die repräsentativ sind für die arteriellen Verhältnisse. Ein guter Hyperämieeffekt läßt sich erzielen durch Einwickeln des ganzen kindlichen Unterschenkels und Fußes mit einem feuchten, gut warmen Tuch. Es lohnt sich, diesen Vorgang 2–3 mal zu wiederholen, sobald das Tuch jeweils etwas abgekühlt ist. Es folgt die Desinfektion, die Inzision und das Aufziehen des Blutstropfens in die Glaskapillare. Reste des Desinfektionsmittels sind vor der Inzision mit einem sterilen Tupfer abzuwischen. Oftmals ist es von Vorteil, 2 oder 3 Inzisionen nahe beieinander zu setzen, die zusammenfließenden Blutstropfen erlauben dann ein zügiges Aufziehen der Kapillaren.

Bei guter Vorwärmung beträgt die mittlere Differenz zwischen den pH-Werten des Fersenblutes und jenen der A. umbilicalis beziehungsweise der A. femoralis während der ersten Lebensstunde 0.027 pH-Einheiten in dem Sinne, daß die kapillären Werte tiefer liegen (49).

In sehr schweren Fällen, wo bereits ein Nabelvenenkatheter eingelegt wurde, bevor eine Blutentnahme zur pH-Messung erfolgte, kann zur groben Orientierung der pH in einer Blutprobe aus dem Katheter gemessen werden.

b) *Hämatokrit*

Bei der Vornahme einer pH-Messung bestimmen wir routinemäßig auch den Hämatokrit. In guter Annäherung macht ein Drittel des Hämatokritwertes den Hämoglobingehalt in g% aus. Von einer Anämie innerhalb der ersten 48 Stunden post partum spricht man bei Hämoglobinwerten unter oder gleich 16 g%, von einer Polyglobulie innerhalb der ersten Lebenswoche bei einem Hämatokrit über 70 Vol% (106). Die Messungen haben im kutanen Blut aus einer gut vorgewärmten Extremität oder im venösen Blut zu erfolgen (nicht im Nabelschnurblut).

Unerläßlich ist die Hämatokrit- oder die Hämoglobinbestimmung in folgenden Situationen:

Blasses oder plethorisches Aussehen,

Verdacht auf chronischen oder akuten Blutverlust,

Farbdifferenz bei Zwillingen,

Plazentarinsuffizienz,

Rhesusinkompatibilität

c) *Glukosebestimmung*

Im klinischen Routinebetrieb hat sich die grobquantitative Bestimmung der Glukose mit Teststäbchen (Dextrostix [Ames Company]) sehr gut bewährt. Mit diesen Teststäbchen können orientierende Glukosebestimmungen im Vollblut innerhalb einer Minute vorgenommen werden. Da der Test auf der enzymatischen Glukose-Oxydase-Reaktion beruht, ist er für Glukose spezifisch.

Das praktische Vorgehen besteht darin, daß man einen großen Tropfen Fersenblut aus der gut vorgewärmten Extremität (T. 45-48°C) auf die bedruckte Seite des Teststäbchens aufbringt, nach genau 60 sec abspült und das Ergebnis an einer Farbskala abliest. Es erwies sich als zweckmäßig, das Blut während 2 sec mit einem scharfen Strahl aus einer Spritzflasche abzuspülen (89) und die Farbe des Streifens unter konstanter künstlicher Beleuchtung mit der Farbskala zu vergleichen (98). Die Dextrostixstreifen erlauben Werte über 45 mg%, zwischen 45 und 25 mg% und unter 25 mg% zu unterscheiden. Der Test kann auch mit venösem oder arteriellem Blut durchgeführt werden. Bei einem Dextrostixwert unter 45 mg% bei einem normalgewichtigen Neugeborenen und unter 25 mg% bei einem Neugeborenen von weniger als 2500 g ist gleichzeitig Blut für eine quantitative Blutzuckerbestimmung zu entnehmen. Auf das weitere Vorgehen in diesen dringenden Fällen werden wir zurückkommen (S. 131).

Eine Neugeborenenhypoglykämie liegt vor, wenn bei einem normalgewichtigen Terminkind der Glukosespiegel im Plasma innerhalb der ersten 72 Stunden unter 30, später unter 40 mg% liegt. Bei Frühgeborenen und Neugeborenen mit einem Geburtsgewicht unter 2500 g liegt der Grenzwert bei 20 mg% (106).

Die Kontrolle der Glukosekonzentration mit Teststreifen ist in folgenden Situationen unerläßlich:

mütterlicher Diabetes mellitus

Status nach intrauteriner und neonataler Asphyxie (S. 102)

Frühgeborene (Gestationsalter weniger als 37 Wochen)

Neugeborene mit einem Körpergewicht unter 2500 oder über 4000 gr

Vorliegen von Dysmaturitätszeichen (starke Hautschuppung, Wäscherinnenhände, mekoniumimprägnierte Haut oder Nägel)

Hypothermie (Rektaltemperatur unter 36°C)

klinische Zeichen der Hypoglykämie (Tremor, Krämpfe, Apnoeanfälle, Cyanose, Hypotonie, Somnolenz, unregelmäßige Atmung)

Rhesusinkompatibilität

Es muß festgehalten werden, daß ein Kind mit schwerer Hypoglykämie, die das Risiko einer zerebralen Schädigung in sich schließt, klinisch absolut symptomlos sein kann. Auf die Häufigkeit der Dextrostixkontrollen werden wir bei der Besprechung der weiteren Überwachung des primär reanimierten Neugeborenen eingehen (S. 131).

d) Temperatur

Im Rahmen der Besprechung der Grundlagen haben wir auf die erheblichen Gefahren des Wärmeverlustes beim Neugeborenen hingewiesen (S. 43). Es sei daran erinnert, daß eine Hypothermie leitendes Symptom einer Hypoxie, einer Sepsis oder auch einer Hypoglykämie sein kann. Festzuhalten bleibt, daß die wiederholte rektale Temperaturmessung beim Neugeborenen, das primär reanimiert werden muß, absolut erforderlich ist.

e) Ergänzende klinische Untersuchungen

Bei der kursorischen äußerlichen Untersuchung im Laufe der ersten Lebensminuten achten wir auf Zeichen der Dysmaturität und Unreife. Intrauterin mangelversorgte Kinder und Frühgeborene weisen eingeschränkte Reserven auf. Diesem Sachverhalt ist Rechnung zu tragen bei der primären Reanimation und der weiteren Betreuung. Vor allem sind engmaschige Kontrollen der oben erwähnten Parameter angezeigt.

Im weiteren achten wir bei der äußerlichen Untersuchung auf Mißbildungen und Verletzungen. Es sollte auch immer eine Palpation des Abdomens vorgenommen werden. Die besonderen Verhältnisse in der unmittelbaren postnatalen Phase gestatten eine ausgezeichnete Beurteilung der Abdominalorgane und der Nieren (42). Die Möglichkeiten des Aufdeckens von Mißbildungen im Bereich der oberen Luftwege, des Oesophagus und des oberen Darmtrakts werden bei der Besprechung des Absaugens des Neugeborenen erwähnt (S. 105).

Die Relationen von Gewicht, Körperlänge und Kopfumfang zum Gestationsalter, die mit Perzentilenkurven für das intrauterine Wachstum zu erfassen sind, bringen wesentliche Informationen (80, 81). Ein intrauterin mangelversorgtes Kind bei Plazentarinsuffizienz weist typischerweise ein für das Gestationsalter zu geringes Gewicht, eine normale Länge und einen normalen Kopfumfang auf. Liegen alle 3 Parameter für die Schwangerschaftsdauer zu tief, ist an intrauterine Infekte, eventuell auch an chromosomale Aberrationen zu denken. Kinder, die hinsichtlich Gewicht, Länge und Kopfumfang über der 90. Perzentile liegen, erwecken den Verdacht auf mütterlichen Diabetes mellitus.

3.   Der Begriff „Asphyxie"

Der Begriff „Asphyxie" – im philologischen Sinn Pulslosigkeit – ist im Zusammenhang mit dem beeinträchtigten Neugeborenen in mannigfaltiger Weise umschrieben worden. Allgemein versteht man darunter ein Versagen der kindlichen Sauerstoffversorgung, das sich intrauterin, sub partu oder auch post partum einstellen kann und zu Störungen lebenswichtiger Funktionen führt.

Die wechselnden und zum Teil wenig genauen Definitionen führten dazu, daß der Begriff schlechthin als ein Sammeltopf für alle nicht näher analysierten Depressionszustände gebraucht wurde. Dies ist der Grund, weshalb wir den Ausdruck Asphyxie in dieser Schrift bis dahin nicht angewandt haben. Wir versuchten, die fetalen und neonatalen Beeinträchtigungen, die wir im Rahmen der primären Reanimation angehen müssen, vor allem unter dem Gesichtswinkel des Sauerstoffmangels darzustellen, zu erklären und entsprechend dem Stadium des pathophysiologischen Ablaufs zu benennen.

Im Bestreben, für die Betreuung des Neugeborenen eine gemeinsame Sprache zu finden und Normen für die Diagnostik und Therapie aufzustellen, hat die Schweizer Neonatologie-Gruppe folgende Umschreibung der intrauterinen und der neonatalen Asphyxie ausgearbeitet:

Kriterien zur Diagnose der intrauterinen Asphyxie

Wenn eines der folgenden Symptome vorhanden ist:
1. pH weniger als 7.20 bei Mikroblutuntersuchungen sub partu.
2. Mekoniumabgang: Sichtbar bei Amnioskopie, Amniozentese oder bei der Geburt
   Ausnahme: Mekoniumabgang bei Steißlage nach Blasensprung und vorhandenen Wehen.
3. Pathologische Kardiotokographie.
4. Rezidivierend pathologische Herzfrequenz bei der Routineauskultation (Norm 120 bis 159/min)

Kriterien zur Diagnose der neonatalen Asphyxie

Wenn eines der folgenden Symptome vorhanden ist:
1. Apgar   gleich oder weniger als 4   (nach 1 min)
           gleich oder weniger als 6   (nach 5 min)
2. Keine oder ungenügende spontane Atmung nach 2 min 30 sec oder länger post partum.
3. Herzfrequenz gleich oder weniger als 100 nach 2 min 30 sec oder länger post partum.
4. Fersen-pH gleich oder weniger als 7.10   15–30 min post partum.

Wenn die erwähnten Bestimmungen nicht vorliegen, gelten folgende Punkte:
1. Sauerstoffverabreichung nach der Geburt mittels Maskenbeatmung.
2. Sauerstoffverabreichung mittels Intubation.
3. Herzmassage.
4. Heroische Reanimationsmaßnahmen, die man nicht mehr anwenden sollte: Wechselbäder, Schultze'sche Schwingungen, Analeptika etc.

C. Schutz vor Auskühlung

1. Allgemeine Gesichtspunkte

Die Besprechung der Maßnahmen zur Erhaltung der Körpertemperatur vor der Erörterung der respiratorischen und metabolischen Reanimation ergibt sich aus der Forderung, daß die Vorkehrungen zur Vermeidung des Wärmeverlustes unbedingt schon während der Austreibungsperiode einer Geburt oder zu Beginn einer operativen Geburtsbeendigung einsetzen müssen.

Das Kind gelangt bei der Geburt aus dem tropischen Klima des Uteruscavums ohne Passage einer Übergangszone direkt in das für seine Verhältnisse geradezu arktische Klima des Gebärsaals. Die Folge sind ein massiver Wärmeverlust und ein entsprechender Temperatursturz innerhalb weniger Minuten (S. 41) (Abb. 19). Besonders gefährlich ist diese Situation für Frühgeborene, intrauterin mangelversorgte und hypoxisch beeinträchtigte Kinder. Das Ziel muß also darin liegen, die Zeitspanne, während der das Neugeborene der Raumtemperatur ausgesetzt ist, auf ein absolutes Minimum zu reduzieren. Wenn Wärmequellen erst zum Zeitpunkt der Geburt eingeschaltet werden, steht während den folgenden Minuten kein Milieu mit thermischer Neutralität (S. 43) zur Verfügung.

Größere Untersuchungsreihen haben gezeigt, daß sich die meisten Temperaturverluste bei Neugeborenen in der Phase zwischen Geburt und Übergabe des Kindes an den Pädiater beziehungsweise den Neonatologen ereignen (53, 87). Frühgeborene, die mit einer Körpertemperatur über 35°C in eine neonatologische Intensivstation aufgenommen wurden, hatten eine um 20% größere Überlebenschance als Kinder, deren Temperatur tiefer lag (53).

Optimale Umweltbedingungen für ein gefährdetes Neugeborenes kann nur ein vorgewärmter Inkubator bieten. Der Nachteil liegt aber darin, daß intensive Reanimationsmaßnahmen wie Intubation, Beatmung, Nabelvenenkatheterismus im Inkubator nur unter erschwerten Bedingungen vorgenommen werden können, wenn man nicht Wärmeverluste in Kauf nehmen will.

Für die primäre Reanimation des Neugeborenen müssen daher andere Lösungen in Betracht gezogen werden. Es ist aber zu fordern, daß das Kind nach Beendigung der Reanimationsmaßnahmen in einen vorgewärmten Inkubator gebracht wird (S. 131). Je nach den örtlichen Besonderheiten in der Zusammenarbeit zwischen Geburtshelfer und Neonatologen könnte dies auch ein Transportinkubator sein.

Ausgehend von den physikalischen Gesetzmäßigkeiten der Wärmeabgabe an die Umgebung (S. 42), ergeben sich allgemeine Richtlinien für die Wärmeerhaltung:

Die Reanimation soll in einem gut geheizten Raum stattfinden, das Auftreten von Luftzug muß vermieden werden, leistungsstarke Wärmequellen müssen eingeschaltet sein.

Der Reanimationstisch soll möglichst weit entfernt von kalten Wänden, Fenstern und Türen plaziert sein.

Das Neugeborene muß sofort nach der Geburt mit vorgewärmten Tüchern abgetrocknet werden.

Die Unterlage muß vorgewärmt sein.

Als Wärmequellen haben sich Strahler bewährt. Oft sind diese Wärmestrahler aber leistungsschwach und nicht selten falsch adjustiert, so daß das Kind nicht im vollen Strahlungsbereich liegt (87). Neue Wege wurden aufgezeigt mit der Anwendung einer Plastikwanne in der Form der Körperkonturen des Neugeborenen, die in einem Wasserbad mit einer Temperatur von 36°C schwimmt. Durch seitliche Schlitze strömt zudem warme Luft über das Kind (74).

Heizbare Unterlagen (Heizkissen und Wärmeplatten) reichen allein nicht zur Erhaltung der Körpertemperatur aus, solange die Raumtemperatur nicht über 25°C liegt (53). Diese Vorrichtungen können anderseits die Gefahr von Verbrennungen in sich schließen.

Die Anwendung von Kältereizen wie Wechselbäder, Anblasen oder Besprengen mit Kampfer-Spiritus muß als falsch und gefährlich bezeichnet werden.

2. Praktisches Vorgehen

An der Universitäts-Frauenklinik Zürich wurde in Zusammenarbeit mit der Firma *Medrowa,* CH-8610 Uster, ein Wärmestrahler entwickelt (Abb. 42). Aus der Praxis heraus ergaben sich Anforderungen, die bei der Konstruktion Berücksichtigung fanden: ausreichend starke Heizleistung (600 Watt bei einem festen Kind-Strahler-Abstand von 80 cm), breiter Strahlungskegel, eingebautes weißes Licht zur Beurteilung des Kindes ohne Farbverfälschung. Wärmestrahler, die in der Längsachse des Kindes angeordnet sind, haben den großen Nachteil, daß die intensivste Strahlung den Kopf des die Reanimation durchführenden Arztes trifft. Aus diesem Grunde ist unser Strahler an einem Schwenkarm mit 2 leicht spielenden Gelenken montiert, so daß er beliebig abgedreht werden kann. Der breite Strahlungskegel sichert dabei die volle Wärmezufuhr zum Kind.

Mit Hilfe einer Meßsonde und eines Servo-Systems ist es möglich, die gewünschte

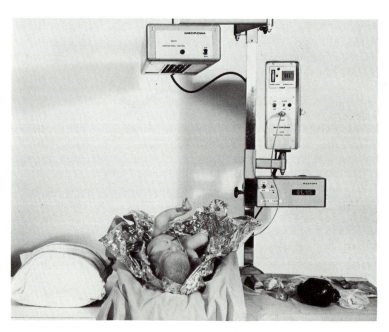

Abb. 42. Lagerung des Neugeborenen in der Silberwindel unter dem Servo-gesteuerten Wärmestrahler.

Oberflächentemperatur am Kind einzustellen. Die Abweichung der eingestellten Temperatur um mehr als 1°C wird akustisch angezeigt. Wir stellen das System auf 36,5–37°C ein.

10–20 min vor der erwarteten Geburt schalten wir den Strahler ein zur guten Durchwärmung der Unterlage. In der Absicht, mit möglichst wenig Geräten auszukommen, verzichten wir bei der Reanimation im Kreißsaal auf eine heizbare Unterlage, eine solche wird aber nötig bei länger dauernden Eingriffen am Kind, wie zum Beispiel bei einer Austauschtransfusion.

Das gut abgetrocknete Kind kommt auf ein vorgewärmtes steriles Tuch unter den Strahler zu liegen. Dieses Tuch wird beidseits des Kindes wulstartig gerafft, damit Wärmeverluste nach den Seiten zu durch Luftbewegungen vermindert werden. Ein zusätzlicher Schutz läßt sich erzielen, indem das Kind noch auf eine Silberwindel gelegt wird (Abb. 42).

Trotz der technischen Perfektion, die eine Servo-gesteuerte Wärmequelle darstellt, erachten wir es als unumgänglich, in regelmäßigen Abständen in der Größenordnung von 20 min die kindliche Rektaltemperatur zu kontrollieren. Es sei erwähnt, daß auch mit handgesteuerten Wärmestrahlern und entsprechenden Temperaturkontrollen gearbeitet werden kann.

D. Behandlung der ungenügenden Lungenventilation

1. Freilegen der Atemwege

Der erste Grundsatz jeglicher Wiederbelebung heißt: Freilegen und Freihalten der Atemwege.
Das Absaugen der oberen Luftwege hat sorgfältig und speditiv zu erfolgen.

a) Absaugen des Mundes, des Pharynx und der Nase

Neugeborene sind Nasenatmer. Die normale Reaktion des Kindes bei Verlegung der Nasengänge besteht im Versuch, bei geschlossenem Mund Luft aus der Nase zu blasen. Dabei kann sich der weiche Gaumen ballonartig gegen die Basis der Zunge vorwölben. Beim Versuch der Inspiration preßt das Kind seine Zunge gegen den Gaumen, so daß wiederum keine Luftbewegung zustande kommt. Die Mundatmung kommt nur während des Schreiens vor (132).

Die Erklärung der reinen Nasenatmung beim reifen Neugeborenen dürfte darin liegen, daß sich der relativ hochstehende Larynx direkt in den Nasopharynx öffnet (100, 148), im Extremfall kann die Epiglottis die Uvula berühren (128). Die Tatsache der reinen Nasenatmung weist auf die Gefährlichkeit ödematöser Schwellungen der Nasenmukosa hin, wie sie nach Traumatisierung auftreten können (34).

Als Erstmaßnahme saugen wir bereits auf dem Gebärbett kurz beide Backentaschen, den Oropharynx und die Nase ab. Alles Weitere erfolgt dann unter dem Wärmestrahler auf dem Reanimationstisch. Das Kind liegt in leichter Kopftieflage (Abb. 43). Die Praxis, das Kind an den Füßen hochzuhalten und den Kopf nach hinten zu biegen, um Fruchtwasser und Sekret abfließen zu lassen, betrachten wir als nicht ungefährlich. Der vermehrte Blutandrang zum Kopf erhöht die Gefahr zerebraler Hämorrhagien, das hochgedrückte Zwerchfell erschwert die Atmung.

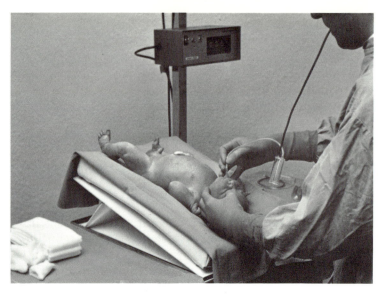

Abb. 43. Absaugen der oberen Luftwege und des Magens in leichter Kopftieflage.

Das Absaugen der Nase erfolgt durch einmaliges Ansetzen der Katheterspitze an jede Nasenöffnung. Wegen der Gefahr der Lädierung der Nasenschleimhaut schieben wir den Katheter nicht in die Nasengänge hinein. Wir erachten es als falsch, routinemäßig bei jedem Neugeborenen eine Choanalatresie auszuschließen durch entsprechende Sondierungen. Ergibt sich von der klinischen Beobachtung her (stark erschwerte Spontanatmung, erschwerte Maskenbeatmung, mühelose Beatmung über einen endotrachealen Tubus) der Verdacht auf die erwähnte Mißbildung, ist die Indikation zur Sondierung gegeben. Der Katheter läßt sich dann nicht weiter als 3–3,5 cm vorschieben (57).

Das wiederholte energische und blinde Stochern mit dem Katheter in allgemeiner Richtung Pharynx-Larynx führt nicht selten zu bedrohlichen Zuständen mit Apnoe und Schlaffheit bei primär vitalen Kindern. Es konnte gezeigt werden, daß bei 15% der Kinder, bei denen im Nasopharynxbereich mit Kathetern blind Reize gesetzt wurden, schwere kardiale Arrhytmien mit Apnoeanfällen auftraten (32). Sicher handelte es sich dabei vorwiegend um Fälle mit Laryngospasmen (149).

Viel wichtiger als das Entfernen der letzten Spuren von Fruchtwasser ist die Vermeidung schwerwiegender Gefährdungen. Wenn es sich als notwendig erweist, die tieferen Partien des Pharynx abzusaugen, soll die Katheterspitze nur gerade bis zu den restlichen Flüssigkeitsansammlungen vorgeschoben werden, weitere Reize sind zu vermeiden. Mit Vorteil bedient man sich in solchen Fällen des Laryngoskops. Auf das endotracheale Absaugen werden wir im Rahmen der Intubation zu sprechen kommen (S. 117).

b) Absaugen des Magens

Routinemäßig saugen wir an unserer Klinik den Magen der Neugeborenen ab. In den Oesophagus und Magen gelangt man in der Regel mühelos, wenn darauf geachtet wird, daß der Kopf gegenüber dem Rumpf nicht abgedreht ist. Der Grund zum Absaugen des Magens liegt in erster Linie in der Vermeidung einer Regurgitation von Mageninhalt im Zuge weiterer Reanimationsmaßnahmen, besonders im Gefolge einer Maskenbeatmung, die immer zu einer gewissen Aufblähung des Magens führt. Der Mageninhalt besteht im wesentlichen aus verschlucktem Fruchtwasser. Die Säurebildung setzt erst in der neonatalen Phase ein, ein Säureaspirationssyndrom kann sich daher unmittelbar post partum nicht entwickeln. Anderseits ist aber die Aspiration von mekoniumhaltigem Fruchtwasser beziehungsweise von mekoniumhaltigem Mageninhalt sehr ernst zu nehmen.

Mit dem Absaugen des Magens ergeben sich Hinweise auf allfällige Mißbildungen. Kann der Magen nicht sondiert werden, weist dies auf eine Oesophagusatresie hin. Bei der Verwendung dünner und allzu weicher Katheter kann die Diagnose verpaßt werden, die Sonde rollt sich auf. In Zweifelsfällen soll man vorsichtig mit einem dickeren Gummikatheter sondieren, absaugen, Luft einspritzen und über dem Processus xiphoides das typische Spritzgeräusch im Magen auskultatorisch erfassen. Beim Terminkind beträgt die Distanz von den Lippen bis an den Magen ca 20 cm (52). Da der Mageninhalt neutral reagiert, hilft eine chemische Untersuchung des Aspirats nicht weiter.

Wir messen den abgesaugten Mageninhalt und protokollieren die Menge (Abb. 37). Mengen, die größer sind als 15 ml, lassen den Verdacht auf eine Duodenalstenose aufkommen (42).

Und wieder sei auf die dringende Notwendigkeit des sorgfältigen Arbeitens hingewiesen: es fehlt nicht an Mitteilungen über Magenperforationen nach Sondierung des Magens (56).

Das gute Absaugen der oberen Luftwege und des Magens ist von besonderer Bedeutung bei Kindern, die per sectionem oder aus Beckenendlagen zur Geburt kamen, da der physiologische Auspressungsmechanismus der Fruchtwalze nicht oder nicht in gleicher Weise wie bei Spontangeburten aus Schädellage zur Auswirkung kam (S. 28).

c) Absaugegeräte

Im Rahmen der primären Reanimation haben sich die Mundabsauggeräte aus Kunststoff (Abb. 43), die heute steril verpackt als Einmalgeräte zur Verfügung stehen, bewährt. Die Vorteile liegen in erster Linie in der absoluten Betriebssicherheit, der Unabhängigkeit von irgendwelchen Installationen und der guten Kontrolle des Unterdrucks.

Diese Absaugkatheter müssen unbedingt eine sorgfältig ausgearbeitete Katheterspitze aufweisen. Fabrikate mit Randspornbildungen müssen wegen der Verletzungsgefahr zurückgewiesen werden. Der Katheter muß weitlumig (Außendurchmesser 3–4 mm) und weich sein und soll nur eine endständige Öffnung aufweisen. Das Mundstück muß klar erkennbar sein. Von Vorteil ist eine Graduierung an der Sekretfalle.

Der wesentlichste Nachteil bei der Verwendung von Mundabsaugkathetern liegt in der Infektionsgefahr. Oftmals wird das Gerät nach Gebrauch unbekümmert auf den Reanimationstisch zurückgelegt, gar noch weitere Male gebraucht, wobei durch das längst unsterile Mundstück die Asepsis verloren geht. Ferner ist es unstatthaft, den Absaugkatheter auszublasen. Gebrauchte Katheter sind wegzugeben. Bei einer Reanimation müssen daher immer mehrere Katheter bereit liegen.

Traumatische Läsionen der hinteren Pharynx- oder Oesophaguswand durch Katheter mit schlecht abgerundeten Kanten oder mit Spornbildungen an den Enden und die konsekutive Infektion durch Vernachlässigung der Asepsis können zu Hypopharynxabszes-

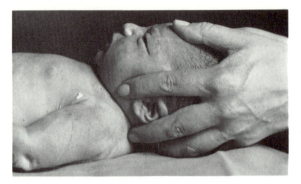

Abb. 44. Die falsche Haltung des kindlichen Kopfes.

sen mit bedrohlicher Symptomatologie und erheblichen differentialdiagnostischen Schwierigkeiten führen (151).

Bei der Anwendung maschinell betriebener Absauggeräte werden Unterdrucke von -10 bis -15 cm H_2O empfohlen (15). Ein zu starker Sog schließt die Gefahr von Läsionen durch zu starkes Ansaugen der Schleimhaut in sich. Grundsätzlich muß bei der Anwendung von Maschinen und Apparaten für deren Unterhalt und regelmäßige Kontrolle gesorgt sein.

2. Freihalten der Atemwege

Das Freihalten der Atemwege erfolgt in erster Linie durch die richtige Haltung des kindlichen Kopfs.

Bei Rückenlage des Kindes auf einer flachen Unterlage nimmt der Kopf, besonders bei Vorliegen einer Geburtsgeschwulst, eine deutliche Flexionshaltung ein (Abb. 44). Dabei besteht die Gefahr, daß Kiefer und zurückfallende Zunge die Luftwege im Hypopharynxbereich einengen.

Richtigerweise bringen wir den Kopf in eine mäßig starke Deflexion. Die oberen Luftwege werden dabei maximal eröffnet, besonders wenn durch leichtes Anheben des Kieferwinkels der Zungengrund angehoben wird (Abb. 45).

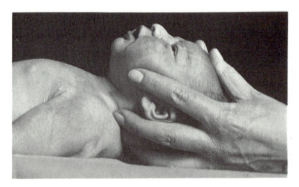

Abb. 45. Die richtige Haltung des kindlichen Kopfes.

Wir legen das Kind auf eine kippbare Polsterunterlage, die eine runde Aussparung aufweist zur Aufnahme des kindlichen Hinterhaupts mit der Geburtsgeschwulst (Abb. 43). Da immer ein Tuch und eventuell noch eine Silberwindel auf dieser Unterlage liegen, ergibt sich für den Kopf eine sanfte Einsenkung, in der er auch fixiert bleibt.

Ein starkes Anheben des Kieferwinkels, wie dies beim Erwachsenen nötig ist, soll beim Neugeborenen wegen anatomischen Besonderheiten vermieden werden. Die Mundhöhle ist beim Neugeborenen niedrig, die Zunge relativ groß, der Winkel zwischen Nasenboden und hinterer Rachenwand beträgt nicht annähernd 90°, sondern ist flach, der Kehlkopf steht hoch (100). Das starke Hochdrücken des Kiefers führt wohl zur Öffnung des Hypopharynx, aber auch zum Anstoßen der Zunge am Gaumen-Rachendach und damit zur Verlegung der oralen Luftwege. Wir haben darauf hingewiesen, daß beim Neugeborenen die Nasenatmung dominierend ist. Ein zusätzlicher Luftweg über den Mund läßt sich eröffnen durch das erwähnte leichte Anheben des Kieferwinkels, wobei darauf zu achten ist, daß der Mund leicht geöffnet bleibt (Abb. 45).

Diese Haltung des kindlichen Kopfs ist von überragender Bedeutung für eine allfällig nötige Beatmung mit Maske und Beutel. Eine in nervöser Überstürzung vorgenommene Beatmung ohne Berücksichtigung dieses wichtigen Details bleibt erfolglos.

3. Beatmung mit Maske und Beutel

a) Indikation und Technik

Kinder, die nach dem routinemäßigen Absaugen nicht mit der Spontanatmung einsetzen, sind zu beatmen. Mit dem Absaugen der oberen Luftwege werden in genügender Weise Reize gesetzt zur Stimulierung der Atmung, das Setzen irgendwelcher weiterer Stimuli bedeutet in der Regel nur einen unnötigen Zeitverlust.

Oftmals wird diskutiert, ob primär der Maskenbeatmung oder der Intubation der Vorzug zu geben sei. Wohl stellt die endotracheale Intubation das sicherste Verfahren zur Freihaltung der Atemwege und zur Beatmung dar. Es ist aber falsch, wenn wenig Geübte in guten Treuen Intubationsversuche unternehmen und dabei die ersten und wertvollsten Lebensminuten eines Neugeborenen unnütz zerrinnen lassen.

In erster Linie braucht das deprimierte Kind Sauerstoff (S. 32, 36). Mit Maske und Beutel können wir ohne Verzug und in ausreichendem Maße die Beatmung aufnehmen. Ergibt sich die Notwendigkeit zum endotrachealen Absaugen oder zur länger fortgesetzten Beatmung, muß intubiert werden. Erfahrungsgemäß gelingt dem weniger Geübten in dieser Phase der Reanimation die Intubation viel leichter.

Voraussetzung für eine wirkungsvolle Beatmung mit Maske und Beutel ist die erwähnte richtige Kopfhaltung. Obwohl allgemein die Maskenbeatmung leichter erlernbar ist als die Intubation, sei betont, daß die korrekte Handhabung von Maske und Beutel (Abb. 46) ebenfalls geübt werden muß. Dem Anfänger bereitet es meistens Mühe, gleichzeitig den Kiefer richtig zu halten und die Maske luftdicht aufzusetzen. Der Beatmungseffekt muß durch Beobachtung der Atemexkursionen des Thorax, die allerdings wegen der annähernd horizontal stehenden Rippen nur gering sind, kontrolliert werden. In Zweifelsfällen kontrollieren wir durch Auskultation der Lungen.

Wir verwenden den *Ambu*-Baby-Beutel mit dem praktisch widerstandslosen E_2-Ventil (Ausatemwiderstand 0.01–0.02 cm H_2O) und die Masken von Rendell-Baker, die wegen ihrer anatomisch richtigen Modellierung einen minimalen Totraum aufweisen (Größe

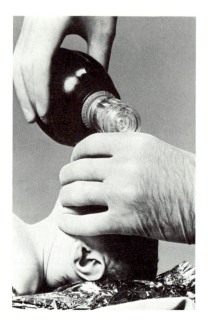

Abb. 46. Beatmung mit Maske und Beutel.

0 für Terminkinder und Frühgeborene, Größe 1 für abnorm große Kinder). Auf die Anwendung eines Mund-Rachentubus verzichten wir. Zur Sauerstoffanreicherung der Beatmungsluft leiten wir über den Sauerstoffanschlußstutzen 2 lt O_2/min in den Beutel. Die Beatmung mit reinem Sauerstoff ist möglich durch Verschluß des Ausgangsventils mit einer Kappe und Zuleitung von 5–6 lt O_2/min (2).

Für die initiale Beatmung, das heißt, für eine Zeitspanne von 10–20 min, darf trockener Sauerstoff zugeleitet werden. Die Anwendung von befeuchtetem Sauerstoff schließt die Gefahr der Infektion in sich wegen der häufig vorliegenden bakteriellen Besiedelung der Befeuchtungsvorrichtungen. Die Gewähr der aseptischen Sauerstoffzufuhr ist im Routinebetrieb nur gegeben, wenn die Befeuchtungsgläser und Zuleitungsschläuche alle 24 Stunden ausgewechselt werden.

Die Beatmungsmasken geben wir nach jedem Gebrauch zur Gassterilisation, die Beatmungsbeutel alle 2 Wochen, das Ventil wird dazu auseinandergeschraubt.

b) Entfaltungsinsufflation

Aufgrund experimenteller Untersuchungen an Lungen totgeborener Kinder sind wertvolle Erkenntnisse über die Bedeutung des Zeitfaktors beim ersten Beatmungsstoß gewonnen worden (129). Eine optimale Entfaltung der Neugeborenenlunge wurde erreicht bei Anwendung eines Druckes von 25 cm H_2O während 10–15 sec. Der gleiche Druck nur kurzzeitig angewandt führte zu ungenügender Entfaltung, während höhere Drucke, ebenfalls nur kurz angewandt, zur lokalen Überblähung führten (Abb. 47).

Die Entfaltung des Alveolarbaums beim ersten Atemzug ist die Basis für die pulmonale Mehrdurchblutung, die ihrerseits wieder die Grundlage für den Beginn der extrauterinen Sauerstoffaufnahme darstellt (130).

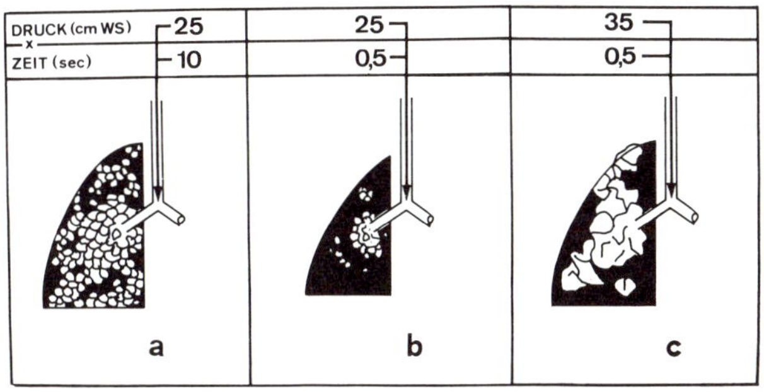

Abb. 47. Abhängigkeit der Lungenentfaltung von der Art der künstlichen Beatmung, Bedeutung der Relation von Druck x Zeit (nach 73).

Bei der Besprechung des Ablaufs der ersten Atemzüge haben wir darauf hingewiesen, daß physiologischerweise Phasen von länger anhaltender positiver Druckeinwirkung auf die kindlichen Lungen vorkommen. Höchst wahrscheinlich dürfen diese positiven Druckphasen als Mechanismus zur möglichst vollständigen Entfaltung und gleichmäßigen Belüftung aller Lungenbezirke interpretiert werden. Die experimentell gefundene Druck-Zeitrelation stimmt recht gut mit den bei Neugeborenen gemessenen Werten überein (S. 29) (Abb. 14). Dem Faktor·Zeit kommt dabei eine größere Bedeutung zu als dem Faktor Druck (129).

Nach dem Absaugen und der Lagerung des kindlichen Kopfs in der besprochenen Weise führen wir die Entfaltungsinsufflation mit Maske und Beutel durch. Bei der Insufflation muß sich der Thorax leicht anheben. Mit Maske und Beutel und bei guter Kopfhaltung ist es möglich, den Druck während einiger Sekunden einwirken zu lassen. Die Gefahr einer übermäßigen Druckeinwirkung auf die kindlichen Lungen ist bei der Beatmung über eine Maske praktisch ausgeschlossen, da der Totraum des Mund-Rachenraums und der Maske druckreduzierend wirkt. Der Beutel darf mit Daumen und 4 Fingern komprimiert werden (2).

Nach der Entfaltungsinsufflation folgen etwas schwächere Beatmungsstöße in einer Frequenz von etwa 60/min. Die Entfaltungsinsufflation kann mehrmals wiederholt werden. Nach der Maskenbeatmung ist es unumgänglich, den Magen nochmals abzusaugen, denn während der Beatmung wurde auch Luft durch den Oesophagus in den Magen eingepreßt, die die Zwerchfellexkursionen bei einsetzender Spontanatmung behindern könnte.

Bei nur mäßig stark deprimierten Kindern beobachtet man häufig das Einsetzen der Spontanatmung nach der Entfaltungsinsufflation. Die Erklärung dürfte in erster Linie durch den sogenannten paradoxen Head'schen Reflex (S. 30) zu geben sein.

Das Einpressen von Gas in die oberen Bereiche des Respirationstraktes stellt einen starken Stimulus für eine tiefe Inspirationsbewegung dar. Auch aus diesem Grunde ist es sinnvoll, sofort mit der Maskenbeatmung einzusetzen und auf andere Stimulierungen zu verzichten.

Es stellt sich die Frage, ob vor dem Absaugen der Trachea die Maskenbeatmung nicht die Gefahr des Einpressens von Schleim und Mekonium in die tieferen Luftwege in sich schließt. Aufgrund klinischer Beobachtungen scheint uns diese Gefahr unbedeutend. Nachdem das Neugeborene in leichter Kopftieflage abgesaugt wurde, ist allfällig in der Trachea vorliegendes dünnflüssiges Sekret zum größeren Teil in den Pharynx abgeflossen und hier abgesaugt worden. Typischerweise finden wir bei schwer beeinträchtigten Kindern in der Trachea zähflüssige Massen. Es ist nicht zu erwarten, daß das einströmende Beatmungsgas dieses an den Wänden haftende Aspirat wie einen Pfropfen vor sich her schiebt und tiefer liegende Luftwege blockiert. Vielmehr dürfte das Gas an diesen Belägen vorbei fließen.

Wenn man die Trachea absaugt, erhält man zum ersten Mal nicht allzu viel Mekonium und Schleim. Hat man das Kind kurze Zeit beatmet, gelingt es, in weiteren Portionen Trachealaspirat zu entfernen. Wir nehmen an, daß erst durch die Pendelbewegungen der Atemluft Beläge in der Trachea und sicher auch in tieferen Bereichen des Bronchialbaums mobilisiert werden. Dies spricht dafür, daß anfänglich nicht frei flottierende Massen vorliegen, sondern daß das Aspirat an den Wänden haftet.

So scheint es uns denn wesentlich, möglichst rasch Sauerstoff in die kindlichen Lungen zu bringen und nicht Zeitverluste durch wiederholtes primäres Absaugen der Trachea zu riskieren. Daß eine einwandfreie Trachealtoilette vorgenommen werden muß, ist selbstverständlich, nur soll diese Maßnahme in der richtigen Relation zur Sauerstoffzufuhr eingestuft werden.

4. Mundbeatmung

In Überraschungssituationen, wo keine Hilfsmittel zur Verfügung stehen, darf beim Neugeborenen die Mundbeatmung durchgeführt werden.

Bei richtiger Kopfhaltung (S. 108) (Abb. 45) umfassen die Lippen des Helfers Nase und Mund des Kindes. Während die eine Hand den kindlichen Kopf deflektiert hält, wird mit der anderen Hand der Effekt der Beatmung auf dem Abdomen unmittelbar unter dem Rippenbogen kontrolliert. Leichte Thoraxexkursionen und ausgeprägte Bewegungen des Abdomens sprechen für ein ausreichendes Volumen und für korrekte Drucke. Gleichzeitig kontrolliert diese Hand durch sanften Druck eine Luftfüllung des Magens (25, 26). Kinder, die mundbeatmet wurden, erhalten obligaterweise Antibiotika.

In klinischen Verhältnissen ist die Mundbeatmung verboten. Jeder Gebärsaal und jedes Kinderzimmer soll mit griffbereiten sterilen Beatmungsbeuteln ausgerüstet sein. Wir arbeiten mit fahrbaren Reanimationseinheiten (S. 142), zusätzlich halten wir in allen Räumen, wo Neugeborene behandelt oder überwacht werden, an gut sichtbarer Stelle Beatmungsbeutel und Masken für Überraschungssituationen bereit (Abb. 48).

Trotzdem sich immer wieder Empfehlungen finden für verschiedene Möglichkeiten der Mundbeatmung, und zwar auch gedacht für den klinischen Einsatz, halten wir an unserem Verbot fest.

Vom Jahre 1878 datiert die Beschreibung einer Infektionsrosette von 10 an Meningitis gestorbenen Säuglingen, die alle bei der Geburt von einer tuberkulösen Hebamme mundbeatmet wurden (105). Wohl sind heute Katastrophen solchen Ausmaßes kaum mehr denkbar. Die Infektionsgefahr erscheint uns aber immer noch ernsthaft genug, um in der Mundbeatmung des Neugeborenen lediglich eine Notfallmaßnahme für Extremsituationen außerhalb gut organisierter Kliniken zu sehen.

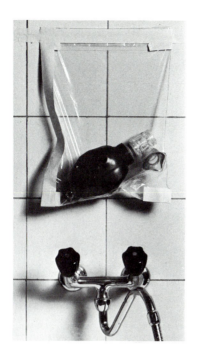

Abb. 48. Reservebeatmungsbeutel mit Maske in allen Räumen wo Neugeborene betreut und überwacht werden.

5. Intubation

a) Indikation, Vorbereitung, Instrumentarium

Grundsätzlich soll die Indikation zur Intubation großzügig gestellt werden. Beim geringsten Verdacht auf Mekoniumaspiration intubieren wir zur Vornahme der Trachealtoilette. Wir haben darauf hingewiesen, daß wenig Geübte nach dem routinemäßigen Absaugen das Kind mit Vorteil in leichter Kopftieflage kurz beatmen, um erst dann zu intubieren und die Trachea zu säubern (S. 109). Ferner soll intubiert werden, sobald sich zeigt, daß die Spontanatmung nicht innerhalb der nächsten Minuten einsetzt und noch weitere Maßnahmen zur Reanimation zu treffen sind. Bei ungenügender Maskenbeatmung (zum Beispiel bei einer Choanalatresie) wird sofort intubiert.

Wir legen in jedem Fall 3 sterile Tubi von verschiedener Größe bereit (Abb. 49). Wir verwenden weitlumige Polyvinyltubi (Lieferfirma: Laubscher & Co., Basel) mit einem Lippenplättchen, das die zu tiefe und damit einseitige Intubation verhindert. Die Innendurchmesser unserer Tubi betragen 2.5, 3.0 und 3.5 mm. Mit dieser Auswahl ist es möglich, vom kleinen Frühgeborenen bis zum großen Terminkind alle Neugeborenen zu versorgen.

Unsere Tubi weisen keine Lumenschwankungen auf, die Strömungswiderstände und Turbulenzen werden damit auf ein Minimum reduziert. Durch eine entsprechende Mon-

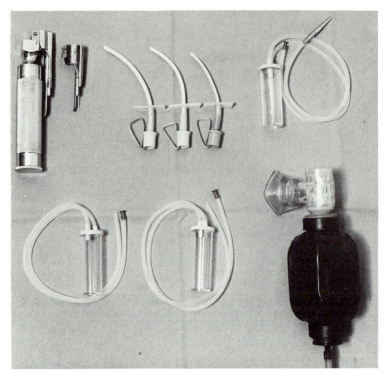

Abb. 49. Instrumentarium für die Intubation.

tage des Verbindungsstücks zum Ventil des Beatmungsbeutels läßt sich auch der Totraum sehr klein halten (Abb. 50).

In unserem Routine- und Lehrbetrieb läßt sich der Gebrauch von Führungsdrähten nicht umgehen. Führungsdrähte dürfen nur dann verwendet werden, wenn sie absolut gesichert sind. Ein an der Tubusspitze vorstehender Draht könnte das Kind gefährlich verletzen, über einen solchen Fall wurde berichtet (24).

Unsere Sicherung besteht einmal darin, daß jeder Tubus seinen eigenen Führungsdraht besitzt, der am oberen Rand des Anschlußstückes des Tubus scharf abgeknickt ist. Stellschrauben sind unzuverlässig. Im weiteren ist die Spitze des Drahtes gut abgerundet, zusätzlich weist der ganze Führungsdraht einen Plastiküberzug auf (Abb. 50).

Die Tubi werden fertig montiert und mit eingelegtem Führungsdraht gassterilisiert und stehen dann einzeln in Polyäthylenschläuchen eingeschlossen zur Verfügung.

Die Distanz von der Zahnleiste des Oberkiefers bis zur Bifurkation der Trachea beträgt beim Terminkind 10.5–11 cm, beim Frühgeborenen liegt diese Distanz in der Größenordnung von 9 cm (121). Von diesen Maßen ausgehend haben wir die Längen unserer 3 Tubi (Lippenplättchen-Spitze) auf 10, 9 und 8 cm festgelegt.

Für die besonderen kindlichen Kehlkopfverhältnisse eignet sich das Laryngoskop nach Foregger gut. Es gelingt leicht, mit dem geraden Spatel die hochstehende Epiglottis darzustellen und aufzuladen (128). Es stehen uns 2 verschieden lange Spatel zur Verfügung: der längere (10 cm) für Terminkinder, der kürzere (8 cm) für Frühgeborene. Die Laryngoskopspatel sind ebenfalls gassterilisiert.

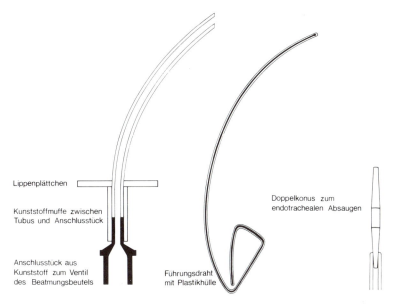

Abb. 50. Neugeborenentubus mit Anschlußstück, Führungsdraht und Doppelkonus zum endotrachealen Absaugen.

b) Technik

Für die Intubation lagern wir das Kind in der Weise, wie wir dies bei der Freihaltung der Atemwege besprochen haben (S. 108). Grundsätzlich intubieren wir nur unter laryngoskopischer Sicht. Das blinde Vorgehen unter digitaler Leitung ist nicht leichter und schließt mehr Gefahren in sich (116). Im Rahmen der primären Reanimation führen wir die leichtere orotracheale Intubation durch. Der nasotracheale Weg kommt für Langzeitbeatmung in Betracht.

Wir halten das Laryngoskop mit der rechten Hand und führen den Spatel etwas rechts der Mittellinie ein, die relativ große kindliche Zunge wird dadurch leicht nach links abgedrängt und behindert auf diese Weise die Sicht nicht. Mit dem weiteren Einführen des Spatels kommt dieser schließlich exakt in die Mittellinie zu liegen. In der Tiefe wird die Epiglottis sichtbar. Allfällig noch vorliegendes Sekret oder Mekonium im Bereich des Larynxeingangs saugen wir ab.

Die Meinungen, ob die Epiglottis mit dem Spatel aufgeladen werden soll oder nicht, sind geteilt. Gegen das Aufladen spricht vor allem ihre leichte Verletzlichkeit (44, 51).

Wir sind der Ansicht, daß sich bei sorgfältigem Arbeiten Verletzungen vermeiden lassen. Wir heben die Epiglottis mit der Spatelspitze an und gewinnen dadurch einen guten Überblick auf den Kehlkopfeingang, der Blick auf die Stimmbänder und die Trachea wird frei. Jetzt wechseln wir die Hand und führen vom rechten Mundwinkel her den Tubus ein (Abb. 51). Die Tubusspitze berührt den Laryngoskopspatel erst unmittelbar am Kehlkopfeingang. Einer der häufigsten Fehler, den wenig Geübte machen, ist das Einführen des Tubus nahe an der Mittellinie oder gar durch die Sehrinne des Spatels, wodurch man sich die Sicht verdeckt.

Der Tubus soll ohne jede Gewaltanwendung in die Trachea eingeführt werden. Wenn die Stimmritze verschlossen ist, warten wir mit dem Tubus am Larynxeingang, bis die Stimmbänder bei der nächsten Inspirationsbewegung auseinander weichen, und intubieren dann. Wir wählen jene Tubusgröße, die eben satt paßt. Schließlich wird das Laryngoskop sorgfältig entfernt, die andere Hand behält den Tubus in situ.

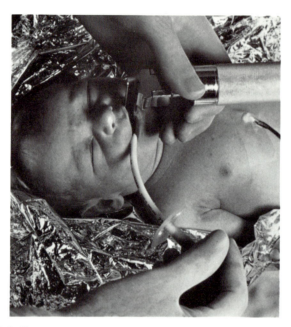

Abb. 51. Intubation.

Wenn ein Intubationsversuch länger als 30 sec dauert, treten schwerwiegende Hypoxiezustände und Arrhythmien auf (51). Erfolglose Versuche sind daher rechtzeitig abzubrechen. Unverzüglich muß das Kind ausreichend mit Maske und Beutel oxygeniert werden, die Herzaktion ist zu kontrollieren. Ein erneuter Intubationsversuch soll nicht vor 2 min erfolgen (51). Eine gute Oxygenierung vor der Intubation scheint uns sehr wesentlich, dahin zielt auch unsere allgemeine Empfehlung, primär mit Maske und Beutel zu beatmen.

Neugeborene, die beim Versuch zu intubieren mit kräftigen Abwehrbewegungen, besonders mit kräftigen Schluckbewegungen, reagieren, haben die Intubation kaum nötig.

Nach dem Einführen des Tubus muß seine Lage kontrolliert werden. Die Tubusspitze liegt dann in der Trachea, wenn bei der Beatmung symmetrische Thoraxbewegungen auftreten und wenn auskultatorisch beidseits gleiche Atemgeräusche nachweisbar sind.

Um nicht das Atemgeräusch der Gegenseite zu hören, auskultiert man mit Vorteil im Bereiche der Axillae. Asymmetrien deuten auf eine einseitige Intubation, aber auch auf einen einseitigen Pneumothorax hin. Laute, gurrende Geräusche über dem Magen weisen auf eine Intubation des Oesophagus hin (oder seltenerweise könnte einmal eine tracheoösophageale Fistel vorliegen).

Die Fixation des Tubus erfolgt mit Klebestreifen, die vom Kieferwinkel der einen Seite über das Lippenplättchen zur anderen Seite laufen. Mit Vorteil wird die kindliche Haut vorher mit Äther entfettet.

c)   Endotracheales Absaugen

Wegen der zähen Beschaffenheit des Trachealschleims hat sich bei der primären Reanimation das Absaugen über dünne Katheter, die durch den liegenden Tubus eingeführt werden, schlecht bewährt. Aus diesem Grunde benützen wir den Tubus selbst als Absaugkatheter. Unter Zuhilfenahme eines Doppelkonus (Abb. 50) setzen wir einen Mundabsaugkatheter am Zwischenstück des Tubus an und ziehen diesen unter Aufrechterhaltung eines mäßig starken Sogs langsam zurück. Oftmals beobachten wir an der Spitze des zurückgezogenen Tubus dicke Mekonium- und Schleimmassen.

Sofort nach der Extubation wird mit Maske und Beutel beatmet. Wegen der Möglichkeit, daß während des Absaugens Atelektasen entstanden sind, erfolgt der erste Beatmungsstoß wieder im Sinne der Entfaltungsinsufflation. Setzt die Spontanatmung nicht ein, intubieren wir erneut. Selbst das mehrmalige Intubieren ist bei entsprechend sorgfältiger Technik für das Kind gefahrlos.

Ein wesentlicher Vorteil dieses Vorgehens, besonders im Hinblick auf die Arbeit in der Gebärabteilung, liegt darin, daß wir mit sehr wenig Geräten auskommen.

Wenn der Versuch unternommen wird, mit dünnen Kathetern über den liegenden Tubus abzusaugen, ist streng darauf zu achten, daß vor dem Absaugen während einiger Minuten gut beatmet wird. Es konnte bei Erwachsenen gezeigt werden, daß während des Absaugens die arterielle Sauerstoffspannung massiv abfällt und daß bedrohliche Herzrhythmusstörungen auftreten (111). Diese Gefahren dürften auch beim Neugeborenen bestehen.

Das Ausspülen des Tracheobronchialsystems soll unseres Erachtens nicht bei der Reanimation in der Gebärabteilung, sondern erst auf der neonatologischen Intensivstation vorgenommen werden.

d)   Beatmung über den endotrachealen Tubus

Die Beatmung über den Tubus ist sicherer und wirkungsvoller als die Maskenbeatmung. Erfolgte die Intubation ausnahmsweise primär oder scheinen die Lungen nach der initialen Maskenbeatmung ungenügend entfaltet, führen wir vorerst eine Entfaltungsinsufflation (S. 110) durch. Allgemein herrscht heute die Meinung vor, daß die Beatmung mit intermittierend positivem Druck das Verfahren der Wahl darstellt. Da das System Beutel-Tubus-Tracheobronchialbaum dicht ist, muß im Hinblick auf die Gefahr der zu starken Druckeinwirkung die Handhabung des Beutels entsprechend beachtet werden.

Wir haben bei der Besprechung der ersten Atemzüge des Neugeborenen (S. 29) auf die Druckwerte hingewiesen, die spontanerweise im kindlichen Thorax auftreten. Da bei verschiedenen Neugeborenen stark unterschiedliche Werte gemessen wurden, geben uns die mitgeteilten Zahlen lediglich grobe Hinweise über anzuwendende Drucke bei der künstlichen Beatmung. Es sei auch daran erinnert, daß die tiefsten negativen Druckwerte nur Spitzen von der Dauer von Sekundenbruchteilen darstellen.

Genaue Grenzwerte für das Auftreten von Läsionen im Lungengewebe im Sinne der Zerreißung von Alveolarsepten lassen sich nicht angeben, da die mitgeteilten Drucke stark voneinander abweichen. Der Grund für diese Diskrepanzen dürfte vor allem in Unterschieden der Versuchsanordnung und der Interpretation von Befunden bei verschiedenen Autoren liegen (3). Drucke zwischen 30 und 35 cm H_2O, auch wenn sie während mehrerer Sekunden einwirken, gelten als ungefährlich (3, 34, 114) und sind anwendbar zur Eröffnung kollabierter Lungenbezirke. Bei Frühgeborenen liegt dieser Grenzbereich bei 20 cm H_2O (130). Auf diesen Erkenntnissen beruht die Empfehlung zur Vornahme der Entfaltungsinsufflation (S. 110). Für die folgenden Beatmungsstöße wird für das Terminkind eine Druckgrenze von ungefähr 20 cm H_2O angegeben (3). Beim intubierten Kind beatmen wir ebenfalls mit einer Frequenz von ungefähr 60/min. Bei der Anwendung des *Ambu*-Baby-Beutels hängt die Höhe des aufgebrachten Drucks mehr oder weniger linear von der Anzahl der Finger ab, mit der der Beutel komprimiert wird (3): Über einen Tubus kann durch Kompression des Beutels mit Daumen- und Zeigefingerspitzen ein Druck von 20–35 cm H_2O erzeugt werden. Mit jedem zusätzlichen Finger steigt der Beatmungsdruck um ca 5 cm H_2O an.

Bei ungenügender Entfaltung der Lunge läßt sich auf diese Art der Beatmungsdruck schrittweise steigern. Wie bei der Maskenbeatmung muß das Inspirationsvolumen optisch kontrolliert werden, die Insufflation soll so stark sein, daß sich der kindliche Thorax eben hebt (2).

Obwohl ein einfaches Wasserschloß kein ideales Lungenmodell darstellt, ist es doch als Trainingsmöglichkeit für die Handhabung des Beutels geeignet.

Wegen der Gefahr einer zusätzlichen Drucksteigerung ist bei der Zuleitung von Sauerstoff zum Beutel über den entsprechenden Anschlußstutzen beim intubierten Kind darauf zu achten, daß der Zufluß nicht größer als 2 lt/min wird (3). Es ergibt sich damit eine Sauerstoffanreicherung der Atemluft in der Größenordnung von 30–35% (2).

Wir hatten einmal Gelegenheit zu beobachten, wie bei einem Sauerstoffzufluß von mehr als 6 lt/min das Ventil des Beutels in sehr gefährlicher Weise blockierte, indem der Zufluß zum Kinde so stark war, daß die Exspiration verunmöglicht wurde.

In der unmittelbaren postnatalen Phase ist die Gabe von reinem Sauerstoff ohne Kontrolle der arteriellen Sauerstoffspannung erlaubt (10, 21, 65). Über die genaue Zeitspanne der gefahrlosen Anwendung herrscht allerdings Unklarheit (21, 65). Sicher aber dürfte eine Sauerstoffapplikation, die nicht länger als 1 Stunde dauert, keine Gefahr bedeuten (109). Bevor bei einer anhaltenden Zyanose mit reinem Sauerstoff beatmet wird, soll aber noch einmal die Lage des Tubus kontrolliert werden! Bleibt die Zyanose trotz einwandfreier Sauerstoffbeatmung bestehen, ist an einen Pneumothorax (S. 138), an ein Herzvitium, eine massive Aspiration oder ausgedehnte Atelektasen zu denken.

Die Extubation soll erst dann vorgenommen werden, wenn eine ausreichende Spontanatmung vorliegt. Allgemein ist dies der Fall, wenn auch Spontan- und Abwehrbewegungen auftreten, wenn das Kind den Kopf dreht und grimassiert. In der Regel sind solche Verbesserungen des klinischen Bildes nach einer Puffermedikation zu beobachten.

Vor dem Extubieren saugen wir nochmals Mund, Pharynx und Nase ab. Wir sind bereit, bei einem Atemstillstand sofort mit Maske und Beutel zu beatmen und allenfalls erneut zu intubieren. Wurde der Tubus unter Sog zurückgezogen, ist, wie erwähnt, eine nochmalige Entfaltungsinsufflation mit Maske und Beutel angezeigt. Im Zweifelsfall soll man den Tubus nicht entfernen, besonders dann nicht, wenn der Transport zur neonatologischen Intensivstation bevorsteht.

Bei korrekter Technik sind die Gefahren der Intubation und Beatmung gering. Verletzungen im Larynxbereich lassen sich durch Sorgfalt und entsprechend vorbereitetes Instrumentarium vermeiden. Die aseptische Arbeitsweise schließt Infektionen praktisch aus.

Das Auftreten eines Pneumothorax nach unsachgemäßer Beatmung ist bekannt, man weiß aber auch, daß sich diese Komplikation eher spontanerweise nach Einsetzen der Atmung einstellt (23) (S. 138).

Schließlich sei noch darauf hingewiesen, daß sich die Intubation aus der theoretischen Beschreibung schlecht erlernen läßt. An Phantomen kann man sich eine gewisse Übung aneignen. Die beste Einführung kann jedoch nur in der Praxis durch einen Erfahrenen erfolgen. Es sei auch der Hinweis gegeben, daß bei totgeborenen Kindern die Gelegenheit zum Intubieren und Beatmen genutzt werden soll.

E. Korrektur des gestörten Säure-Basengleichgewichts

1. Indikation zum Nabelvenenkatheterismus

Die medikamentöse Korrektur der kindlichen Azidose über einen Nabelvenenkatheter muß erwogen werden, wenn bei ausreichender Beatmung keine befriedigende Besserung des Zustandes eintritt. Wegleitend für die Indikation zum Nabelvenenkatheterismus sind uns in erster Linie das *klinische Bild* und der *Verlauf der Erholung* in den ersten Lebensminuten (141). Im Rahmen der primären Reanimation beschränken wir uns an der Universitäts-Frauenklinik Zürich ausschließlich auf den relativ einfachen Katheterismus der Nabelvene.

Es gibt Kinder, die bei der Geburt schwerste Grade einer metabolischen Azidose aufweisen und sich erstaunlich schnell erholen mit spontaner Korrektur des Säure-Basenhaushaltes. Eine bedeutende Rolle spielt die Dauer der intrauterinen Beeinträchtigung (S. 97). Dazu dieses Beispiel:

FKZ, Arch. Nr. 1151/71. 23j. Erstgebärende am Termin, I. reine Steißlage. Unauffälliger Geburtsverlauf bis Leitstelle am Beckenausgang, dann Abfallen der Herztöne unter 100, Narkose, die Herztöne bleiben tief, Extraktion. Kind männlich, 3480 g, 50 cm. Routinemäßiges Absaugen und sofort Beatmung mit Maske und Beutel. 1-min-Apgar 3. Spontanbewegungen und Spontanatmung nach 2 1/2 min, Hautrötung am Stamm nach 3 min. 5-min-Apgar 9. Die pH-Werte aus der Nabelschnurarterie werden bekannt: pHakt 6.96, pHqu40 7.03. Wegen der prompten Erholung des Kindes keine medikamentöse Therapie. 10-min-Apgar 9, noch diskrete Einziehungen im Epigastrium. 19 min post partum Blutentnahme aus der hyperämisierten Ferse: pHakt 7.11, pCO_2 56 mmHg, Basenexzess – 13 meq/l. Das Kind wird weiter im Inkubator beobachtet, Sauerstoffzufuhr 30%. Erneute Blutentnahme 1 1/2 std post partum: pHakt 7.36, pCO_2 38 mmHg, Basenexzess – 3 meq/l. Dextrostix, Hämatokrit, Rektaltemperatur im Normbereich. Weiterer Verlauf komplikationslos.

Anderseits weist ein deprimiertes Kind, das sich unter den besprochenen Maßnahmen nicht in befriedigender Weise erholt, praktisch mit Sicherheit eine ausgeprägte metabolische Azidose auf, die medikamentös behandelt werden muß. Wie die Sauerstoffgabe senken Puffer den Widerstand im Lungenkreislauf und vermindern so den noch bestehenden Rechts-Links-Shunt durch die fetalen Blutwege (Abb. 15).

Wir achten auf folgende klinische Zeichen:

keine oder nur ungenügende Spontanatmung nach 5 min,
schlaffer Tonus,
Hautblässe.

Dabei ist uns der Tonus ein besonders wichtiges Zeichen (S. 91).

Auch wenn die Möglichkeit einer pH-Messung nicht besteht, darf bei entsprechend schlechtem klinischem Bild ein Nabelvenenkatheter eingelegt werden. Es sei betont, daß diese Indikation sorgfältig zu stellen ist. Niemals darf eine medikamentöse Therapie als Ersatz für die Beatmung betrachtet werden. Die Beherrschung der respiratorischen Situation, das heißt die Zufuhr von Sauerstoff, steht unter allen Umständen an erster Stelle und darf während der medikamentösen Therapie nicht unterbrochen werden.

Beispiel: FKZ, Arch. Nr. 1321/72. 20j. Erstgebärende am Termin. Forzepsextraktion wegen Abfallen der Herztöne auf 60 bei vorher unauffälligem Geburtsverlauf.

Kind weiblich, 2400 g, 47,5 cm, Dysmaturitätszeichen mit Schälung der Haut an Händen und Füßen. Absaugen und Beatmung mit Maske und Beutel. 1-min-Apgar 3. Intubation nach 1 1/2 min. 5-min-Apgar 6, Punktverluste beim Kolorit, bei der Atmung, dem Tonus und den Reflexen. pH-Wert in der Nabelschnurarterie 7.05. Dextrostix, Hämatokrit und Rektaltemperatur im Normbereich.

Wegen ungenügender Erholung während der ersten Lebensminuten, den Zeichen der intrauterinen Mangelversorgung und der Azidose Einlegen eines Nabelvenenkatheters. Infusion von 10 meq Natriumbikarbonat und 10 ml 10%iger Glukose. 10-min-Apgar 7. Extubation 22 min post partum.

Fersen-pH 25 min post partum 7.25, Apgarziffer zu diesem Zeitpunkt 8, Verlustpunkte noch beim Kolorit und der Atmung. Das Kind wird zur weiteren Beobachtung in den Inkubator gelegt. Erneute Kontrolle des Säure-Basenstatus 1 1/2 Stunden post partum: pH 7.39, pCO_2 41 mmHg, Basenexzeß − 0.5 meq/l. Weiterer Verlauf komplikationslos.

Bei der Indikationsstellung zum Nabelvenenkatheterismus ist die geburtshilfliche Anamnese in Berücksichtigung zu ziehen. Neugeborene mit verminderten Reserven, dazu gehören die Frühgeborenen und die Kinder nach intrauteriner Mangelversorgung (S. 16), werden sich von einer metabolischen Azidose nur sehr mühsam erholen (S. 39). Die Indikation zur medikamentösen Therapie ist in diesen Fällen großzügig zu stellen, besonders auch im Hinblick auf azidosebedingte Störungen der Lungenfunktion in der weiteren neonatalen Phase (55).

Im weiteren hat der Geburtsverlauf für die Indikationsstellung eine Bedeutung. Das Auftreten von Zeichen der intrauterinen Asphyxie (S. 102), auch wenn sich sub partu bereits wieder eine Erholung nachweisen ließ, deutet auf eine Belastung der fetalen Reserven hin. Die Gefährdung dieser Kinder in der Austreibungsperiode ist groß (S. 19), und ihre Erholung von einer Azidose in der postpartualen Phase wird protrahiert verlaufen.

Gewisse Schwierigkeiten hinsichtlich Indikationsstellung zum Nabelvenenkatheterismus von der klinischen Beobachtung her können sich bei Neugeborenen, die unter der Wirkung von Narkotika und Analgetika stehen, ergeben. Bedeutsam ist wiederum die geburtshilfliche Gesamtsituation. Erfahrungsgemäß klingt der medikamentös bedingte Einfluß unter optimaler respiratorischer Reanimation nach einigen Minuten ab. Dauert der Depressionszustand an, ist das Vorliegen einer azidosebedingten Beeinträchtigung höchst wahrscheinlich. Zur Klärung ist eine pH-Messung in einer Blutprobe aus der hyperämisierten Ferse angezeigt (S. 98).

Eine nur mäßig starke Azidose (pH-Grenzbereich 7.10−7.15) mit geringer Beeinträchtigung des klinischen Bildes stellt die Indikation für eine Infusionsbehandlung über eine periphere Vene dar. Diese Therapie erfolgt in der Regel auf der neonatologischen Spezialabteilung, je nach den organisatorischen und personellen Verhältnissen könnte sie aber auch auf der Gebärabteilung durchgeführt werden.

Der Nabelvenenkatheterismus birgt Gefahren in sich. Im Vordergrund steht die Infektionsgefahr. Mitgeteilt wurden ferner Thrombosen, Embolien und Lebernekrosen (beim Zustandekommen dieser Komplikationen dürfte die Zuführung hypertoner Pufferlösungen eine Rolle spielen), dann aber auch Perforationen, Blutungen, Luftembolien, Gefäßverschlüsse durch falsch liegende Katheter (24, 41, 59, 61, 68, 75, 76, 120, 126,

131, 145). Beim Einhalten strenger Vorsichtsmaßnahmen (S. 123) lassen sich Komplikationen aber weitgehend vermeiden. Dies gilt auch für Infektionen (101).

Wohl ist der Katheterismus der Nabelarterie im allgemeinen mit einer geringen Komplikationsrate belastet (145), die vermehrten technischen Schwierigkeiten beim Einlegen des Arterienkatheters lassen es aber für die Notfallsituation auf der Gebärabteilung ratsam erscheinen, am Venenkatheterismus festzuhalten.

2. Anatomie der Vena umbilicalis

Die Kenntnis der Gefäßverläufe im Bereich der Leberpforte ist für das Einlegen eines Nabelvenenkatheters grundlegend. Die V. umbilicalis verläuft im freien Rand des Lig. falciforme hepatis zur Fossa venae umbilicalis der Leber (Abb. 52). Hier biegt das Ge-

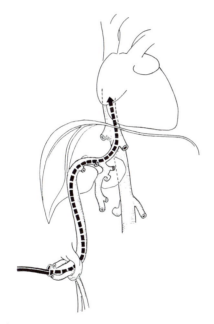

Abb. 52. Weg des Nabelvenenkatheters schematisch.

fäß nach dorsal zu ab, mehrere Äste ziehen zum Lobus quadratus und zum linken Lappen der Leber, und schließlich verbindet es sich mit dem linken Ast der Pfortader. Dieser Einmündung gegenüber beginnt der Ductus venosus Arantii, der eine Länge von 1—2 cm aufweist, dorsal-cranialwärts zieht und in die linke Lebervene einmündet, unmittelbar vor deren Verbindung mit der unteren Hohlvene. Die Umbilikalvene und der Ductus venosus dringen nicht ins Leberparenchym ein, sie verlaufen an der viszeralen Oberfläche der Leber (113, 135).

Wenn der Ausgang der Nabelvene nicht direkt dem Eingang in den Ductus venosus gegenüber liegt, wird ein eingeführter Katheter leicht abgedrängt, am ehesten kommt er in den linken Pfortaderast zu liegen (113). Begünstigend für diese Abdrängung wirkt die Einengung am Eingang zum Ductus venosus durch einen muskulären Drosselring nach der Abnabelung (75). Nach anderer Auffassung kommt der Verschluß des Ductuseinganges weniger durch einen sphinkterähnlichen Mechanismus zustande als vielmehr durch die Verminderung des Durchmessers des Pfortadersinus nach Versiegen des Blutstromes von der Nabelvene her. Die runde Ductusöffnung wird dabei in einen schlitzförmigen Verschluß umgewandelt (88).

Idealerweise gelangt der Katheter durch den Ductus venosus in die untere Hohlvene, seine Spitze wird bis nahe an die Einmündung der Hohlvene in den rechten Vorhof vorgeschoben (68) (Abb. 52). Die rasche Verdünnung zugeführter hypertoner Lösungen in einem großen Blutvolumen ist damit gewährleistet. Wegen der Gefahr von Rhythmusstörungen oder sogar der Asystolie soll der rechte Vorhof gemieden werden (67).

Da wir den Katheter blind einführen, das heißt, letztlich nicht wissen, wo seine Spitze liegt, ist die Kenntnis von Längenmaßen wesentlich. Von Interesse sind die Distanz vom Nabelring bis zum Beginn des Ductus venosus und die Entfernung vom Nabelring bis zur Einmündung der V. cava inferior in den rechten Vorhof. Die Tabellen 11 und 12, deren Zahlen auf Messungen an über 100 verstorbenen Früh- und Neugeborenen basieren, geben die entsprechenden Distanzen bezogen auf die Körperlänge der Kinder an (75).

Tabelle 11. Länge der Nabelvene bis zum Beginn des Ductus venosus Arantii, bezogen auf die Körperlänge (nach 75)

Längengruppe in cm	Distanz zwischen Nabelring und Beginn des Ductus venosus (Näherungswerte in cm)
30–39	5.0
40–44	6.0
45–49	7.0
50–54	8.0

Tabelle 12. Entfernung vom Nabelring bis zur Einmündung der V. cava inferior in den rechten Vorhof, bezogen auf die Körperlänge (nach 75)

Längengruppe in cm	Distanz zwischen Nabelring und Einmündung der V. cava inferior in den rechten Vorhof (Näherungswerte in cm)
30–39	7.5
40–44	8.5
45–49	10.5
50–54	12.0

Andere Autoren haben ihre Messungen auf die Distanz zwischen Schultern und Nabel bezogen (43, 131). Tab. 13 zeigt eine Gegenüberstellung der für den Nabelvenenkatheterismus interessierenden Daten. Diese Zahlen basieren auf Messungen bei 50 Obduktionen von Frühgeborenen und Terminkindern.

Tabelle 13. Entfernung vom Nabelring bis zur Einmündung der V. cava inferior in den rechten Vorhof, bezogen auf die Schulter-Nabellänge (modifiziert nach 43)

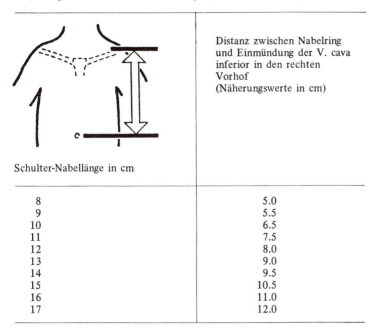

Schulter-Nabellänge in cm	Distanz zwischen Nabelring und Einmündung der V. cava inferior in den rechten Vorhof (Näherungswerte in cm)
8	5.0
9	5.5
10	6.5
11	7.5
12	8.0
13	9.0
14	9.5
15	10.5
16	11.0
17	12.0

3. Instrumentarium und Technik

Der Nabelvenenkatheterismus ist ein Eingriff, der nur unter streng aseptischen Kautelen vorgenommen werden darf.

An Instrumenten legen wir bereit (Abb. 53):

1 Polyvinylkatheter mit Zentimetergraduierung. Der Katheter liegt gefüllt und verschlossen oder mit aufgesetzter Spritze bereit. Für eine allfällige radiologische Kontrolle im Rahmen der sekundären Reanimation sollte der Katheter röntgendicht sein.
2 10 ml-Spritzen
2 feine chirurgische Pinzetten
1 anatomische Pinzette
1 feine Klemme
1 Schere
  Aufziehkanülen

ferner:

1 Nabelbändchen
  Tupfer
4 kleine Abdecktücher oder Kompressen
1 Nabelbinde

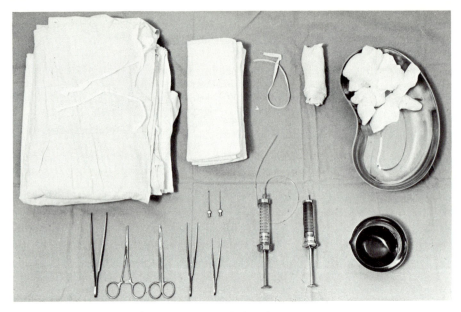

Abb. 53. Instrumentarium für den Nabelvenenkatheterismus.

Für den notfallmäßigen Einsatz ist es von großem Vorteil, das gesamte Instrumentarium mit allem Tuchmaterial in einem Sterilpaket bereit zu halten. Wir legen die Instrumente in eine Nierenschale und ordnen das Paket in der Weise, daß es mit wenigen Handgriffen geöffnet und ausgebreitet werden kann.

Wie für einen chirurgischen Eingriff desinfizieren wir die Haut des kindlichen Abdomens und die proximalen Abschnitte der Nabelschnur. Mit 4 kleinen Tüchern oder Kompressen decken wir den Nabel eng ein, der Nabelschnurrest kommt unter die Tücher zu liegen (Abb. 54). Mit 4 Einzeltüchern läßt sich erfahrungsgemäß das kleine Operationsfeld zuverlässiger eindecken als mit einem Lochtuch.

Um den Ansatz der Nabelschnur schlingen wir das Nabelbändchen und ziehen die Schlinge mäßig straff an. Damit sind beim Durchschneiden der Nabelschnur die Gefahren der stärkeren Blutung oder der Luftembolie gebannt. Der Katheter läßt sich ohne Mühe durch diese Schlinge vorschieben. Die Nabelschnur wird 1 cm oberhalb ihres Ansatzes durchgeschnitten. Der abgeschnittene Nabelschnurrest bleibt unter den Tüchern liegen.

Das Schnittbild zeigt 3 Gefäße: die beiden englumigen, dickwandigen, etwas prominenten Arterien und die weitlumige, dünnwandige Vene (Abb. 55). Nach Abtupfen der Schnittfläche fassen wir mit einer feinen chirurgischen Pinzette den Stumpf in der Weise, daß die Wand der Vene mitgefaßt wird. Die assistierende Schwester oder Hebamme hält den gefüllten und verschlossenen Katheter am distalen Ende, während der Operateur die Spitze mit der zweiten feinen Pinzette faßt und in die Vene einschiebt (Abb. 55). Der Nabelschnurstumpf wird nun mit der Pinzette nach kaudal zu gezogen, damit läßt sich die rechtwinklige Abknickung des Gefäßverlaufs am Nabelring aufheben.

Auf keinen Fall darf beim Einführen des Katheters forciert werden. Gelangt man auch nach sorgfältigem Drehen des Katheters nicht höher als 6–8 cm, stößt dieser an einer Gefäßknickung im Bereiche der Leberpforte an (Tab. 11), die Spitze kann sich

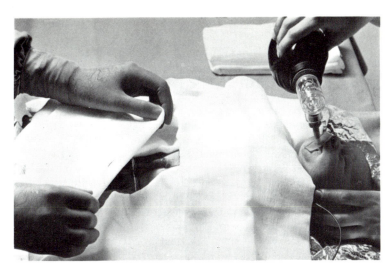

Abb. 54. Vorbereitung zum Nabelvenenkatheterismus.

aber auch in einem abgehenden Leberast befinden (68, 113). In solchen Fällen ist es besser, den Katheter wieder etwas zurückzuziehen, damit die injizierte hypertonische Pufferlösung nicht unmittelbar dem Leberparenchym zugeführt, sondern noch mit einem gewissen Blutvolumen verdünnt wird.

Wenn sich der Katheter genügend weit vorschieben läßt (Tab. 12 und 13), ist dies noch kein Beweis, daß seine Spitze wirklich zwischen Ductus venosus und rechtem Vorhof liegt (75, 99, 113, 145). Aus diesem Grund scheint es uns in jedem Fall angezeigt, die Injektion der Puffersubstanz langsam vorzunehmen (S. 127). Vor der Applikation der Medikamente soll im Katheter spontan oder durch leichtes Spritzenvakuum eine Blutsäule aufsteigen. Befindet sich die Katheterspitze im Pfortaderbereich oder nur in der Nabelvene, wird das Blut leichter einschießen, als wenn sie in der Hohlvene liegt, da hier der Druck niedriger ist als im Pfortadersystem (67, 68).

Einen verläßlicheren Hinweis für die richtige Position des Katheters liefert die Beobachtung der respiratorisch bedingten Druckschwankungen. Diese Schwankungen sind am größten, wenn der Katheter in der V. cava liegt, insbesondere tritt dann bei der Inspi-

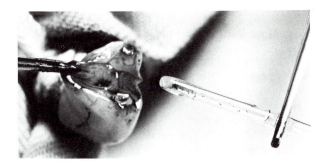

Abb. 55. Einführen des Nabelvenenkatheters.

ration ein Druckabfall auf, während sich im Pfortaderbereich bei der Inspiration ein Druckanstieg nachweisen läßt (67, 68).

Eine röntgenologische Kontrolle der Lage des Katheters kommt routinemäßig im Gebärsaal nicht in Betracht.

Die Messung des zentralen Venendruckes hat wegen unserer Unsicherheit über die Lage der Katheterspitze nur eine untergeordnete Bedeutung. Als durchschnittlicher Druck im rechten Vorhof wird der Wert von 7.3 cm H_2O (5.6 mmHg) angegeben (8). Das Auftreten einer kräftigen spontanen Inspirationsbewegung während der Messung des zentralen Venendrucks und natürlich auch bei der Beobachtung der respiratorischen Druckschwankungen schließt die Gefahr einer Luftembolie in sich (28).

Nach der Puffergabe wird bei liegendem Katheter der Nabelbereich steril verbunden. 1–2 geöffnete Tupfer bedecken den Nabelstumpf, der Katheter wird spiralförmig darüber gelegt und das Ganze mit einer sterilen Nabelbinde eingebunden. Auf diese Weise ist der Katheter am besten gesichert. Das verschlossene oder abgeklemmte Anschlußstück bleibt aber zugänglich. Es darf kein Blut in den Katheter zurückfließen, er bleibt mit Puffer-Glukosegemisch oder mit physiologischer Kochsalzlösung gefüllt. Auf eine Heparinisierung verzichten wir. Für den Transport zur neonatologischen Intensivabteilung ist es empfehlenswert, eine kleine Plastikspritze anzusetzen und dieselbe mit Klebestreifen am kindlichen Thorax zu fixieren. Unterwegs kann dann immer wieder etwas Flüssigkeit nachgespritzt werden.

Eine Zwirnligatur um den Nabelstumpf erübrigt sich. Blutungen aus den Arterien treten praktisch nie auf, und eine sichere Fixierung des Katheters ist mit einer solchen Ligatur nicht möglich. Wenn man den Katheter zusätzlich sichern will, wird er separat mit einer Zwirnumschlingung unmittelbar vor dem Nabelstumpf gefaßt, die lang gelassenen Zwirnfäden dieser Umschlingung werden dann beidseits im Flankenbereich mit Klebestreifen fixiert.

4. Wahl und Dosierung des Puffers

Für die Korrektur der Azidose beim Neugeborenen stehen 2 Puffer zur Verfügung, nämlich Natriumbikarbonat und Trishydroxymethylaminomethan (THAM). Die Erfahrungen der letzten Jahre ließen allgemein das Natriumbikarbonat für den Routinebetrieb in den Vordergrund rücken (12, 17).

Die Vorteile des THAM liegen in erster Linie darin, daß der Puffereffekt nicht von der Atmung oder Beatmung abhängt, da bei der Pufferung saurer Valenzen kein CO_2 freigesetzt wird, wie dies beim Natriumbikarbonat der Fall ist. Diese Überlegung führte zur Empfehlung einer Sequentialtherapie, bei der initial und blind THAM gegeben wird und die weitere kontrollierte Behandlung bei nun effizienter Atmung oder Beatmung mit Natriumbikarbonat erfolgt (17, 20).

Die Tatsache, daß 2 verschiedene Puffer eingesetzt werden, schränkt den Wert der Methode vorerst aus rein organisatorischen Gründen für den Lehr- und Ausbildungsbetrieb beträchtlich ein, da das Ziel immer darin liegen muß, mit möglichst einfachen Verfahren und insbesondere mit möglichst wenigen Pharmaka bei der primären Reanimation auszukommen (17). Die Sequentialtherapie bleibt daher dem erfahrenen Fachmann vorbehalten, der vor allem auch die Gefahren des THAM kennt: die Atemdepression, Hypoglykämie, Hyperkaliämie, Nekrosebildung, Kumulation.

Da wir der respiratorischen Seite der Reanimationsarbeit unbedingte Priorität einräumen, sehen wir bei der alleinigen Anwendung von Natriumbikarbonat keine ins Gewicht fallenden Nachteile. Das freigesetzte CO_2 wird bei beherrschter Ventilation über die Lungen eliminiert.

Natriumbikarbonat kommt als molare, 8.4%ige (1 ml = 1 meq) oder als halbmolare, 4.2%ige Lösung zur Anwendung. Eine molare Lösung von Natriumbikarbonat enthält 2000 mOsm/l, das macht das Siebenfache des Plasmas aus. Die intravenöse Zufuhr von Substanzen, die sich vorwiegend nur extrazellulär verteilen, wie Natrium und Bikarbonat, führt zwangsweise zum Austritt von Wasser aus dem Intrazellularraum, bis das osmotische Gleichgewicht in beiden Verteilräumen wieder erreicht ist (92). Die Verdünnung des Puffers mit 5 oder 10%iger Glukose ändert an dieser Situation nur wenig.

Die rasche Injektion von hypertonen Lösungen kann daher eine Reihe von Folgezuständen nach sich ziehen (45, 72), dazu gehören die Vergrößerung des vaskulären Volumens, physikalische, chemische und metabolische Veränderungen an den Zellen, rapide Änderungen des Liquordruckes (initial Anstieg, dann Abfall), Dilatation von Kapillaren. Durch die Zunahme des Plasmavolumens bei gleichzeitigem Abfallen des Liquordruckes könnten zerebrale Blutungen ausgelöst werden (45, 72). Im weiteren wird in der hohen Osmolarität von Pufferlösungen eine mögliche Ursache von Herzarrhythmien, Lebernekrosen und Thrombosen gesehen (94). Diese Überlegungen führen zur Forderung, daß die Pufferlösungen langsam appliziert werden müssen. Diese Forderung ergab sich bereits aus unserer Unsicherheit über die Lage der Katheterspitze (S. 125). Wir verwenden die molare, 8.4%ige Lösung, die zu gleichen Teilen gemischt mit 10%iger Glukose infundiert wird. Wir halten uns an eine Injektionsgeschwindigkeit von 2 ml/min. Die Zufuhr von Glukose ist angezeigt zur Auffüllung der erschöpften Kohlehydratreserven. Die Anwendung schwächerer Konzentrationen kann recht bald zu erheblichen Volumenbelastungen führen.

In der konsequenten Gabe von Puffer-Glukosegemisch liegt ein organisatorischer Vorteil. Es werden in beide Spritzen immer je 5 ml Natriumbikarbonat und 5 ml Glukose aufgezogen. Es gibt also nie einen Zweifel, welche Substanz sich in der einen oder anderen Spritze befindet.

Als initiale Puffergabe dürfen bei normalgewichtigen Kindern unter den besprochenen Umständen 20 ml des erwähnten Gemisches gegeben werden, bei sehr schlechtem klinischem Bild eventuell nochmals 10 ml. Diese Mengen entsprechen also 10–15 meq Natriumbikarbonat. Bei Frühgeborenen halten wir uns an folgende Richtlinien: bei Körpergewichten unter 2000 g gibt man 3.0 meq Natriumbikarbonat und bei Gewichten über 2000 g 3.5 meq pro kg Körpergewicht (40, 69), auch hier zu gleichen Teilen gemischt mit 10%iger Glukose.

Vor einer weiteren Korrektur der Azidose muß unbedingt eine pH-Messung vorgenommen oder ein vollständiger Säure-Basenstatus erstellt werden, und zwar auch dann, wenn initiale pH-Werte, zum Beispiel Meßresultate aus Nabelschnurblut, bekannt sind. Eine einmalige Bestandesaufnahme berücksichtigt nicht die körpereigenen Kompensationsmechanismen.

Für eine weitere Korrektur läßt sich die Pufferdosis anhand der folgenden Gleichung abschätzen:

Basedefizit in meq/l x Körpergewicht in kg x 0.35 = benötigte Puffermenge in meq (16, 86).

In praxi entspricht das Basedefizit bei einem normal schweren Terminkind gerade der benötigten Puffermenge in meq, da das Produkt aus Körpergewicht und 0.35 den Faktor 1 ergibt. Der in der Geburtshilfe geläufige pHqu40 kann mühelos über das Standardbikarbonat beziehungsweise über dessen Differenz zum Normalwert in das Basendefizit umgerechnet werden (139). Wegen einer allfällig möglichen Überkompensation gleichen wir im Rahmen der primären Reanimation eine metabolische Azidose nur knapp aus. Im allgemeinen korrigieren wir nicht weiter als bis zu einem pH-Wert von 7.25.

5. Pufferinjektion in die Nabelschnurvene

Eine weitere Möglichkeit, Puffer in den Kreislauf deprimierter Kinder zu bringen, liegt in der Injektion des Medikaments in die Nabelschnurvene beim noch nicht abgenabelten Neugeborenen, wobei dann die Nabelschnur gegen das Kind zu ausgestrichen wird. Die Injektion der Pufferlösung erfolgt sofort nach der Geburt als Erstmaßnahme. In diesem Zeitpunkt gestattet der Füllungszustand der Nabelschnurgefäße im allgemeinen noch die sichere Punktion der Vene. Mit diesem Vorgehen ist es möglich, das postpartuale pH-Tief (S. 39) aufzuheben oder zu reduzieren. Empfohlen wird die Anwendung eines THAM-Glukosegemisches (116, 118).

Obwohl die Überlegungen, die hinter diesem Vorschlag stehen, überzeugen, haben wir das Vorgehen in unserem Lehr- und Ausbildungsbetrieb nicht übernommen, und zwar aus folgenden Gründen:

Wir halten an unserem Grundsatz fest, daß als Erstes die Atemwege freigelegt und freigehalten werden müssen und dann sofort die Sauerstoffzufuhr einzusetzen hat (S. 109). Die Vordringlichkeit der raschen Oxygenation ist durch neuere tierexperimentelle Studien unterstrichen worden. Bei Lämmern löste sich die hypoxisch bedingte pulmonale Vasokonstriktion nicht nach Puffergabe, wohl aber prompt nach Oxygenation des Blutes. In analoger Weise verhielt sich die durch die Hypoxie verursachte Bradykardie. Die Sauerstoffspannung scheint daher bei der Regulation der pulmonalen Durchblutung die wichtigere Rolle zu spielen als der pH-Wert (S. 33) (62).

Es ist zu fürchten, daß der Ungeübte bei der primären Pufferinjektion in die Nabelschnurvene wertvolle Sekunden verliert, die sinnvoller zu nutzen gewesen wären zum Absaugen und zur Beatmung.

Die Punktion der Nabelschnurvene kann tückenreich sein. Schwer azidotische Kinder weisen eine schlaffe Nabelschnur mit kollabierten Gefäßen auf, die Injektion ist erschwert, Paravasate in der Wharton'schen Sulze kommen vor. Gerade aber in diesen Fällen wäre eine zuverlässige Pufferapplikation sehr erwünscht.

Das ein- oder mehrmalige Ausstreichen der Nabelschnur könnte bei neonatalen Depressionszuständen für das Kind eine zusätzliche Belastung bedeuten, da diese Neugeborenen in der Regel eine Hämokonzentration aufweisen (S. 22).

Die Pufferinjektion beim noch nicht abgenabelten Kind erfolgt naturgemäß schnell. Auf mögliche Gefahren der raschen Applikation von hypertonen Lösungen haben wir hingewiesen (S. 127).

Wenn nach mehrfachem Ausstreichen der Nabelschnur sekundär doch noch eine weitere Pufferbehandlung über einen Nabelvenenkatheter vorgenommen werden muß, ist auf eine besonders sorgfältige Desinfektion des proximalen Nabelschnurbereichs zu achten.

Auch wenn man sich innerhalb eines Betriebes auf die Pufferinjektion in die Nabelvene festgelegt hat, scheint es uns doch wichtig, ein Instrumentarium für den Nabelvenenkatheterismus bereit zu halten für die notfallmäßige Behandlung jener schweren Fälle, wo die Punktion der Nabelvene nicht zum Ziel geführt hat. Dazu gehört aber auch, daß Ärzte und assistierende Schwestern oder Hebammen sich immer wieder üben in der Technik des Katheterismus.

6. **Zur Anwendung weiterer Medikamente und zur Schockbekämpfung**

Andere Substanzen als Natriumbikarbonat und Glukose haben bei der primären Reanimation des Neugeborenen eine völlig untergeordnete Bedeutung.

Als zusätzliches Medikament verwenden wir seltenerweise das Morphiumantidot Nalorphin, das wir in einer Dosis von 0.1 mg/kg Körpergewicht intravenös oder intramuskulär verabfolgen. Um diese kleinen Mengen spritzen zu können, verdünnt man sie in 1–2 ml physiologischer Kochsalzlösung. Das Präparat ist angezeigt bei Kindern mit ausschließlichen Zeichen der Atemdepression, deren Mütter 2–4 Stunden vor der Entbindung Opiate oder deren Derivate ohne das Antidot erhalten haben. Neugeborene und besonders Frühgeborene reagieren auf Morphinpräparate mit einer ausgeprägteren Atemdepression als Erwachsene (85). Mit Nalorphin kann dieser Effekt abgeschwächt oder aufgehoben werden.

Im Zweifelsfall soll man das Präparat nicht spritzen, sondern das Kind ausreichend beatmen und eine pH-Messung vornehmen. Bei einer durch Barbiturate oder Gasnarkotika bedingten Atemdepression sind Morphinantagonisten unwirksam und insofern gefährlich, als ohne das Vorliegen eines Opiateffekts ihre Eigenwirkungen hervortreten. Dazu gehören Atemdepression und Temperatursenkung. Das Gleiche gilt für die Überdosierung des Antidots (93). Ein anderer Morphinantagonist ist das Levallorphan.

Eine weitere Möglichkeit, das Neugeborene vor der Atemdepression durch Morphinpräparate zu schützen, besteht darin, den Antagonisten 10–15 min vor der erwarteten Geburt der Mutter intravenös zu applizieren (Nalorphindosis 10 mg). Diese Maßnahme kann nur erfolgreich sein, wenn die Mutter nicht gleichzeitig mit Lachgas oder Äther narkotisiert wird. Ebenfalls kann nur mit einem Erfolg gerechnet werden, wenn der zeitliche Abstand zwischen Injektion und Geburt nicht kürzer und nicht länger als 10–15 min ist (85).

Auf die Anwendung gefäßaktiver Medikamente zur Eröffnung der Lungenstrombahn verzichten wir. Keine der heute diskutierten Substanzen überzeugt voll (79, 124). Es muß wieder unterstrichen werden, daß das hypoxisch beeinträchtigte Kind in erster Linie Sauerstoff braucht und im weiteren auf einen ausgeglichenen Säure-Basenhaushalt angewiesen ist.

Zentrale Analeptika sind streng kontraindiziert. Zentral wirksame Medikamente führen zu Hyperaktivität, Krämpfen, Steigerung des Sauerstoffverbrauchs und zur Erschöpfung der Energiereserven (10, 79).

Ferner verzichten wir bei der primären Reanimation auf eine sogenannte Schockbehandlung mit Blutersatzstoffen. Bei der Anwendung solcher Stoffe besteht primär die Gefahr, daß man sich Volumen vergibt, das man besser für Glukose und Puffer beanspruchen würde.

Der häufig angewandte Begriff des Schocks beim Neugeborenen ist problematisch. In der Praxis sind die klassischen Schockparameter Blutdruck, zentraler Venendruck, Blutvolumen nicht erhältlich oder von zweifelhafter Bedeutung. Ein Kind mit blassem

Kolorit und schlaffem Muskeltonus darf als schockiert bezeichnet werden, allgemein liegt dabei die Apgarziffer unter 4 (19, 21).

Grundsätzlich wären 2 Formen des Schocks zu unterscheiden, nämlich der häufige hypoxie- und azidosebedingte Depressionszustand, dessen Pathogenese im Kapitel II ausführlich diskutiert wurde, und der seltene posthämorrhagische Schock nach fetalen Blutverlusten (19). Als Ursachen für kindliche Blutverluste kommen hauptsächlich folgende Möglichkeiten in Betracht: Eröffnung von fetalen Plazentargefäßen bei Placenta praevia, Zerreißung eines Gefäßes bei velamentöser Insertion der Nabelschnur, feto-plazentare, feto-maternale und feto-fetale Transfusionen, selten eine anhaltende Blutung aus Stichstellen der Mikroblutentnahme sub partu.

Die Maßnahmen zur ersterwähnten Form des Schocks sind in genügender Weise dargelegt worden: Sauerstoffbeatmung und Beseitigung der Azidose, wodurch eine allgemeine zirkulatorische Verbesserung erreicht wird. Mit der Gabe von Bikarbonat und Glukose ist naturgemäß eine gewisse Volumentherapie verbunden. Die Frage, ob nach dieser Therapie wirklich noch eine eigentliche Volumenbehandlung, zum Beispiel mit 5%iger Humanalbuminlösung, angezeigt ist, muß unseres Erachtens mit dem Neonatologen, der die weitere Betreuung des Neugeborenen übernimmt, diskutiert werden.

Die routinemäßig zusammen mit der pH-Messung vorgenommene Hämatokrit- oder Hämoglobinbestimmung läßt einen Blutungsschock erkennen. Nach der ausreichenden Oxygenierung und einer allfälligen Azidosebehandlung stellt hier eine sorgfältig dosierte Transfusion von Blut der Gruppe 0 rh-negativ das Verfahren der Wahl dar. Eine Bluttransfusion im Rahmen der primären Reanimation ist zu diskutieren bei Hämatokritwerten unter 45% oder Hämoglobinwerten unter 14 g%, zwingend ist die Transfusion bei Werten von 35% beziehungsweise 12 g% (42). Auf die notfallmäßige Behandlung der Anämie bei Rhesusinkompatibilität werden wir noch zurückkommen (S. 141).

Bei allen Neugeborenen führen wir im Gebärsaal die Blutungsprophylaxe mit Vitamin K, 1 mg Vitamin K_1 (Konakion®), durch.

F. Weitere Überwachung und Verlegung des primär reanimierten Neugeborenen

Wir haben in der Einleitung zu dieser Schrift festgehalten, daß die enge Zusammenarbeit zwischen Geburtshelfer und Neonatologen eine wichtige Voraussetzung für die optimale Betreuung eines beeinträchtigten Neugeborenen darstellt. Im Idealfall ist der Neonatologe im voraus über alle Kinder orientiert, bei denen aufgrund des Schwangerschafts- und Geburtsverlaufs mit einer erschwerten Adaptation an das extrauterine Leben gerechnet werden muß. Spätestens sollte aber die Mitarbeit des Neonatologen bei der weiteren Überwachung des primär reanimierten Neugeborenen einsetzen, sei dies durch direkte Mitarbeit im Gebärsaal oder bei ungünstigen örtlichen Verhältnissen mindestens durch telefonische Beratung.

Ein erfolgreich reanimiertes Kind ist in den folgenden Stunden lückenlos zu überwachen. Ob und welche Neugeborene innerhalb einer Gebärabteilung überwacht werden können, hängt von der organisatorischen Struktur und der personellen Besetzung der Abteilung ab. Grundsätzlich ist es falsch, ein primär reanimiertes Kind anzuziehen und im Kinderbettchen weiter beobachten zu wollen. Schwere sekundäre Störungen könnten auf diese Weise zu spät erkannt werden. Ebenfalls wenig geeignet für eine längere Beobachtung ist der Reanimationstisch mit dem Wärmestrahler. Richtigerweise gehören solche

Neugeborene in einen vorgeheizten Inkubator, dessen Luft eine Temperatur von 36°C (S. 43) und einen Sauerstoffgehalt von 30–40% aufweist.

Für eine Beobachtung im Inkubator auf der Gebärabteilung kommen Kinder in Frage, die lediglich beatmet werden mußten, sei dies mit der Maske oder über einen endotrachealen Tubus, und deren Spontanatmung dann einigermaßen befriedigend in Gang kam. Das sind Kinder, die in der Regel im Apgarstatus nach 5 min 2 höchstens 3 und nach 10 min noch 1–2 Verlustpunkte aufweisen.

Die Überwachung hat die folgenden Punkte zu umfassen:

Kolorit (rosig, zyanotisch, blaß)
Tonus   (Haltung, Motorik)
Atmung (Frequenz, Periodik, Einziehungen, Nasenflügeln, Stöhnen)
Herzfrequenz
Rektaltemperatur

Die Befunde und Messungen sind alle 15–30 min, später stündlich zu protokollieren. Die Temperatur, die Puls- und Atemfrequenz wird auf einem entsprechenden Überwachungsblatt eingetragen oder mindestens tabellarisch klar protokolliert. Kolorit, Tonus und Atmungstyp werden beschrieben.

Das normal adaptierte Neugeborene ist rosig. Das Kind bewegt spontan seine Extremitäten. In Ruhestellung sind die Beine angezogen, die Arme angewinkelt (S. 91). Beim passiven Strecken der Extremitäten wird ein Widerstand spürbar. Das auf der Unterlage flache Aufliegen der Arme und Beine in Streckstellung weist auf eine Hypotonie hin. Greifreflexe an Händen und Füßen sollten auslösbar sein.

Die Atmung ist regelmäßig. Von Atemnot spricht man dann, wenn mindestens 2 der folgenden Symptome im Abstand von 15–30 min vorhanden sind (106):

Atemfrequenz höher als 60/min
Zyanose unter Luft
Nasenflügelatmung
Einziehungen
Exspiratorisches Stöhnen

Die Herzfrequenz schwankt normalerweise zwischen 100 und 150. Warme und rosige Füße sprechen für eine gute Kreislaufadaptation, palpable Femoralis- und Radialispulse für normale Blutdruckverhältnisse.

Die Rektaltemperatur muß zwischen 36 und 37°C liegen.

Labormäßig werden pH, Glukosespiegel (semiquantitativ mit Dextrostix) und Hämatokrit beziehungsweise Hämoglobin kontrolliert (S. 98). Die erhaltenen Resultate und die klinische Gesamtsituation sind maßgebend zur Festlegung des Zeitpunktes für weitere Kontrollen.

Auf die Indikationsstellung für eine Azidosekorrektur über eine periphere Vene haben wir hingewiesen (S. 120).

Ein Dextrostixwert unter 45 mg% bei einem normalgewichtigen Neugeborenen und unter 25 mg% bei einem Neugeborenen von weniger als 2500 g erfordert die gleichzeitige Blutentnahme für eine quantitative Blutzuckerbestimmung. Das Kind bekommt unverzüglich, d.h., ohne das Resultat der exakten Blutzuckerbestimmung abzuwarten, einen 10%-igen Traubenzuckerschoppen von 20 ml. Nach 30 min erfolgt eine erneute Dextrostix-Kontrolle. Liegt der Wert immer noch unter 45 beziehungsweise unter 25 mg%, erfolgt eine weitere Blutentnahme für eine quantitative Glukosebestimmung. Die Therapie muß jetzt mit einer Glukoseinfusion fortgeführt werden (107).

Zur Prophylaxe der Hypoglykämie wird bei Neugeborenen mit erhöhtem Risiko (S. 100) mit der Frühernährung eingesetzt, die – sofern nicht Dextrostixwerte unter 45 mg% vorliegen – 3 bis 6 Stunden nach der Geburt beginnt. Die ersten Mahlzeiten bestehen aus 10%iger Glukose. Weitere Dextrostix-Kontrollen erfolgen alle 4 Stunden jeweils vor den Mahlzeiten.

Die Laborkontrollen haben eine große Bedeutung, denn ein besonderes Merkmal Neugeborener besteht darin, daß sie sich reaktionsarm und reaktionsträge verhalten. Bis Symptome offenkundig werden, kann eine Störung bereits ein beträchtliches Ausmaß erreicht haben (109). Nicht mehr im Rahmen der primären Reanimation, aber innerhalb der ersten 24 Stunden soll bei allen Neugeborenen, die eine intrauterine Asphyxie durchmachen, ein Calciumwert bestimmt werden.

Aus psychologischen Gründen ist es sehr günstig, den Inkubator in dem ein Kind nach seiner primären Reanimation beobachtet wird, an das Bett der Mutter zu stellen (Abb. 56). Indem die Mutter ihr Kind betrachtet, wirkt sie aktiv bei seiner Überwachung mit.

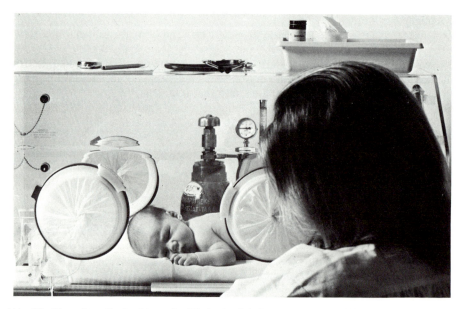

Abb. 56. Die weitere Beobachtung des Kindes im Inkubator am Bett der Mutter.

Während wir die Ansicht vertreten, daß das Kind nicht vor den Augen der Mutter reanimiert werden soll, dürfte für sie die Beobachtung ihres sich schrittweise erholenden Kindes zu einem sehr positiven Erlebnis werden (70).

Wenn kein Inkubator zur Überwachung des Neugeborenen nach der primären Reanimation zur Verfügung steht und noch für eine gewisse Zeit Sauerstoff angeboten werden möchte, kann dies über eine Plastikmaske oder einen Glastrichter erfolgen. Ohne Kontrolle des arteriellen Sauerstoffdrucks darf Sauerstoff während höchstens 1 Stunde verabfolgt werden (S. 118). Am zuverlässigsten läßt sich Sauerstoff allerdings über eine feine

Sonde, die in die weitere Nasenöffnung eingelegt wird, zuführen. Die Sonde wird so weit vorgeschoben, als die halbe Distanz zwischen Nase und Ohrläppchen mißt. Über die Sonde fließt 1 lt O_2/min, dies ergibt eine Sauerstoffkonzentration in der Inspirationsluft von ungefähr 60% (35). Diese Art der Sauerstoffzufuhr darf unseres Erachtens für den Kreißsaalbetrieb nur dann empfohlen werden, wenn entsprechend geschultes Personal das Kind ständig überwacht. Bei Lockerung der Fixierung der Sonde könnte diese tiefer gleiten und den Magen aufblähen.

Auch wenn sich das Neugeborene nach den hier skizzierten Maßnahmen prompt erholt, muß es während der folgenden Stunden immer wieder kontrolliert werden. In der Regel zeigt sich innerhalb von etwa 12 Stunden, ob mit weiteren Schwierigkeiten zu rechnen ist (109).

Wenn sich das Kind auf der Gebärabteilung nicht zusehends erholt, ist seine Verlegung in die neonatologische Intensivstation angezeigt. Zeichnet sich gar eine Verschlechterung ab, muß eventuell die Beatmung wieder aufgenommen werden, je nach den Laborbefunden ist eine medikamentöse Therapie zu erwägen. Bei Verschlechterungen ist insbesondere auch an einen Pneumothorax (S. 138) oder an Mißbildungen zu denken. Selbstverständlich werden solche Kinder nach den eingeleiteten Notfallmaßnahmen unverzüglich transferiert.

Neugeborene, die primär eine Puffertherapie benötigten, müssen ins Zentrum für neonatologische Intensivbehandlung verlegt werden. Der Nabelvenenkatheter bleibt liegen, bei ungenügender Spontanatmung wird auch der Tubus in situ belassen und die Beatmung während des Transportes weitergeführt. Allgemein können für die Verlegung von Neugeborenen auf die neonatologische Spezialabteilung im weiteren die folgenden Richtlinien gegeben werden:

Körpergewicht unter 2000 g
Schwangerschaftsdauer weniger als 37 Wochen
gestörte Adaptation (1-min-Apgar unter 4, 5-min-Apgar unter 6)
Status nach intrauteriner Asphyxie (S. 102)
   bei den Gewichtsklassen 2000–2500 g und über 4200 g
Atemnot (S. 131)

Da in vielen Fällen eine neonatale Gefährdung vorausgesehen werden kann, ist es sinnvoller, die schwangere Frau in ein entsprechend ausgerüstetes geburtshilflich-neonatologisches Zentrum zu verlegen, als das kranke Neugeborene der zusätzlichen Belastung eines Transportes auszusetzen (S. 1). Wenn das Kind auf der neonatologischen Intensivstation liegt, muß wenn immer möglich versucht werden, die Mutter zum frühest möglichen Zeitpunkt an der Pflege des Kindes zu beteiligen (70, 110).

Es ist heute zu fordern, daß die Transferierung eines Neugeborenen in einem Transportinkubator erfolgt. Wir hüllen das Kind in eine Silberwindel ein, der Kopf wird dabei kapuzenartig umfaßt (125) (Abb. 57). Bei der Silberwindel handelt es sich um eine Polyesterfolie, die mit einer dünnen Aluminiumschicht belegt ist. Wärmeverluste durch Verdunstung, Konvektion und Abstrahlung lassen sich damit vermeiden.

Während des Transportes muß die Möglichkeit der ununterbrochenen Überwachung und der Fortführung bereits eingeleiteter Reanimationsmaßnahmen, insbesondere der Beatmung, gegeben sein. Dies erfordert entsprechend ausgebildete Begleiter. Die improvisierte Transferierung schließt erhebliche Risiken in sich, vorab sind die Auskühlung und die ungenügende Sauerstoffversorgung zu nennen.

Die weiterbehandelnde Klinik benötigt ausreichende Informationen über Schwanger-

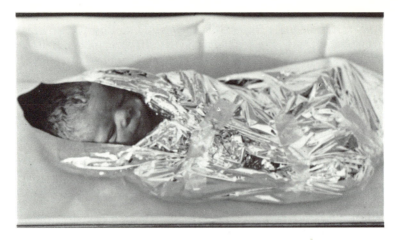

Abb. 57. Silberwickelanzug, Vermeidung des Wärmeverlustes durch Verdunstung, Konvektion und Abstrahlung.

schafts- und Geburtsverlauf, über Zustandsdiagnostik und bereits getroffene Maßnahmen. Ein Röhrchen Nativblut der Mutter geht mit. Ein Beispiel für ein vollständiges Überweisungszeugnis ist in den Abb. 58 und 59 gegeben.

In der Schweiz haben Anästhesisten und Neonatologen regionale Transportdienste für Neugeborene unter Einbezug modernster Transportmittel eingerichtet. Es sei daran erinnert, daß die Beanspruchung solcher Dienste nur wirklich sinnvoll sein kann, wenn auch während den ersten Lebensminuten alles getan wurde, um die Gefahr einer dauernden zerebralen Schädigung zu bannen.

G. Besondere Fälle

Es soll in diesem Abschnitt noch kurz auf besondere Notfallsituationen eingegangen werden, die im Gebärsaal, das heißt im Rahmen der primären Reanimation, beherrscht werden müssen. So früh wie möglich ist in diesen Fällen der nachbehandelnde Kollege (Neonatologe, Kinderanästhesist, Kinderchirurg) zu orientieren und die Transferierung des allenfalls erfolgreich reanimierten Neugeborenen vorzubereiten.

1. Herzstillstand

Sinnvoll und erfolgversprechend ist die Behandlung eines Herzstillstands nur, wenn die Diagnose sofort gestellt wird, keine länger dauernde intrauterine Schädigung vorangegangen und die Herzaktion kurz vor der Geburt ausgefallen ist. Als mögliche Ursachen einer solchen Konstellation kommen in erster Linie die erschwerte Entwicklung der Schultern, dann der Nabelschnurvorfall, eine Nabelschnurumschlingung oder eine erschwerte Entwicklung aus Beckenendlage in Betracht (104, 144).

Ein durch Hypoxie bedingter Herzstillstand ist prognostisch hoffnungslos, da der zerebrale Tod oder mindestens eine massive zerebrale Schädigung beim Neugeborenen vor dem Erlöschen der Herztätigkeit eintritt (3, 11). Prognostisch günstiger ist eine durch ein Reflexgeschehen verursachte Asystolie, wie sie unter den erwähnten Umständen auftreten kann.

Bei der Behandlung des Herzstillstandes spielt der Zeitfaktor eine dominierende Rolle. Der Aktionsplan muß klar, das therapeutische Vorgehen einfach sein.

Der erste Schritt heißt Beatmung und äußere Herzmassage. Die wichtigste Voraussetzung für den Erfolg, die Durchströmung der Kranzgefäße beziehungsweise des Herzmuskels mit arterialisiertem Blut, ist damit erfüllt (71).

Bei der Herzmassage sind anatomische Besonderheiten zu beachten. Die Ventrikel liegen beim Neugeborenen unter der Sternummitte, das Xiphoid überdeckt die Leber. Die rhythmische Druckeinwirkung hat daher auf die Sternummitte zu erfolgen (3, 71, 90, 146). Bei der Kompression des Thorax auf Höhe des unteren Sternumdrittels, wie sie beim Erwachsenen durchgeführt wird, besteht die Gefahr von Leberrupturen. Diese Verletzungsgefahr ist besonders dann groß, wenn gleichzeitig Thorax und Abdomen komprimiert werden und die Leber nicht ausweichen kann (146).

Wir umfassen den kindlichen Thorax mit beiden Händen, die Daumen liegen übereinander auf der Sternummitte, die Fingerspitzen an der Wirbelsäule (Abb. 60). Die Kompressionen werden vor allem vom unteren Daumen ausgeführt, der obere Daumen unterstützt. Die Rippen bleiben frei. Die Kompression des Thorax erfolgt relativ langsam, die Entlastung schnell (146). Über die einzuhaltende Frequenz finden sich unterschiedliche Angaben in der Literatur: 60–90 (146), 60–100 (110), 100 (3, 71), 100–120/min (128). Bei Anwendung der beschriebenen Technik kommt man auf eine Frequenz von zirka 80. Dies widerspricht einer früheren Empfehlung von uns (143). Der relativ langsamen Kompression des Thorax messen wir jetzt mehr Bedeutung zu.

Die gleichzeitig vorgenommene Herzmassage und Beatmung schließen wegen der rasch und stark ändernden Druckverhältnisse in den Lungen die erhöhte Gefahr von Pneumothorax und Pneumomediastinum in sich (61). Die Herzmassage muß daher alternierend mit der Beatmung vorgenommen werden, 5–10 Thoraxkompressionen folgen jeweils 3–5 Beatmungsstößen. Das Kind ist baldmöglichst zu intubieren.

Die kleinen Dimensionen des Thorax, seine leichte Verbiegbarkeit und der relativ große antero-posteriore Durchmesser, der fast völlig vom Herzen eingenommen wird, machen die äußere Herzmassage beim Neugeborenen wohl leicht und wirkungsvoll (146), das erzeugte Minutenvolumen erreicht aber doch nur 40–80% des Normalwertes (3). Springt die normale Herztätigkeit innerhalb weniger Minuten nicht an – was als prognostisch schlechtes Zeichen zu werten ist – kann die medikamentöse Beeinflussung des Myokards versucht werden.

Die während des Kreislaufstillstandes und auch während der Herzmassage sich zunehmend verschärfende metabolische Azidose hemmt die spontane Herzaktion so stark, daß auch die Wirkung von Stimulantien wie Orciprenalin oder Adrenalin nur abgeschwächt oder gar nicht eintritt (128). Die schnellstmögliche Korrektur der Azidose stellt daher den nächsten Schritt dar (71, 128). Beim Neugeborenen erfolgt diese Korrektur durch Injektion von Natriumbikarbonat-Glukosegemisch über einen Nabelvenenkatheter.

Unter den empfohlenen Stimulantien, die jetzt angezeigt sind, steht Orciprenalin (Alupent®) im Vordergrund (3, 110). Das Präparat wird in einer Dosis von 0.1 mg/kg Körpergewicht in Glukose 1:5 verdünnt appliziert (3). Adrenalin wird in einer Dosis von 0.2 ml der Lösung 1:1000 in 2 ml Glukose verdünnt empfohlen (3, 12). Ferner werden zur Behandlung der Asystolie beziehungsweise zur Ausgleichung einer Hyperkaliämie im

ÜBERWEISUNGSZEUGNIS FÜR NEUGEBORENE An

Absender:

Tel.:

NAME: Konfession:

Vorname: getauft:

Einweisungsdiagnose:

NAME DER ELTERN	Vater:	Mutter:	
Geburtsjahr			
Heimatort (Kanton, Staat)			
Beruf		jetzt:	früher:
Wohnadresse u. Tel. Arbeitsort Tel.			

'ANAMNESE DER MUTTER   Krankheiten *:

Transfusionen:

FRÜHERE GRAV. U. GEB. *	I	II	III	IV	V	
Jahr						
Geburtsgewicht						
Kind gesund						
Ikterus neonat.						
Missbildungen						
Totgeburt						
Abort						

JETZIGE GRAV. *   Kontrolle durch:

	1. Trimenon	2. Trimenon	3. Trimenon	1. Tag LP	
Infekte, Fieber, Exantheme				ET	
Medikamente				Geburt (Dat. u. Zeit)	
Röntgen					
Blutungen				Blasenspr. (Dat. u. Zeit)	
Gestose					
anderes					

BLUTGRUPPEN Vater:

Mutter: Antikörper in Grav.:

Kind: Coombs-Test:

bitte wenden

2000 - 10.71 - 4011

Abb. 58. Überweisungszeugnis für Neugeborene, Vorderseite.

GEBURT *

Dauer EP:

AP:

Blutung:

Fieber:

kindl. Herztöne:

Mikroblutunters.:

Geb.lage:

Nabelschnur:

Fruchtwasser::
(Menge, Aspekt)

Plazenta:
(Gewicht, Aspekt)

Medikamente (Dosis, Zeit):

Eingriffe:

Indikation:

KIND   Gewicht: g

Länge: cm

Kopfumf.:   cm

Apgar 1 min:

5 min:

10 min:

Spontanatmung
nach (min):

REANIMATION:

mechan. Stimul.:

Beatmung:

Intubation:

O$_2$:

Na-Bic./Tham: -molar,   ml

Glucose: -%,   ml

Appl.weise u. Geschwindigk.:

Zeit od.
Alter in min.

MEDIKAMENTE (Dosis, Zeit):

Vit.K: Augentropfen:
                      (Art)

Ernährung (Art, Menge, Zeit):

VERLAUF *
(Dat., Zeit)

Apnoe:

Dyspnoe:

Cyanose:

Blässe:

Krämpfe:

Erbrechen:

Ikterus:

Mekonium:

Miktion:

WICHTIG: bitte in jedem Fall 5-10 ml Nativblut der Mutter mitschicken

* **WEITERE DETAILLIERTE ANGABEN**:

Datum: Unterschrift:

Abb. 59. Überweisungszeugnis für Neugeborene, Rückseite.

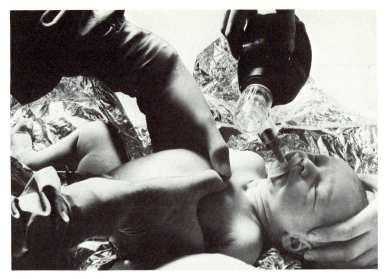

Abb. 60. Äußere Herzmassage.

Gefolge einer Adrenalininjektion Kalziumglukonat 10%ig (128), die Dosis beträgt für Neugeborene 2 ml, und Kalziumchlorid 10%ig 1 ml (110) diskutiert.

Wenn nach den hier besprochenen Maßnahmen die spontane Herzaktion nicht einsetzt, besteht kaum mehr eine Chance, das Kind einem vollwertigen Leben zurückzuführen. Wir sind heute der Meinung, daß auf heroische Maßnahmen wie intrakardiale Injektionen (140, 143) oder Thorakotomie und innere Herzmassage zu verzichten sei.

2.   Pneumothorax

Der neonatale Pneumothorax entsteht in der Regel durch Ruptur eines subpleural-interstitiellen oder eines Mediastinalemphysems, wobei hinsichtlich Pathogenese interstitielles Emphysem, Mediastinalemphysem und homolateraler, eventuell sogar heterolateraler Pneumothorax als fakultative, aber häufig nachweisbare Stufen eines gemeinsamen Prozesses zu betrachten sind (66). Am Anfang des Prozesses steht die Alveolarruptur, es bildet sich das interstitielle Emphysem. Es konnte nachgewiesen werden, daß die Luft dann längs der Gefäßscheiden hiluswärts vordringt (84).

Eine artifizielle Beatmung, bei der Druckwerte von 30–40 cm H_2O nicht überschritten werden, kommt als Ursache einer Alveolarruptur kaum in Betracht, vielmehr ist diese das Resultat von pathologischen Prozessen in den Luftwegen (150). Spontane Alveolarrupturen treten im Gefolge stark forcierter Inspirationsbewegungen mit hohen inspiratorischen Drucken bei primären Entfaltungs- beziehungsweise Verteilungsstörungen auf (66). Partielle Obstruktionen von Bronchioli durch Schleim oder Mekonium können beispielsweise als Ventilmechanismen funktionieren. Eine kräftige Inspirationsbewegung führt zu einer Luftfüllung der distal liegenden Alveolarbereiche. Bei der folgenden Exspiration entleeren sich diese Bezirke nicht wegen des Ventils in der Bronchiole. Noch stärker forcierte Inspirationen, wie sie beim Schreien auftreten, können dann zur Rupturierung geblähter Alveolarbezirke führen (9).

Die Häufung von spontanen Emphysem- und Pneumothoraxfällen bei Kindern nach intrauteriner und bei neonataler Asphyxie ist daher ohne weiteres verständlich (22, 66, 91). Ebenfalls ist es verständlich, daß ein Pneumothorax nicht sofort bei der Geburt vorhanden sein muß, sondern erst nach Minuten und Stunden oder unter Umständen – besonders beim Krankheitsbild der hyalinen Membranen – noch später in Erscheinung treten kann (9, 66).

Der Spontanpneumothorax kommt in der Neugeborenenperiode häufiger vor als in irgendeiner späteren Phase des Lebens. Man rechnet mit einer Frequenz von 1–2% aller Lebendgeborenen, wobei die asymptomatischen Fälle miteingeschlossen sind (36, 134). Die Häufigkeit symptomatischer Pneumothoraxfälle liegt bei 0.04–0.24% (29, 30, 80, 95).

Das rechtzeitige Erkennen der Symptomatologie eines Pneumothorax ist außerordentlich wichtig, da die Folgezustände das Kind in Lebensgefahr bringen. Tachypnoe, Stöhnen, Verschlechterung des allgemeinen Zustandsbildes sind die führenden Symptome, Zyanose und Retraktionen können dazukommen. Häufig beobachtet man eine ungewöhnliche Erregbarkeit und Ruhelosigkeit. Die Asymmetrie des Thorax mit vorgewölbten Interkostalräumen oder die Vorwölbung des Sternums und progressiv eingeschränkte Atemexkursionen sind alarmierende Symptome, die zum sofortigen Eingreifen zwingen, auch wenn die Diagnose nicht durch eine Röntgenaufnahme gesichert werden kann. Die typischen perkutorischen und auskultatorischen Befunde, der hypersonore Klopfschall und das abgeschwächte Atemgeräusch sind in der Notfallsituation oftmals schwierig zu erheben. Ein recht zuverlässiges Zeichen stellt die Verschiebung des Herzspitzenstoßes dar (9, 22).

Allgemein sollte jede Verschlechterung der vitalen Zeichen, erfolgen sie schrittweise oder plötzlich, an einen Pneumothorax denken lassen.

Als Notfalltherapie im Rahmen der primären Reanimation führen wir im 2. Interkostalraum in der Medioklavikularlinie eine Braunüle Nr. 2 ein, entfernen die innere Metallkanüle und fixieren die Kunststoffhülse mit Tupfern und Klebebändern. Der Braunüle kann eine Spritzenhülse mit 2–3 ml steriler physiologischer Kochsalzlösung aufgesetzt werden. Die aus der Pleurahöhle entweichende Luft perlt dann durch die Flüssigkeit und läßt sich auf diese Art nachweisen. Vor der Punktion haben wir das Kind intubiert. Die Beatmung erfolgt mit Sauerstoff mit intermittierend positivem Druck. Das Kind wird notfallmäßig in die neonatologische Intensivabteilung verlegt, die Beatmung über den endotrachealen Tubus geht während des Transportes weiter, die Braunüle bleibt in situ.

3. Mißbildungen

Die Überlebenschancen von Kindern mit Mißbildungen, die einer unverzüglichen chirurgischen Behandlung bedürfen, sind ganz allgemein umso besser, je früher die Abnormität erkannt, diagnostisch abgeklärt und therapeutisch angegangen wird. Es ergeben sich daraus die Forderungen der subtilen Überwachung und Erstuntersuchung des Neugeborenen, der Einleitung diagnostischer Maßnahmen bei geringsten Störungen des postnatalen Verlaufs, der Durchführung geeigneter Sofortmaßnahmen und der Vorbereitung des Transportes zur kinderchirurgischen Klinik (54).

Bei der ersten Besichtigung des Kindes fällt eine allenfalls vorhandene Mikrognathie auf. Die unmittelbare Gefahr, die diese Mißbildung in sich schließt, ist die Erstickung durch zurückverlagerte Zunge und der damit verbundenen Verlegung des Pharynx. Diese Gefahr ist besonders groß bei gleichzeitigem Vorliegen einer Gaumenspalte (Pierre Robin) (108). Das Freihalten der Atemwege (S. 108) muß bei diesen Fällen absolut gesichert sein, günstig zum Offenhalten der oberen Luftwege ist die Bauchlage.

Bei der Besprechung des Absaugens (S. 105ff.) haben wir auf die Choanalatresie hingewiesen. Nach Sicherung der Diagnose durch sorgfältige Sondierung der Nasengänge kann dem Kind ein „Nuggi" mit abgeschnittener Spitze in den Mund gegeben werden, wodurch die freie Mundatmung gesichert ist (35). Meistens hat man diese Kinder vor der Diagnosestellung in Anbetracht der akuten Notfallsituation intubiert.

Ebenfalls bei der Erörterung des routinemäßigen Absaugens des Neugeborenen haben wir darauf aufmerksam gemacht, daß wir im Zuge dieser Maßnahme Hinweise für Atresien oder hochgradige Stenosen des oberen Verdauungstraktes erhalten können. Bereits die Feststellung eines Hydramnions ist Anlaß, in besonderer Weise nach solchen Abnormitäten zu suchen. Hat sich durch die Ösophagussondierung die Verdachtsdiagnose einer Ösophagusatresie erhärtet (Stopp bei 10—12 cm ab Zahnleiste), soll das Kind in halbsitzender Position gelagert werden, um erstens ein Überlaufen von Speichel aus dem oberen Ösophagusblindsack in die Trachea und zweitens einen Rückfluß von Magensaft in den Bronchialbaum über eine Fistel zwischen distalem Ösophagus und Trachea, wie sie in 85% der Fälle vorkommt, zu vermeiden. Im weiteren muß unbedingt der obere Blindsack alle paar Minuten abgesaugt werden. Zur Vermeidung der Speichelsekretion ist die Gabe von Atropin angezeigt (63).

Ein erster Hinweis für das Bestehen von Atresien und Stenosen im oberen Dünndarmbereich kann der bei der Geburt festgestellte übermäßig große Mageninhalt sein (S. 107). Bei solchen Kindern ist in den folgenden Stunden und Tagen sorgfältig nach weiteren Zeichen einer allfälligen intestinalen Obstruktion zu fahnden.

Jede Abdominalauftreibung und jede Tumorbildung in abdomine erfordert eine unverzügliche weitere Abklärung. Tumoren im Ober-, Mittelbauch und Flankenbereich müssen an Anomalien im Nieren- und Harnwegsbereich denken lassen (63). Die Auftreibung des Abdomens könnte Hinweis auf eine Darmobstruktion oder Peritonitis sein.

Die Diagnose einer Anal- und Rektumatresie sollte heute nicht mehr verpaßt werden, da wir die Messung der Rektaltemperatur als festen Bestandteil der Zustandsdiagnostik betrachten. Bei dieser Gelegenheit soll auf Mißbildungen des äußeren Genitale geachtet werden. Dazu gehört auch die Kontrolle auf Hymenalatresie, die Ursache eines Hydrometrokolpos sein könnte, der seinerseits als Tumor im Unterbauch imponieren kann (54).

Als Ursache respiratorischer Störungen spielen weitere Mißbildungen eine bedeutende Rolle. Zu erwähnen sind in diesem Zusammenhang vor allem Zwerchfellhernien, Zwerchfellähmungen, Lungenhypo- und -aplasien, Larynx- und Trachealstenosen, Thoraxtumoren, tracheoösophageale Fisteln, Pneumothorax und schließlich Herzvitien. Jede Störung der Atmung und des Kreislaufs, die während der primären Reanimation und der weiteren Überwachung nicht prompt abklingt, muß abgeklärt werden, das heißt, erfordert die Verlegung des Kindes in die Spezialabteilung. Bei großen Zwerchfellbrüchen kann eine paradoxe oder wiegende Atmung beobachtet werden. Bei der Inspiration heben sich Thorax und Abdomen nicht synchron, sondern der Oberbauch sinkt ein, wenn sich der Thorax hebt. An eine Hypoplasie der Lunge und an eine Zwerchfellücke — die oftmals gemeinsam vorkommen (9) — ist auch zu denken, wenn sich trotz einwandfrei liegendem

Tubus der Thorax „schlecht füllen" läßt. Kindern mit Zwerchfellhernien soll eine Magensonde eingelegt werden. Zur möglichst guten Entlastung der oberen Darmabschnitte wird immer wieder abgesaugt. Die Maskenbeatmung bedeutet insofern eine Gefahr, als der im Thoraxraum liegende Magen und die oberen Darmabschnitte gebläht werden und dadurch die Lunge an ihrer Ausdehnung behindern. Die Intubation und die Beatmung mit intermittierend positivem Druck ist unumgänglich (54, 108). Meistens befindet sich die Hernie im posterolateralen Bereich des Zwerchfells und vorwiegend links (9).

Ebenfalls sind Kinder mit Thoraxwanddefekten, die eine Behinderung der ausreichenden Spontanatmung bedingen, zu intubieren. Omphalocelen und Meningo-Meningomyelocelen müssen mit körperwarmen, sterilen Kochsalzkompressen bedeckt werden. Das Gleiche gilt für die Gastroschisis und die Ectopia vesicae. Diese Maßnahme ist kurzfristig zu wiederholen, um eine Austrocknung der freiliegenden Organe zu vermeiden. Man lagert das Kind während des Transportes in der Weise, daß weder Zerrungen noch Druckerscheinungen an den prolabierten Organen auftreten können. Bei Omphalocelen und allgemein bei Verdacht auf eine Darmobstruktion verhindert das wiederholte Absaugen des Magens über eine eingeführte Sonde das Erbrechen und die Aspiration (54, 63, 108).

4. Morbus haemolyticus

Obwohl zu hoffen ist, daß künftig hin hydropische Kinder dank der vermehrten Anwendung einer exakten intrauterinen Diagnostik (77) und einer entsprechenden Therapie (78) und der Einführung der Prophylaxe mit Anti-D-Gammaglobulin (46, 48, 102, 123) immer seltener werden, sollen hier noch kurz die Besonderheiten erwähnt werden, die bei der primären Reanimation dieser schwer beeinträchtigten Neugeborenen zu beachten sind.

Im Zentrum des pathophysiologischen Geschehens steht die anämiebedingte Hypoxie. Intrauterin und unmittelbar neonatal entstandene Läsionen beim schweren Morbus haemolyticus sind vor allem auf den Sauerstoffmangel in den Geweben zurückzuführen. Dazu gehören beispielsweise Störungen der zerebellären Funktionen (127). Die durch die Anämie verursachte Hypoxie dürfte insofern besonders schwerwiegend sein, als Hinweise bestehen, daß die mit Antikörpern besetzten, aber noch nicht hämolysierten Erythrocyten eine geringere Sauerstofftransportkapazität aufweisen (1).

Intrauterin, sub partu und post partum ist mit den bei Sauerstoffmangel bekannten Folgezuständen, der Azidose und der Erschöpfung der Energievorräte, zu rechnen. Die Gefahr der Hypoglykämie ist bei den Kindern mit Morbus haemolyticus wegen des Bestehens eines Hyperinsulinismus (S. 16) besonders groß.

Sekundär hat die Azidose insofern einen gefährlichen Einfluß, als sie die Dissoziation des Albumin-Bilirubinkomplexes erhöht (96) und damit die Gefahr des Eindringens von freiem Bilirubin in die Hirnkerne verschärft (50, 137, 138). Im gleichen Sinne wirken die Hypoglykämie und die Hypothermie. Diese beiden Faktoren verursachen einen Anstieg der nicht veresterten Fettsäuren (37, 122), die ihrerseits Bilirubin aus der Albuminbindung verdrängen. Daneben kommt einer Reihe von Medikamenten, die bekanntesten sind wohl Sulfisoxazol (Gantrisin®) und Diazepam (Valium®), eine gleiche Bedeutung zu, indem sie ebenfalls Bilirubin aus der Albuminbindung verdrängen können (136).

Aus diesen Überlegungen heraus ergeben sich die Richtlinien für die primäre Reanimation der durch den Morbus haemolyticus beeinträchtigter Kinder. Im Vordergrund steht wiederum die Zufuhr von Sauerstoff. Wärmeverluste sind strikte zu vermeiden. Wir intubieren, saugen endotracheal ab und beatmen mit Sauerstoff. Oftmals besteht ein hypoxisch bedingtes Lungenödem, zu dessen Behandlung die fortlaufende Druckbeatmung grundlegend ist.

Es wird ein Nabelvenenkatheter eingelegt. Der zentrale Venendruck ist bei hydropischen Kindern erhöht. Die Erfahrung hat gezeigt, daß allein durch Sauerstoffbeatmung und Puffertherapie die Normalisierung des Venendruckes erzielt werden kann (16). Wir verzichten daher auf einen Aderlaß. Glukose wird wie üblich zusammen mit Puffer zugeführt.

Der nächste Schritt muß darin bestehen, die anämiebedingte Hypoxie anzugehen. Wir transfundieren Erythrozytenkonzentrat der Gruppe 0 neg, und zwar in kleinen Schritten von 5–10 ml. Die Austauschtransfusion stellt nicht die Notfallmaßnahme der ersten Lebensminuten dar, viel wichtiger als die Ausschwemmung von Antikörpern und Bilirubin ist unmittelbar post partum die Zufuhr von Sauerstoffträgern. Die primäre Transfusion von Erythrozytenkonzentrat muß erwogen werden bei Hämatokritwerten unter 30% (47).

Die Punktion eines Aszites ist dann angezeigt, wenn er eine offensichtliche Atembehinderung darstellt.

Den organisatorischen Belangen bei der Reanimation von Kindern mit Morbus haemolyticus kommt eine große Bedeutung zu. Durch eine Mikroblutentnahme am vorangehenden Teil des Kindes mit Bestimmung des Hämatokrits (neben pH-Messung, Blutgruppenbestimmung und Coombstest) ist es möglich, bereits ante partum den Schweregrad der Anämie zu erkennen und ein Erythrozytenkonzentrat bereitzustellen. Möglichst frühzeitig sind Behandlungsplan und Verlegung des Kindes mit dem nachbehandelnden Neonatologen zu koordinieren.

H. Unsere Reanimationseinheit

Das Wesentliche der modernen Reanimation ganz allgemein liegt in der Vereinfachung der Technik und in einer klaren Organisation, die den Einsatz der lebensrettenden Maßnahmen ohne Verzug garantiert. Wir haben bei verschiedener Gelegenheit auf die Bedeutung organisatorischer Einzelheiten hingewiesen. Es sei hier einleitend lediglich nochmals daran erinnert, daß es keine optimale Reanimation geben kann ohne klaren Arbeitsplan (S. 85) (Tab. 8) und ohne entsprechende Ausrüstung und Vorbereitung (S. 86).

Um die korrekte Versorgung eines beeinträchtigten Kindes in jedem Gebärzimmer und Operationssaal zu sichern, haben wir einen Bereitschaftswagen konstruiert[1] (142) (Abb. 61). Diese leicht fahrbare Einheit ist so gebaut und ausgestattet, daß wir völlig unabhängig von festen Einrichtungen sämtliche Maßnahmen zur primären Reanimation des Neugeborenen treffen können.

Die Deckplatte, bequem hoch und beidseitig zu verlängern durch aufklappbare Seitenteile, dient als Untersuchungs- und Operationstisch. Ärzte und assistierende Schwester verfügen über genügend Arbeitsraum, und als wesentlicher Punkt ist der Zugang zum Kind von allen Seiten her frei. Beim Einlegen eines Nabelvenenkatheters kann ein zweiter Arzt oder eine entsprechend ausgebildete Schwester von der Gegenseite her unbehin-

---

[1] Reanimationswagen für Neugeborene, *Medrowa*, CH-8610 Uster

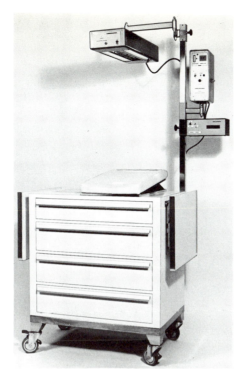

Abb. 61. Bereitschaftswagen zur Reanimation von Neugeborenen.

dert die Beatmung weiter führen (Abb. 62). Die direkte Zusammenarbeit mehrerer Helfer ist ohne weiteres möglich.

An einer am Wagen fest montierten Stange sind der schwenkbare Wärmestrahler mit eingebauter Lichtquelle (S. 104), die Servo-Steuerung für die Temperaturregulierung, der Apgar-Timer (S. 93) und allenfalls noch ein Flowmeter mit Befeuchtungselement für die Sauerstoffzufuhr angebracht. In vielen Kliniken gehören Sauerstoff-Flaschen auf Fahrgestellen zur Ausrüstung der Gebärsäle, oder es sind Wandanschlüsse einer zentralen Sauerstoffversorgung vorhanden. Wo dies nicht der Fall ist, wird am Wagen eine 3.3 lt-Sauerstoff-Flasche montiert.

Das Neugeborene kommt auf eine Polsterunterlage zu liegen. Mit einem einfachen Kippmechanismus kann Kopftieflage erstellt werden (Abb. 43). Die Polsterunterlage weist eine runde Aussparung auf zur Aufnahme des kindlichen Hinterkopfes (Abb. 63), damit läßt sich der Kopf mühelos in die für die Freihaltung der Atemwege wichtige Deflexionshaltung bringen (S. 108). Im weiteren ist die Unterlage gegen die Mittellinie zu leicht eingesenkt, die Lage des Kindes auf dem Kissen ist auf diese Weise gesichert. Wir haben darauf hingewiesen, daß möglichst 10–20 min vor der erwarteten Geburt der Wärmestrahler eingeschaltet werden soll zur guten Durchwärmung der Unterlage (S. 105).

Die Ausbreitung der zur Reanimation benötigten Geräte erfolgt in unserem Betrieb streng nach Schema, es darf keine Zweifel geben, wo die einzelnen Instrumente zu finden sind (Abb. 63). Rechterseits des Kindes sind alle Geräte für die respiratorische Reanimation bereitgelegt: Absaugkatheter, Beatmungsbeutel mit richtig aufgesetzter Maske,

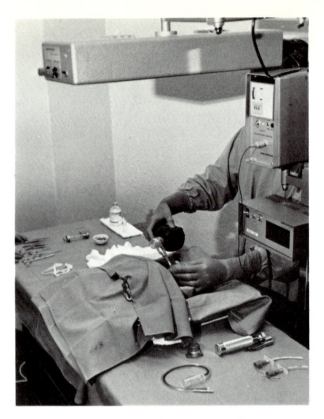

Abb. 62. Die Reanimation des Neugeborenen auf dem Bereitschaftswagen.

Laryngoskop mit montiertem Spatel (bei Frühgeburten kürzerer Spatel, das Lämpchen des Laryngoskops wurde geprüft), ein Dreiersatz endotrachealer Tubi und ein Absaugkatheter mit Doppelkonus zum Absaugen über dem Tubus (Abb. 49).

Linkerseits liegt das Sterilpaket mit den Utensilien für den Nabelvenenkatheterismus (S. 124). Wenn mit einem kindlichen Depressionszustand zu rechnen ist (geburtshilfliche Vorgeschichte), wird dieses Paket schon vor der Geburt geöffnet, die Instrumente werden bereit gelegt, das Natriumbikarbonat-Glukosegemisch wird aufgezogen und der Katheter gefüllt. Es lohnt sich, dieses Instrumentarium während der respiratorischen Reanimation mit einem sterilen Tuch abzudecken, damit die Asepsis für den Nabelvenenkatheterismus nicht gefährdet ist.

Die 4 Schubladen unseres Bereitschaftswagens enthalten das gesamte Material mit ausreichendem Ersatz zur primären Reanimation und zur weiteren Überwachung des Neugeborenen. Alle Schubladen weisen klare Unterteilungen durch Plexiglasgitter auf. Jeder Gegenstand hat seinen wohlbestimmten Platz. Zeitraubendes Suchen darf es nicht geben.

Die Schubladen sind beidseitig ausziehbar. Das hat den Vorteil, daß zur Öffnung einer Schublade der Operateur nicht gestört werden muß. Damit trotzdem die Klarheit der Schubladenunterteilung beibehalten werden konnte, erfolgte diese Unterteilung in symmetrischer Weise (Abb. 64).

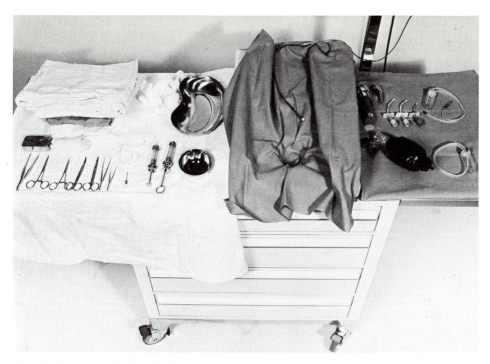

Abb. 63. Bereitgestellter Reanimationswagen.

Die Kontrolle der Reanimationseinheit und die Ergänzung verbrauchten Materials nach einem Einsatz muß innerhalb einer Abteilung klar delegiert sein. Diese Kontrollfunktion soll nur einer entsprechend geschulten und interessierten Hebamme oder Schwester übertragen werden, denn die Folgen eines unvollständigen Instrumentariums oder nicht funktionierender Geräte könnten schwer sein.

Die Reanimationseinheit hat noch einer weiteren Forderung zu genügen. Die Behandlung eines infizierten Kindes kann zu einer gefährlichen Verschmutzung des Wagens und seines Inhalts führen, eine einwandfreie Reinigung muß daher möglich sein. Die mit Kunststoffmaterial beschichteten Schubladen und ihre Plexiglasgitter können auf leichte Weise herausgenommen und entsprechend gereinigt werden.

I. Zusammenfassung und abschließende Bemerkungen

Im letzten Abschnitt dieser Arbeit besprechen wir das praktische Vorgehen bei der primären Reanimation des Neugeborenen. Grundlegend für den Erfolg von Reanimationsmaßnahmen sind ein klarer Arbeitsplan und entsprechende Vorbereitungen. Nach Darlegung dieser allgemeinen Gesichtspunkte wenden wir uns der Zustandsdiagnostik des Neugeborenen zu. Die im Apgar-Schema berücksichtigten klinischen Zeichen werden beschrieben, in besonderer Weise gehen wir auf das praktische Vorgehen bei der Erhebung des Apgar-Status ein. Kurz erwähnt werden die Beurteilungsschemata nach Saling und nach Wulf.

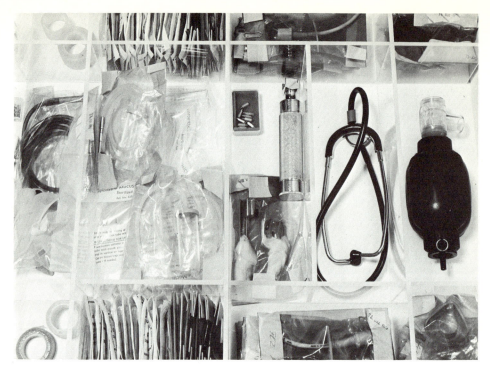

Abb. 64. Schublade des Bereitschaftswagens, beidseitig ausziehbar, einander gegenüber liegende Seitenfächer enthalten immer die gleichen Zusatzgeräte.

Eine exakte Zustandsdiagnostik ist an eine präzise Zeitansage gebunden, wir verweisen auf einen im Auftrag unserer Klinik entwickelten Timer. Es ist auch zu fordern, daß alle zur Reanimation getroffenen Maßnahmen zeitlich exakt protokolliert werden, wir arbeiten mit einem übersichtlichen Protokollblatt. Die Beurteilung eines Neugeborenen anhand eines Zahlenstatus kann nicht als vollumfassende Zustandsdiagnostik angesehen werden. Zur Ergänzung ziehen wir bei gefährdeten Kindern die folgenden weiteren Untersuchungen hinzu: pH-Messung, Hämatokrit, semiquantitative Glukosebestimmung mit Dextrostix.

Im Rahmen der Besprechung der Bedeutung der Apgar-Ziffer weisen wir darauf hin, daß die Apgar-Zahl allein nicht eine strenge Indikation für bestimmte Reanimationsmaßnahmen darstellen kann. Wohl ist das klinische Bild wegleitend für das Vorgehen bei der primären Reanimation, es muß aber in Relation zur geburtshilflichen Gesamtsituation gewertet werden. Die prognostische Bedeutung der Apgar-Zahl geht aus prospektiven Untersuchungen großer Kollektive hervor. Es konnte gezeigt werden, daß auf lange Sicht besonders die 5-min-Apgar-Ziffer maßgebend ist. Den Abschluß der Darlegungen über die Zustandsdiagnostik bildet eine kurze Diskussion des Begriffes „Asphyxie".

Überleitend zu den therapeutischen Maßnahmen besprechen wir den Schutz des Neugeborenen vor Auskühlung. Ausgehend von den physikalischen Gesetzmäßigkeiten der Wärmeabgabe an die Umgebung, wie sie im Kapitel II dargelegt wurden, ergeben sich die Richtlinien für die Wärmeerhaltung. Als Wärmequellen für den Kreißsaalbetrieb haben sich Strahler bewährt. Der an der Universitäts-Frauenklinik Zürich in Zusammenarbeit mit einer Spezialfirma entwickelte Wärmestrahler für die Reanimation des Neugeborenen wird beschrieben.

Am Anfang der Behandlung der ungenügenden Lungenventilation steht das Freilegen und Freihalten der Atemwege. Der Tatsache, daß Neugeborene Nasenatmer sind, muß beim Absaugen dahingehend Rechnung getragen werden, als Traumatisierungen der Nasenschleimhaut zu vermeiden sind. Bei den Bemühungen um das Freihalten der Atemwege steht die richtige Haltung des kindlichen Kopfes im Vordergrund. Wir weisen auf unsere kippbare Polsterunterlage hin, die mit einer Einsenkung zur Aufnahme des kindlichen Hinterhauptes mit der Geburtsgeschwulst versehen ist.

Voraussetzung für eine wirkungsvolle Beatmung, die wir primär immer mit Maske und Beutel vornehmen, ist die richtige Haltung des kindlichen Kopfes. Muß endotracheal abgesaugt oder länger fortgesetzt beatmet werden, intubieren wir. Die Physiologie der ersten Atemzüge eines Neugeborenen läßt es sinnvoll erscheinen, Entfaltungsinsufflationen, bei denen ein positiver Druck während mehrerer Sekunden auf die kindlichen Lungen einwirkt, durchzuführen. Bei der Beschreibung der Intubation, des endotrachealen Absaugens und der Beatmung über den Tubus weisen wir im besonderen auf das von uns verwendete Material und auf Sicherungen zum Ausschluß fetaler Gefährdungen hin.

Wegleitend für die Indikation zur Puffertherapie sind uns das klinische Bild und der Verlauf der Erholung während der ersten Lebensminuten, wobei die geburtshilfliche Anamnese in Berücksichtigung zu ziehen ist. Wir führen die medikamentöse Therapie über den Katheterismus der Nabelvene durch. Die anatomischen Grundlagen, die Gefahren und die Technik dieses Eingriffs werden dargelegt. Die Pufferinjektion in die Nabelschnurvene wird diskutiert. Bei der Pufferung beschränken wir uns ausschließlich auf die Gabe von Natriumbikarbonat 8.4%ig, das wir zu gleichen Teilen gemischt mit Glukose 10%ig applizieren. Auf Vorsichtsmaßnahmen wird hingewiesen. Andere Substanzen als Puffer und Glukose haben im Rahmen der primären Reanimation eine völlig untergeordnete Bedeutung.

Idealerweise erfolgt die weitere Überwachung des primär reanimierten Neugeborenen in enger Zusammenarbeit mit dem Neonatologen. Für eine weitere Beobachtung auf der Gebärabteilung kommen Kinder in Frage, die lediglich beatmet werden mußten, sei dies mit der Maske oder über einen Tubus. Wenn immer möglich sollte diese Überwachung in einem Inkubator erfolgen. Auf die erforderlichen klinischen und labormäßigen Kontrollen wird hingewiesen.

Neugeborene, die primär eine Puffertherapie benötigten, müssen unseres Erachtens auf eine neonatologische Spezialabteilung verlegt werden. Es folgen weitere Richtlinien für die Verlegung von Neugeborenen.

Kurz gehen wir auf besondere Notfallsituationen ein, die im Gebärsaal, das heißt im Rahmen der primären Reanimation, beherrscht werden müssen, dazu gehören Herzstillstand, Pneumothorax, Störungen bei Mißbildungen und der schwere Morbus haemolyticus.

Abschließend beschreiben wir den von uns konstruierten Bereitschaftswagen zur Reanimation beeinträchtigter Neugeborener. Die Vorteile dieser Reanimationseinheit liegen vor allem in der völligen Unabhängigkeit von festen Einrichtungen und in der Möglichkeit der ungehinderten Zusammenarbeit mehrerer Ärzte und Schwestern, da der Zugang zum Kind von allen Seiten her frei ist. Auf weitere organisatorische Einzelheiten wird hingewiesen.

Die Physiologie und die Pathophysiologie des Feten und seiner Adaptation an das extrauterine Leben, wie wir sie im Kapitel II dieser Schrift dargelegt haben, sind die Grundlagen für unser Vorgehen bei der Betreuung des Neugeborenen in der unmittelbaren postnatalen Phase. Unsere Möglichkeiten, das hypoxisch gefährdete Kind bereits sub partu wirkungsvoll zu behandeln, sind gering. Wir kommen bei der zusammenfassenden Betrachtung des Kapitels III zum Schluß, daß die Therapie einer rasch fortschreitenden fetalen Hypoxie und Azidose nur in der sofortigen operativen Beendigung der Geburt und in der optimalen primären Reanimation des Neugeborenen liegen kann.

Die Beherrschung der Maßnahmen zur optimalen Versorgung eines beeinträchtigten Neugeborenen stellt eine wichtige geburtshilfliche Aufgabe dar. Im Kapitel IV beschreiben wir Technik und Organisation der primären Reanimation des Neugeborenen, wie wir sie an der Universitäts-Frauenklinik Zürich ausgearbeitet haben. Im Bestreben, die Prinzipien der Neugeborenenreanimation zu propagieren, haben wir die verschiedenen Maßnahmen mit ihren Besonderheiten in der Weise dargelegt, daß sie ohne Schwierigkeiten übernommen werden können. Wichtige Anliegen waren uns, auf die Bedeutung der klinischen Beobachtung des Neugeborenen zur frühen Erfassung von Störungen der Adaptation und auf die Gefahren ungenügend vorbereiteter und unsorgfältig durchgeführter Reanimationsmaßnahmen hinzuweisen.

Die Besprechung organisatorischer Fragen führt zur Darstellung des Übergangs der Geburtshilfe ins Fachgebiet der Neonatologie. Es gibt hier allgemein gültige Prinzipien, dazu gehört als erstes die enge Zusammenarbeit der beiden Spezialitäten, in dem Sinne, daß der Neonatologe möglichst frühzeitig über Risikofälle orientiert wird, wobei der Geburtshelfer die Verantwortung für die Erstversorgung des Kindes zu tragen hat. Daneben werden Einzelheiten dieser Zusammenarbeit durch die organisatorischen Strukturen und die personelle Versorgung der betreffenden Kliniken gegeben sein.

In welchem Maß eine perfekte primäre Reanimation des Neugeborenen an der Senkung der perinatalen Mortalität und Morbidität Anteil hat, läßt sich schwer abschätzen. Vergleichsstudien an verschieden behandelten Kollektiven Neugeborener sind nicht durchführbar. Aus rein ärztlichen Gründen werden wir alle Neugeborenen in der Weise betreuen, wie es uns auf Grund unseres derzeitigen Wissens als optimal erscheint. Erfolge, die sich abzeichnen im Sinne der Senkung der perinatalen Mortalität und Morbidität, gründen auf einer umfassenden Betreuung der schwangeren Frau, einer lückenlosen Überwachung der Geburt und schließlich auf einer optimalen primären und sekundären Versorgung des Neugeborenen.

Literatur

1) *Abrahamov, A.:* The oxygen-carrying capacity and glycolytic rates of erythrocytes from newborn infants with erythroblastosis caused by Rh-incompatibility. In: Sass-Kortsak, A. ed.: Kernicterus, p. 79. Univeristy of Toronto Press 1961.
2) *Ahnefeld, F.W.:* Empfehlungen für die respiratorische Wiederbelebung bei Neugeborenen aus der Abteilung für Anaesthesiologie der Universität Ulm 1970.
3) *Ahnefeld, F.W., Dick, W., Reineke, H., Dölp,* R. and *Milewski, P.:* Resuscitation of neonates with special reference to the pathophysiology of respiration and circulatory disorders. Resuscitation 1, (1972) 285–303.
4) *Apgar, V.:* A proposal for a new method for evaluation of the newborn infant. Anesth. Analg. Curr. Res. 32, (1953) 260–267.
5) *Apgar, V.:* The newborn (APGAR) scoring system: reflections and advice. Pediat. Clin. N. Amer. 13, (1966) 645–650.
6) *Apgar, V., Holaday, D.A., James, L.S., Weis-*

brot, I.M. and *Berrien, C.*: Evaluation of the newborn infant — second report. J.A.M.A. 168, (1958) 1985–1988.
7) *Apgar, V.* and *James, L.S.*: The first sixty seconds of life. In: Abramson, H.: Resuscitation of the newborn infant, third edition, pp. 133–146. Mosby, Saint Louis 1973.
8) *Arcilla, R.A., Oh, W., Lind, J.* and *Blankenship, W.*: Portal and atrial pressures in the newborn period. A comparative study of infants born with early and late clamping of the cord. Acta paediat. scand. 55 (1966) 615–625.
9) *Avery, M.E.*: The lung and its disorders in the newborn infant. Second edition. Saunders, Philadelphia–London–Toronto 1968.
10) *Bartels, H., Riegel, K., Wenner, J.* und *Wulf, H.*: Perinatale Atmung. Springer, Berlin–Heidelberg–New York 1972.
11) *Beck, L.*: Geburtshilfliche Anästhesie und Analgesie. Thieme, Stuttgart 1968.
12) *Behrman, R.E., James, L.S., Klaus, M., Nelson, N.* and *Oliver, T.*: Treatment of the asphyxiated newborn infant. Current opinions and practices as expressed by a panel. J. Pediat. 74, (1969) 981–988.
13) *Berendes, H.W.*: Cerebrale Spätschäden nach perinataler Asphyxie. Gynäkologe 1, (1968) 94–98.
14) *Berg, D.*: Vergleich von Beurteilungsschemata zur Zustandsdiagnostik Neugeborener. In: Saling, E. und Hoffbauer, H.: Zustandsdiagnostik — Reanimation. Organisatorische Maßnahmen zur Mortalitätssenkung, S. 15–21. Beilageheft zu Band 169 der Zeitschrift für Geburtshilfe. Enke, Stuttgart 1968.
15) *Berg, D.*: Sofortmaßnahmen zur Reanimation asphyktischer Neugeborener. Gynäkologe 1, (1968) 89–93.
16) *Berg, D.*: Schwangerschaftsberatung und Perinatologie. Thieme, Stuttgart 1972.
17) *Berg, D.*: Die wichtigsten Medikamente bei der Behandlung des Neugeborenen unmittelbar post partum — Bedeutung, Vor- und Nachteile. Übersicht über eine Umfrageaktion. In: Saling, E. und Dudenhausen, J.W.: Perinatale Medizin, Band III, 4. Dtscher Kongr. Perinat. Med. Berlin 1971, S. 454–456. Thieme, Stuttgart 1972.
18) *Berg, D.*: Die Puffertherapie bei der primären Reanimation des asphyktischen Neugeborenen. In: Saling, E. und Dudenhausen, J.W.: Perinatale Medizin, Band III, 4. Dtscher Kongr. Perinat. Med., Berlin 1971, S. 459–465. Thieme, Stuttgart 1972.
19) *Berg, D.*: Die Volumentherapie des Schocks. In: Saling, E. und Dudenhausen, J.W.: Perinatale Medizin, Band III, 4. Dtscher Kongr. Perinat. Med., Berlin 1971, S. 468–469. Thieme, Stuttgart 1972.
20) *Berg, D., Mülling, M., Marcks, C.* und *Saling, E.*: Beitrag zur Pufferwahl bei der Behandlung der Neugeborenen-Acidose unter besonderer Berücksichtigung des Puffereinflusses auf die Atmung. Arch. Gynäk. 206, (1968) 215–236.

21) *Beutnagel, H.* und *Wulf, K.H.*: Reanimation des Neugeborenen. Med. Klin. 68, (1973) 1–5.
22) *Bocquentin, E., Lallemand, D., Tran van Duc, Rossier, A.* et *Huault, G.*: Le pneumothorax du nouveau-né. Arch. Franç. Péd. 30, (1973) 319–339.
23) *Bretscher, J.*: Bericht über die Reanimation von 110 intubierten Neugeborenen. Arch. Gynäk. 200, (1964) 30–46.
24) *Bretscher, J.*: Die Gefahren der Schädigung bei der Reanimation Neugeborener. In: Saling, E. und Hoffbauer, H.: Zustandsdiagnostik — Reanimation. Organisatorische Maßnahmen zur Mortalitätssenkung. Beilageheft zu Band 169 Z. Geburtsh., S. 44–49. Enke, Stuttgart 1968.
25) *Bretscher, J.*: Die primäre Reanimation des Neugeborenen. Image Roche, Internat. Edition, 27, (1968) IV–VIII.
26) *Bretscher, J.*: Simple practical measures for the resuscitation of asphyxiated newborn infants. In: Huntingford, P.J., Hüter, K.A. and Saling, E.: Perinatal Medicine, 1st European Congress, Berlin, pp. 194–201. Thieme, Stuttgart, Academic Press, New York and London 1969.
27) *Bretscher, J.* and *Saling, E.*: pH values in the human fetus during labor. Amer. J. Obstet. Gynec. 97, (1967) 906–911.
28) *Brown, R.J.K.* and *Valman, H.B.*: Practical neonatal paediatrics. Blackwell, Oxford and Edinburgh 1971.
29) *Chasler, C.N.*: Pneumothorax and pneumomediastinum in the newborn. Amer. J. Roentgen. 91, (1964) 550–559.
30) *Chernik, V.* and *Avery, M.E.*: Spontaneous alveolar rupture at birth. Pediatrics 32, (1963) 816–824.
31) *Cockburn, F.*: Resuscitation of the newborn. Brit. J. Anaesth. 43, (1971) 886–902.
32) *Cordero, L.* and *Hon, E.H.*: Neonatal bradycardia following nasopharyngeal stimulation. J. Pediat. 78, (1971) 441–447.
33) *Cosmi, E.V.* and *Marx, G.F.*: Acid-base status of the fetus and clinical condition of the newborn following cesarean section. Amer. J. Obstet. Gynec. 102, (1968) 378–382.
34) *Crawford, J.S.*: Principles and practice of obstetric anaesthesia. Third edition. Blackwell Scientific Publications, Oxford–London–Edinburgh–Melbourne 1972.
35) *Dangel, P.*: persönliche Mitteilung.
36) *Davis, C.H.* and *Stevens, G.W.*: Value of routine radiographic examination of the newborn, based on a study of 702 consecutive babies. Amer. J. Obstet. Gynec. 20, (1930) 73–76.
37) *Dole, V.P.*: A relation between non-esterified fatty acids in plasma and the metabolism of glucose. J. Clin. Invest. 35, (1956) 150–154.
38) *Drage, J.S.* and *Berendes, H.*: Apgar scores and outcome of the newborn. Pediat. Clin. N. Amer. 13, (1966) 635–643.
39) *Drage, J.S., Kennedy, C., Berendes, H., Schwarz, B.K.* and *Weiss, W.*: The Apgar score as an in-

dex of infant morbidity. Develop. Med. Child. Neurol. 8, (1966) 141–148.
40) *Driscoll, J.M. Jr.* and *James, L.S.:* Practical aspects of evaluation and resuscitation of the newborn. In: Winters, R.W.: The body fluids in pediatrics, pp. 234–244. Little, Brown, Boston 1973.
41) *Driscoll, J.M. Jr.* and *Heird, W.C.:* Maintenance fluid therapy during the neonatal period. In: Winters, R.W.: The body fluids in pediatrics, pp. 265–278. Little, Brown, Boston 1973.
42) *Duc, G.:* persönliche Mitteilung.
43) *Dunn, P.:* Localization of the umbilical catheter by post-mortem measurement. Arch. Dis. Childh. 41, (1966) 69–75.
44) *Ewerbeck, H.:* Extrauterine postpartuale Komplikationen. In: Käser, O., Friedberg, V., Ober, K.G., Thomsen, K. und Zander, J.: Gynäkologie und Geburtshilfe, Band II: Schwangerschaft und Geburt, S. 912–944. Thieme, Stuttgart 1967.
45) *Finberg, L.:* Dangers to infants caused by changes in osmolal concentration. Pediatrics 40, (1967) 1031–1034.
46) *Finn, R., Clarke, C.A., Donohoe, W.T.A., McConnell, R.B., Sheppard, P.M., Lehane, D.* and *Kulke, W.:* Experimental studies on the prevention of Rh haemolytic disease. Brit. med. J. 1, (1961) 1486–1490.
47) *Flehmig, I., Flehmig, C., Fischer, K., Schultze-Mosgau, H.* and *Poschmann, A.:* Development in children after prenatal transfusion due to Rh-Erythroblastosis. In: Bossart, H., Cruz, J.M., Huber, A. Prod'hom, L.S. and Sistek, J.: Perinatal Medicine. Third European Congress of Perinatal Medicine, Lausanne 1972, pp. 190–195. Huber, Bern–Stuttgart–Vienna 1973.
48) *Freda, V.J., Gormann, J.G.* and *Pollack, W.:* Successful prevention of experimental Rh sensitization in man with an anti-Rh gamma$_2$-globulin antibody preparation: a preliminary report. Transfusion 4, (1964) 26–32.
49) *Gandy, G., Grann, L., Cunningham, N., Adamsons, K. Jr.* and *James, L.S.:* The validity of pH and pCO$_2$ measurements in capillary samples in sick and healthy newborn infants. Pediatrics 34, (1964) 192–197.
50) *Gartner, L.M., Snyder, R.N., Chalon, R.S.* and *Bernstein, J.:* Kernicterus: high incidence in premature infants with low serum bilirubin concentrations. Pediatrics 45, (1970) 906–917.
51) *Gregory, G.A.:* Respiratory care of newborn infants. Pediat. Clin. N. Amer. 19, (1972) 311–324.
52) *Haupt, H.:* Das Neugeborene. Thieme, Stuttgart 1971.
53) *Haupt, H.* und *Mersmann, B.:* Gefährdung Frühgeborener durch „Frühauskühlung" im Kreissaal. Geburtsh. Frauenheilk. 31, (1971) 931–935.
54) *Hecker, W.Ch.:* Indikationen dringlicher chirurgischer Maßnahmen bei Neugeborenen. Gynäkologe, 4, (1971) 166–172.

55) *Hobel, C.J., Oh, W., Hyvarinen, M.A., Emmanouilides, G.C.* and *Erenberg, A.:* Early versus late treatment of neonatal acidosis in low-birth-weight infants: Relation to respiratory distress syndrome. J. Pediat. 81, (1972) 1178–1187.
56) *Höpner, F.* und *Joppich, I.:* Zur artefiziellen Magenperforation beim Neugeborenen. Geburtsh. Frauenheilk. 31, (1971) 841–844.
57) *Huault, G.* et *Dehan, M.:* La réanimation du nouveau-né lors de l'accouchement. Dans: Nahas. G.G., Rémond, A., Samama, M., Sureau, C., Viars, P. et Vourc'h, G.: réanimation obstétricale. Rapport du XXIIe Congrès National d'anesthésie et réanimation 1972, Paris, pp. 1127–1231. Arnette, Paris 1972.
58) *James, L.S.:* The effect of pain relief for labor and delivery on the fetus and newborn. Anesthesiology 21, (1960) 405–430.
59) *James, L.S.:* Complications arising from catheterization of the umbilical vessels. In: Lucey, J.F. (ed.): Problems of neonatal intensive care units. 59th Ross Conference on Pediatric Research 1969, pp. 36–40. Ross Laboratories, Columbus, Ohio 1969.
60) *James, L.S., Weisbrot, I.M., Prince, C.E., Holaday, D.A.* and *Apgar, V.:* The acid-base status of human infants in relation to birth asphyxia and the onset of respiration. J. Pediat. 52, (1958) 379–394.
61) *James, L.S. in:* Behrman, R.E., James, L.S., Klaus, M., Nelson, N. and Oliver T.: Treatment of the asphyxiated newborn infant. Current opinions and practices as expressed by a panel. J. Pediat. 74, (1969) 981–988.
62) *Johnson, G.H., Brinkman, C.R. III, Assali, N.S., Martineck, H.* and *Huntsman, D.:* Response of the hypoxic fetal and neonatal lamb to administration of base solution. Amer. J. Obstet. Gynec. 114, (1972) 914–922.
63) *Joppich, I.:* Dringliche Chirurgie beim Neugeborenen. Geburtsh. Frauenheilk. 31, (1971) 1141–1154.
64) *Kerenyi, Th.D., Falk, St., Mettel, R.D.* and *Walker, B.:* Acid-base balance and oxygen saturation of fetal scalp blood during normal and abnormal labors. Obstet. Gynec. 36, (1970) 398–404.
65) *Keuth, U.:* Nil nocere!: Dosierung und Schäden der postnatalen Sauerstofftherapie. Münch. Med. Wschr. 107, (1965) 675–678.
66) *Keuth, U.:* Zum Pneumothorax des Neugeborenen. Z. Kinderheilk. 100, (1967) 64–70.
67) *Keuth, U., Conter, C.* und *Wilhelmi, J.:* Zur Position des Nabelvenenkatheters (Röntgenanalyse von 200 Fällen aus dem klinischen Routinebetrieb). Monatsschr. f. Kinderheilk. 120, (1972) 175–179.
68) *Kitterman, J.A., Phibbs, R.H.* and *Tooley, W.H.:* Catheterization of umbilical vessels in newborn infants. Pediat. Clin. N. Amer. 17, (1970) 895–912.
69) *Klaus, M. in:* Behrman, R.E., James, L.S., Klaus M., Nelson, N. and Oliver, T.: Treatment of the asphyxiated newborn infant. Current opi-

nions and practices as expressed by a panel. J. Pediat. 74, (1969) 981–988.
70) *Klaus, M.H.* and *Kennel, J.H.:* Mothers separated from their newborn infants. Pediat. Clin. N. Amer. 17, (1970) 1015–1037.
71) *Körner, M.:* Der plötzliche Herzstillstand. Springer, Berlin–Heidelberg–New York 1967.
72) *Kravath, R.E., Aharon, A.S., Abal, G.* and *Finberg, L.:* Clinically significant physiologic changes from rapidly administered hypertonic solutions: acute osmol poisoning. Pediatrics 46, (1970) 267–275.
73) *Kress, D.:* Diskussionsbeitrag Therapie der kindlichen Asphyxie. In: Ewerbeck, H. und Friedberg, V.: Die Übergangsstörungen des Neugeborenen und die Bekämpfung der perinatalen Mortalität. S. 86–88. Thieme, Stuttgart 1965.
74) *Kress, D.* und *Semm, K.:* Fahrbare Reanimationseinheit für asphyktische Neugeborene. In: Saling, E. und Dudenhausen, J.W.: Perinatale Medizin, Band III. 4. Dtscher Kongr. Perinat. Med., Berlin 1971. S. 492–494. Thieme, Stuttgart 1972.
75) *Kunad, Th.:* Zur Problematik der Nabelvenenkatherisierung. Acta Paediat. Acad. Scient. Hung. 13, (1972) 19–23.
76) *Larroche, J.Cl.:* Umbilical catheterization: its complications. Anatomical study. Biol. Neonate 16, (1970) 101–116.
77) *Liley, A.W.:* Liquor amnii analysis in the management of the pregnancy complicated by rhesus sensitization. Amer. J. Obstet. Gynec. 82, (1961) 1359–1370.
78) *Liley, A.W.:* Intrauterine transfusion of foetus in haemolytic disease. Brit. med. J. 2, (1963) 1107–1109.
79) *Löwenich, v. V.:* Kreislauf- und durchblutungsfördernde Mittel, Adrenergika und Analeptika. In: Saling, E. und Dudenhausen, J.W.: Perinatale Medizin, Band III, 4. Dtscher Kongr. Perinat. Med., Berlin 1971. S. 470–473. Thieme, Stuttgart 1972.
80) *Lubchenco, L.O.:* Recognition of spontaneous pneumothorax in premature infants. Pediatrics 24, (1959) 996–1004.
81) *Lubchenco, L.O., Hansman, C., Dressler, M.* and *Boyd, E.:* Intrauterine growth as estimated from liveborn birth-weight date at 24 to 42 weeks of gestation. Pediatrics, 32, (1963) 793–800.
82) *Lubchenco, L.O., Hansman, C.* and *Boyd, E.:* Intrauterine growth in length and head circumference as estimated from live births at gestational ages from 26 to 42 weeks. Pediatrics 37, (1966) 403–408.
83) *Lumley, J., Walker, A., Marum, J.* and *Wood, C.:* Time: an important variable at caesarean section. J. Obstet. Gynaec. Brit. Cwlth. 77, (1970) 10–23.
84) *Macklin, C.C.:* Transport of air along sheats of pulmonic blood vessels from alveoli to mediastinum. Arch. intern. Med. 64, (1939) 913–926.
85) *Madre, F.:* Analgésie obstétricale médicamenteuse. Dans: Nahas, G.G., Rémond, A., Samama, M., Sureau, C., Viars, P. et Vourc'h, G.: anesthésie et analgésie obstétricales. Rapport du XXIIe Congrès national d'anesthésie et réanimation 1972, Paris, pp. 929–1002. Arnette, Paris 1972.
86) *Mellemgard, K.* and *Astrup, P.:* The quantitative determination of surplus amounts of acid or base in the human body. Scand. J. clin. Lab. Invest. 12, (1960) 187–199.
87) *Mersmann, B.* und *Haupt, H.:* Untersuchungen zur Frage der Frühgeborenenunterkühlung. III. Mitteilung. Temperaturverhältnisse während des Frühgeborenentransports im Transportinkubator. Mschr. Kinderheilk. 119, (1971) 458–460.
88) *Meyer, W.W.* and *Lind, J.:* The ductus venosus and the mechanism of its closure. Arch. Dis. Childh. 41, (1966) 597–605.
89) *Mieth, D.:* persönliche Mitteilung.
90) *Moya, F., James, L.S., Burnard, E.D.* and *Hanks, E.C.:* Cardiac massage in the newborn infant through the intact chest. Amer. J. Obstet. Gynec. 84, (1962) 798–803.
91) *Nars, P.W., Hof, R., Olafsson, A.* und *Weisser, K.:* Pneumothorax in the neonatal period. Pädiat. Pädol. 6, (1971) 240–246.
92) *Natzschka, J.:* Die wichtigsten Medikamente bei der Behandlung des Neugeborenen unmittelbar post partum – Bedeutung, Vor- und Nachteile. Diskussionsbeitrag. In: Saling, E. und Dudenhausen, J.W.: Perinatale Medizin, Band III, 4. Dtscher Kongr. Perinat. Med., Berlin 1971, S. 466–467. Thieme, Stuttgart 1972.
93) *Natzschka, J.:* Morphinantagonisten. In: Saling, E. und Dudenhausen, J.W.: Perinatale Medizin, Band III, 4. Dtscher Kongr. Perinat. Med., Berlin 1971, S. 469. Thieme, Stuttgart 1972.
94) *Nelson, N. in:* Behrman, R.E., James, L.S., Klaus, M., Nelson, N. and Oliver, T.: Treatment of the asphyxiated newborn infant. Current opinions and practices as expressed by a panel. J. Pediat. 74, (1969) 981–988.
95) *Nichols, M.M.* and *Hopwood, N.J.:* Alveolar rupture in the newborn: report of 31 cases. Southern Med. J. 61, (1968) 342–346.
96) *Odell, G.B.* and *Cohen, S.:* The effect of pH on the protein binding of bilirubin. Amer. J. Dis. Child. 100, (1960) 525.
97) *Otteni, J.-Cl., Bertrand, J.-Cl., Fournié, A.* et *Pontonnier, G.:* Anesthésie générale chez la femme enceinte. Deuxième partie: Anesthésie générale de la femme enceinte en vue de l'accouchement par voie basse ou par l'opération césarienne. Dans: Nahas, G.G., Rémond, A., Samama, M., Sureau, C., Viars, P. et Vourc'h, G.: anesthésie et analgésie obstétricales. Rapport du XXIIe Congrès National d'anesthésie et réanimation 1972, Paris, pp. 23–362. Arnette, Paris 1972.
98) *Pataki, G.* und *Keller, M.:* Eine schnelle Papierstreifen-Methode zur Bestimmung von Glucose im Blut. Gynaecologia 160, (165) 129–132.
99) *Peck, D.R.* and *Lowman, R.M.:* Roentgen as-

pects of umbilical vascular catheterization in the newborn; the problem of catheter placement. Radiology 89, (1967) 874–877.
100) *Peters, F.:* Die klinische Behandlung der Asphyxia neonatorum mit einem neuen stationären Pulmotor-Automaten und einer endotrachealen Schnellschlußmaske. Z. Geburtsh. Gynäk. 138, (1953) 261–279.
101) *Powers, W.F.* and *Tooley, W.H.:* Contamination of umbilical vessel catheters: encouraging information. Pediatrics 49, (1972) 470–471.
102) *Preisler, O.* und *Schneider, J.:* Versuche, die Sensibilisierung rh-negativer Frauen durch antikörperhaltige Seren zu verhindern. Geburtsh. Frauenheilk. 24, (1964) 124–131.
103) *Pschyrembel, W.* und *Dudenhausen, J.W.:* Grundriß der Perinatalmedizin. de Gruyter, Berlin–New York 1972.
104) *Rahter, P.D.* and *Herron, J.R.:* Cardiac resuscitation of the newborn infant. Report of a case. Amer. J. Obstet. Gynec. 79, (1960) 249–250.
105) *Reich, zit. bei Löffler, W.:* Tuberkulose und Tuberkulosebekämpfung im Wandel der Zeiten. Schweiz. med. Wschr. 100, (1970) 1790–1802.
106) Richtlinien der Schweizer Neonatologie-Gruppe
107) Richtlinien der Universitäts-Frauenklinik Zürich.
108) *Rickham, P.P.:* Some congenital malformations necessitating emergency operations in the newborn period. Brit. med. J. 4, (1971) 286–290.
109) *Riegel, K.:* Neugeborene mit gestörter kardiorespiratorischer Anpassung. Med. Klin. 68, (1973) 5–9.
110) *Riegel, K.* und *Welsch, H.:* Akutversorgung des Risikoneugeborenen. Z. Geburtsh. u. Perinat. 177, (1973) 1–10.
111) *Ritz, R.:* Hypoxämie und Rhythmusstörungen durch endotracheales Absaugen. Schweiz. med. Wschr. 103, (1973) 1017–1021.
112) *Römer, V.M., Ruppin, E., Dieckmann, W.* u. *Neeser, K.H.:* Beitrag zur postpartualen Zustandsdiagnostik des Feten nach Schnittentbindungen. Geburtsh. Frauenheilk. 31, (1971) 936–944.
113) *Rosen, M.S.* and *Reich, S.B.:* Umbilical venous catheterization in the newborn: Identification of correct positioning. Radiology 95, (1970) 335–340.
114) *Rosen, M., Laurence, K.M.* and *Mapleson, W.W.:* Artificial expansion of the newborn human lung. Brit. J. Anaesth. 45, (1973) 535–545.
115) *Saling, E.:* Zustandsdiagnose beim Neugeborenen unmittelbar nach der Geburt. Gynaecologia 160, (1965) 133–156.
116) *Saling, E.:* Das Kind im Bereich der Geburtshilfe. Thieme, Stuttgart 1966.
117) *Saling, E.:* Fetal and neonatal hypoxia. Williams and Williams, Baltimore 1968.
118) *Saling, E.* und *Bretscher, J.:* Pufferinjektion in die Vena umbilicalis des noch nicht abgenabelten Neugeborenen. Geburtsh. Frauenheilk. 28, (1968) 63–70.
119) *Saling, E.* und *Wulf, K.H.:* Zustandsdiagnostik beim Neugeborenen – Gruppeneinteilung. Fortschr. Med. 89, (1971) 12.
120) *Sarrut, S., Alain, J.* et *Alison, F.:* Les complications precoces de la perfusion par la veine ombilicale chez le prématuré. Arch. franç. Péd. 26, (1969) 651–667.
121) *Schellinger, R.R.:* The length of the airway to the bifurcation of the trachea. Anesthesiology 25, (1964) 169–172.
122) *Schiff, D., Stern, L.* and *Leduc, J.:* Chemical thermogenesis in newborn infants: Catecholamine excretion and the plasma non esterified fatty acid response to cold exposure. Pediatrics 37, (1966) 577–582.
123) *Schneider, J., Pretsler, O., Haering, M., Krüger, H., Welsch, H., Althoff, W., Stahl, M.* und *Schellong, G.:* Verhütung des Morbus haemolyticus neonatorum durch Anti-D-Applikation bei der Mutter. Dtsch. med. Wschr. 92, (1967) 1458–1463.
124) *Schöber, J.G., Scholz, R.* und *Riegel, K.:* Vitale Funktionsgrößen des Frühgeborenen und Neugeborenen und ihre pharmakologische Beeinflussung. Mschr. Kinderheilk. 119, (1971) 292–294.
125) *Scopes, J.W.:* Verminderung des Wärmeverlustes bei Neugeborenen. Triangel (Sandoz) 9, (1970) 186–188.
126) *Scott, J.:* Iatrogenic lesions in babies following umbilical vein catheterization. Arch. Dis. Childh. 40, (1965) 426–429.
127) *Sederholm, T.:* Neurological and psychological outcome in fetal erythroblastosis. In: Bossart, H., Cruz, J.M., Huber, A., Prod'hom, L.S. and Sistek, J.: Perinatal Medicine. Third European Congress of Perinatal Medicine, Lausanne 1972, pp. 196–206. Huber, Bern–Stuttgart–Vienna 1973.
128) *Seidat, K.H.:* Zur Reanimation beim Kind. Z. Kinderchir., Suppl. Bd. 11, (1972) 201–211.
129) *Semm, K.* und *Kress, D.:* Die Bedeutung der Relation von Druck x Zeit bei der Entfaltung atelektatischer Neugeborenenlungen durch Überdruck. Arch. Gynäk. 199, (1963) 279–292.
130) *Semm, K.* und *Kress, D.:* Zur Technik der Alveolarentfaltung bei asphyktischen Neugeborenen. anästh. prax. 6, (1971) 35–40.
131) *Sinclair, J.C., Driscoll, J.M. Jr., Heird, W.C.* and *Winters, R.W.:* Supportive management of the sick neonate. Parenteral calories, water, and electrolytes. Pediat. Clin. N. Amer. 17, (1970) 863–893.
132) *Sjövall, K.:* The use of an oral airway in the treatment of respiratory distress in infants. Acta paediat. scand. 52, (1963) 153–158.
133) *Sörgel, W., Marcotty, M., Philipp, U., Rehrmann, W.* und *Ruoff, H.J.:* Klinischer status praesens und postpartuale Blutgasanalyse des Neugeborenen. Geburtsh. Frauenheilk. 30, (1970) 1083–1088.

134) *Solis-Cohen, L.* and *Bruck, S.:* A roentgen examination of the chest of 500 newborn infants for pathology other than enlarged thymus. Radiology 23, (1934) 173–179.
135) *Spalteholz, W.:* Handatlas der Anatomie des Menschen. 2. Band: Regionen, Muskeln, Fascien, Herz, Blutgefäße, S. 473–475. Hirzel, Leipzig 1899.
136) *Stern, L.:* Drug interactions – part II. Drugs, the newborn infant, and the binding of bilirubin to Albumin. Pediatrics 49, (1972) 916–918.
137) *Stern, L.* and *Denton, R.L.:* Kernicterus in small premature infants. Pediatrics 35, (1965) 483–485.
138) *Stern, L.* and *Doray, B.:* Hypothermia, acidosis and kernicterus in small premature infants. Proc. XIIth Int. Congr. Pediat., Mexico, D.F., pp. 512–513, (1968).
139) *Stoll, W.:* Die Bestimmung der fetalen Säure-Basen-Verhältnisse. Zbl. Gynäk. 90, (1968) 1041–1048.
140) *Stoll, W.:* Die intrakardiale Injektion im Rahmen der Neugeborenen-Reanimation. Gynaecologia 167, (1969) 382–385.
141) *Stoll, W.:* Die Reanimation des Neugeborenen. Kinderarzt 3, (1970) 10–13.
142) *Stoll, W.:* Ein Bereitschaftswagen zur Reanimation des Neugeborenen. Schweiz. Z. Gynäk. Geburtsh. 2, (1971) 438–440.
143) *Stoll, W.:* Die primäre Reanimation des Neugeborenen. In: Forum Medici, Nr. 16: Perinatale Betreuung von Mutter und Kind, S. 89–102. Zyma, Nyon 1973.
144) *Sutherland, J.M.* and *Epple, H.H.:* Cardiac massage of stillborn infants. Obstet. Gynec. 18, (1961) 182–186.
145) *Symansky, M.R.* and *Fox, H.A.:* Umbilical vessel catheterization: Indications, management, and evaluation of the technique. J. Pediat. 80, (1972) 820–826.
146) *Thaler, M.M.* and *Stobie, G.H.C.:* An improved technic of external cardiac compression in infants and young children. New Eng. J. Med. 269, (1963) 606–610.
147) *Thoulon, J.-M.* et *Varnier, Ch.:* L'équilibre acido-basique du nouveauné à la naissance en fonction des facteurs obstétricaux. Rev. franç. Gynéc. 67, (1972) 715–729.
148) *Towers, B.:* The foetal larynx. J. Anat. 101, (1967) 842–843.
149) *Towers, B.:* Resuscitation of the newborn (Letter). Lancet 2, (1968) 45.
150) *Weisser, K.:* Intermittent positive pressure ventilation in newborn infants. In: Huntingford, P.J., Hüter, K.A. and Saling, E.: Perinatal Medicine, 1st European Congress, Berlin, pp. 235–239. Thieme, Stuttgart. Academic Press, New York, London 1969.
151) *Willi, H.* und *Fritz-Mikulska, V.:* Ösophagusstenose bei Hypopharyxabszess des Neugeborenen. Schweiz. med. Wschr. 101, (1971) 781–784.
152) *Wulf, H.:* Zur Diagnose der Neugeborenenapnoe. Z. Geburtsh. Gynäk. 152, (1959) 98–106.
153) *Wulf, H.:* Der Neugeborenen-Index. (Ein modifiziertes Punktesystem zur Klassifizierung Neugeborener nach ihrem klinischen Verhalten). Z. Geburtsh. Gynäk. 163, (1965) 270–278.
154) *Wulf, H.:* Zustandsdiagnostik beim Neugeborenen unmittelbar post partum. In: Saling, E. und Hoffbauer, H.: Zustandsdiagnostik – Reanimation. Organisatorische Maßnahmen zur Mortalitätssenkung, S. 3–14. Beilageheft zu Band 169 der Zeitschrift für Geburtshilfe. Enke, Stuttgart 1968.

Sachregister

Abnabelung 37
Absaugen 105, 140
Absaugen, endotracheal 112, 117
Absaugen Magen 106
Absaugen Mund, Pharynx, Nase 105, 118
Absauggeräte 107
Adrenalin 135
Alkalose, mütterliche 10, 23
Alkalose, metabolische, mütterliche 72, 74
Alkalose, respiratorische, mütterliche 66, 72, 74, 77
Alveolarruptur 138
Alveolarzellen 21
Ambu-Baby-Beutel 109
Anämie, kindliche 90
Anämie, mütterliche 10
Analatresie 140
Analeptika, zentrale 129
Analgetika 12, 96
Antifibrinolytika 80
Apgar-Schema 87, 91, 93, 143
Apgar-Timer 93
Apgar-Ziffer, Bedeutung 95
Arbeitsplan für primäre Reanimation 85, 142
Asepsis 86, 107
Asphyxie 101
Asphyxie, intrauterine 102, 120, 133
Asphyxie, neonatale 102
Aspiration 107
Aszites, Punktion 142
Atembewegungen, fetale 26
Atemnot 131
Atemzug, erster 29
Atmung, kindliche 31, 90, 91, 92, 93, 96
Atmung, mütterliche 9
ATP 61
Atropin 80
Auskühlung 103
Auslösung der Atmung 30
Auspressung der Fruchtwalze 28, 32
Austauschtransfusion 142
Austreibungsperiode, Azidoserisiko 19, 120
Azidose 96, 97, 119
Azidose, metabolische 17, 22, 32, 66, 92, 98, 119
Azidose, metabolische, primäre 18
Azidose, respiratorische 18
Barbiturate 80, 129
Beatmung mit Maske und Beutel 109, 111
Beatmung über den endotrachealen Tubus 117
Beatmungsdrucke 118
Befeuchtungsvorrichtungen 110
Betasympathikomimetika 59
Blutdruckverhältnisse 92, 93, 131
Blutentnahmen aus Ferse 99

Blutentnahmen aus Nabelschnur 98
Blutersatzstoffe 129
Bluttransfusion 130, 142
Blutungsprophylaxe 130
Blutungsstörungen bei Azidose 19
Blutviskosität 22, 38
Blutvolumen, intervillöses 5
Brenztraubensäure 17
Chemorezeptoren 21
Choanalatresie 106, 113, 140
Dextran 61
Dextrostix 100, 131
Diabetes mellitus, mütterlicher 4, 16, 100, 101
Diazepam 12, 141
Dipalmitinlezithin 25
Diphosphoglycerin 2, 3—23
Diphyridamol (Persantin®) 61
Druckwerte bei ersten Atemzügen 29
Ductus arteriosus 21, 33, 44, 62
Ductus arteriosus, Verschluß 36
Ductus venosus Arantii 34, 121
Duodenalstenose 107
Durchblutung, uteroplazentare 58, 59, 61
Dysmaturitätszeichen 100
Energieproduktion, verminderte 19
Entfaltungsinsufflation 110, 117, 118
EPH-Gestose 3, 4
Erythroblastose 4, 16, 100, 101, 141
Extubation 118
Exzesslaktat 17
Fettgewebe, braunes 17, 41
Fettreserven 16
Fisteln, tracheoösphageale 140
Flexionshaltung 91
Foramen ovale 21, 33
Freihalten der Atemwege 108, 140
Freilegen der Atemwege 105
Frühernährung 132
Führungsdrähte 114
Gehirn, Sauerstoffverbrauch 22
Glukoneogenese 16
Glukoseapplikation an Mutter 64
Glukosebestimmung 100, 131
Glukosemetabolismus 17
Glykogenreserven 16
Greifreflexe 131
Hämatokrit 22, 99, 100, 131
Hämokonzentration 22, 37
Hämoglobinbestimmung 100, 131
Hämoglobindissoziationskurve 22, 23, 45, 72
Halothan-Narkose 59
Hautfarbe 90, 92, 93
Head'scher Reflex, paradoxer 30, 111
Herzaktion 87, 89, 90, 91, 92, 93
Herzmassage 135

Herzstillstand 134
Herzvitien 140
Hyaline Membranen 32
Hydramnion 140
Hyperaktivität, uterine 5
Hyperglykämie 64
Hyperkaliämie 19
Hyperkinesie 5
Hypertonie, mütterliche 3
Hyperventilation, mütterliche 10, 23, 63, 72, 74
Hypoglykämie 16, 45, 100, 101, 141
Hypopharynxabszess 107
Hypothermie 45, 100, 101, 141
Hypotonie 91, 131
Hypoventilation 63
Hypoxie 3, 5, 9, 15, 20, 21, 22, 32, 45, 59, 62, 63, 79, 80, 85, 97
Hypoxie, akute und subakute 17
Hypoxie, chronische 15
Hypoxie, mütterliche 9
Infektionen, intrauterine 96, 101
Infusionsazidose 18
Infusionsbehandlung über periphere Vene 120
Inkubator 86, 103, 131, 132
Inkubatortemperatur 40, 43, 103
Insertio velamentosa 38
Inspirationsbewegungen, intrauterine 79
Intubation 113
Kältebelastung, Regulationsmechanismen 43
Kältestress 42, 43, 44
Kalziumchlorid 138
Kalziumglukonat 138
Kerntemperatur 41
Ketonämie 16
Kohlehydratreserven 16, 22, 64
Kohlesäurespannung des Neugeborenen 31
Kreislauf, fetaler 22, 33
Kreislauf, Neugeborenen- 36
Kreislauf, plazentarer 37, 40
Kreislauf, pulmonaler 21, 32, 35, 36, 37, 38, 44, 91
Lagewechsel 57
Laryngospasmus 106
Larynxstenose 140
Lezithine, oberflächenaktive 25
Lezithin / Sphingomyelin-Quotient 25
Lunge, Entwicklung 24
Lunge, Unreife 32
Lungenaplasie, -hypoplasie 140
Lungenarterien 26
Lungenflüssigkeit 24
Lungenflüssigkeit, Elimination 32
Mageninhalt 107
Magenperforationen 107
Magnesiumsulfat 80
Mangelentwicklung, intrauterine 15, 101
Maskenbeatmung 107, 109
Mediastinalemphysem 138

Mekoniumabgang 20
Meningo-Meningomyelocelen 141
Methoxyfluran 13
Mikrognathie 140
Milchsäure 17, 21
Mißbildungen 96, 98, 101, 107, 133, 139
Morbus haemolyticus 4, 16, 100, 101, 141
Morphinantagonisten 129
Morphiumpräparate 80
Motalität 91, 93
Mundbeatmung 112
Muskeltonus 91, 92, 97, 119
Muskelzittern 41
Mutter-und-Kind-Wehen 6
Nabelschnurkomplikationen 14, 15, 58
Nabelschnurzeichen 92, 93
Nabelvenenkatheter 119
Nalorphin 129
Narkose 59
Narkotika 96, 97, 120, 129
Nasenatmung 105, 109
Natriumbikarbonat 126, 127
Natriumbikarbonatinfusion, mütterliche 66, 76, 77
Neugeborenenindex nach Wulf 92
Neugeborenenkreislauf 36
Oberflächenfaktor 17, 21, 24, 45
Oesophagusatresie 107, 140
Omphalocelen 141
Orciprenalin 135
pH-Messung 98, 99, 120, 131
pH-Tief 39, 47, 128
Phospholipoide 25
Placenta praevia 9, 38
Plazentarinfarkt 4
Plazentarinsuffizienz 5, 15
Plazentarinsuffizienz, symptomlose 5
Plazentarlösung, vorzeitige 4
Pneumothorax 119, 133, 135, 138
Polyglobulie 22, 90, 99
Poseiro-Effekt 9, 57
Protokollierung, Reanimation 88, 89, 94
Pufferbehandlung 126
Pufferinfusionen, mütterliche 65
Pufferinjektionen in die Nabelschnurvene 128
Reanimation, intrauterine 57
Reanimation, primäre 1
Reanimationseinheit 86, 112, 142
Reflexerregbarkeit 91, 93, 96, 97
Rektumatresie 140
Rektaltemperatur 131
Reservekapazität, plazentare 5
Residualvolumen 30
Rhesusinkompatibilität 4, 16, 100, 101, 141
Säureaspirationssyndrom 107
Säure-Basenhaushalt 39
Sauerstoffatmung, mütterliche 62
Sauerstoffbehandlung, subpartuale 63

Sauerstoffgabe 118
Sauerstoffspannung, fetale 63
Sauerstoffspannung, mütterliche 63
Sauerstoffspannung des Neugeborenen 31
Sauerstoffsparschaltung 20, 40, 60, 91
Sauerstofftransportsystem, Veränderungen 22
Sauerstoffzufuhr über Sonde 133
Schnittentbindung 9, 57, 58, 63, 96
Schock 45
Schockbekämpfung 129
Scopolamin 80
Sedativa 12
Seitenlagerung 58
Sepsis 45
Shunt, Links- Rechts- 36
Shunt, Rechts- Links 35, 36, 44, 63
Silberwickelanzug 134
Silberwindel 105, 133
Stenosen oberer Verdauungstrakt 140
Stoffaustausch, diaplazentärer 3
Sulfisoxazol 141
Temperaturgradient, feto-materneller 41
Temperaturmessung 101
Theophyllinpräparate 60
Thermische Neutralität 43
Thermoregulation 40
Thermoregulationsmechanismen 41
Thoraxwanddefekte 141
Trachealstenose 140
Transfusion, plazento-fetale 37, 38
Traubenzuckerschoppen 131
Trispuffer (THAM) 126
Trispufferinfusionen, mütterliche 72

Tubi, endotracheale 113
Tumoren im Abdominalbereich 140
Übertragung 4
Überwachung des Neugeborenen 130
Überweisungszeugnis 134, 136, 137
Umgebungstemperatur 40, 43, 44
Unterkühlung 16, 91
Uteruskontraktionen 5
Vasodilatantien 21
Vena-cava-Kompressionssyndrom 7, 57, 58
Vena umbilicalis 33, 34, 121
Venendruck, zentraler 126
Verlegung des Neugeborenen 130, 133
Vitamine 80
Vorbereitung zur Reanimation 86
Wärmeproduktion 17, 41
Wärmestrahler 86, 103, 104
Wärmeverlust 41, 42, 43, 103
Wehentätigkeit, diskoordinierte 6, 60
Wehentätigkeit, hypertone 6
Xantinolnicotinat (Complamin®) 61
Zahlenstatus nach Saling 92
Zentralisation Kreislauf 20
Zirkulation, fetale 20
Zirkulation, mütterliche 7
Zirkulation, plazentare 60
Zitronensäurezyklus 17
Zustandsdiagnostik 87
Zwerchfellhernien 140
Zwerchfellähmungen 140
Zwillingsgeburten 86
Zyanose 90, 118